略語一覧

BiliN	Biliary Intraepithelial Neoplasia
EHL	Electrohydraulic Lithotripsy
ENBD	Endoscopic Nasobiliary Drainage
ENGBD	Endoscopic Naso-Gallbladder Drainage
ENPD	Endoscopic Naso-Pancreatic Drainage
EPLBD	Endoscopic Papillary Large Balloon Dilation
EST	Endoscopic Sphincterotomy
FNA	Fine Needle Aspiration
IDUS	Intraductal Ultrasonography
PanIN	Pancreatic Intraepithelial Neoplasia
POCS	Peroral Cholangioscopy
POPS	Peroral Pancreatoscopy
PTCS	Percutaneous Transhepatic Cholangioscopy
RAS	Rokitansky-Aschoff sinus
RFA	Radiofrequency Ablation
SPACE	Serial Pancreatic juice-Aspiration Cytologic Examination

画像所見のよみ方と鑑別診断

胆・膵 第2版

【編著】

花田敬士　JA尾道総合病院　消化器内科・診療部長
植木敏晴　福岡大学筑紫病院　消化器内科・教授
潟沼朗生　手稲渓仁会病院　消化器病センター・センター長
糸井隆夫　東京医科大学　消化器内科・主任教授

医学書院

画像所見のよみ方と鑑別診断─胆・膵

発　行	2006年8月15日　第1版第1刷
	2011年3月15日　第1版第3刷
	2019年5月1日　第2版第1刷Ⓒ

編　著　花田敬士・植木敏晴・潟沼朗生・糸井隆夫
　　　　はなだけいじ　うえきとしはる　かたぬまあきお　いといたかお

発行者　株式会社　医学書院
　　　　代表取締役　金原　俊
　　　　〒113-8719　東京都文京区本郷1-28-23
　　　　電話　03-3817-5600(社内案内)

印刷・製本　横山印刷

本書の複製権・翻訳権・上映権・譲渡権・貸与権・公衆送信権(送信可能化権を含む)は株式会社医学書院が保有します．

ISBN978-4-260-03238-4

本書を無断で複製する行為(複写，スキャン，デジタルデータ化など)は，「私的使用のための複製」など著作権法上の限られた例外を除き禁じられています．大学，病院，診療所，企業などにおいて，業務上使用する目的(診療，研究活動を含む)で上記の行為を行うことは，その使用範囲が内部的であっても，私的使用には該当せず，違法です．また私的使用に該当する場合であっても，代行業者等の第三者に依頼して上記の行為を行うことは違法となります．

JCOPY〈出版者著作権管理機構　委託出版物〉
本書の無断複製は著作権法上での例外を除き禁じられています．複製される場合は，そのつど事前に，出版者著作権管理機構(電話 03-5244-5088，FAX 03-5244-5089，info@jcopy.or.jp)の許諾を得てください．

編著

花田敬士	JA尾道総合病院　消化器内科・診療部長
植木敏晴	福岡大学筑紫病院　消化器内科・教授
潟沼朗生	手稲渓仁会病院　消化器病センター・センター長
糸井隆夫	東京医科大学　消化器内科・主任教授

執筆協力

手稲渓仁会病院　消化器病センター　高橋邦幸，林　毅，金　俊文，矢根　圭
東京医科大学　消化器内科　向井俊太郎，山本健治郎
JA尾道総合病院　消化器内科　日野文明，南　智之，清水晃典，福原基允，矢野成樹
広島赤十字・原爆病院　消化器内科　岡崎彰仁
広島大学　消化器・代謝内科　池本珠莉
福岡大学筑紫病院　病理部　太田敦子

症例提供施設

手稲渓仁会病院　消化器病センター
北海道大学大学院　腫瘍外科学
順天堂大学　消化器画像診断・治療研究室
東京医科大学　消化器内科
長野市民病院　消化器内科
飯田市立病院　消化器内科
愛知県がんセンター中央病院　消化器内科部
JA尾道総合病院　消化器内科
福岡大学筑紫病院　消化器内科

推薦の序

　『画像所見のよみ方と鑑別診断—胆・膵』の初版発刊が2006年8月であり，12年以上を経て，待望の第2版が刊行される．初版の編集を担当した1人としてたいへん嬉しく思う．

　この12年を振り返ると，診断機器の進歩，種々の疾患の特徴の整理，新たな疾患概念の確立などが進み，膵・胆道領域の画像診断は確実に進化したといえる．本書のコンセプトは，「鑑別診断に際して病名だけをすぐに浮かべるのではなく，まず所見を詳細に読影することが重要であり，疾患ごとの整理ではなく，所見ごとに症例をまとめる」である．初版では見開きで類似所見を呈する2例を掲載したのに対し，第2版では見開きで1例の多くの画像を掲載する様式に変更している．鑑別診断に有効な検査画像が増えたこと，そして詳細な読影が正確な鑑別診断に重要であることを意味するまさに"進化"である．

　画像診断の目的は「最も適切な治療方針を決定するため」であり，病変の発見から鑑別診断，進展度診断，手術適応の有無，術式選択までを行う必要がある．特に，病変の発見と鑑別診断は重要であり，膵・胆道癌の早期診断は極めて大きな課題である．この観点から，US, CT, MRI/MRCPなどの低侵襲性検査法でわずかな異常所見を抽出し，内視鏡を中心とする詳細な精査が求められる．一方，本領域では良性腫瘍や結石あるいは炎症なども少なくなく，生検や細胞診による病理診断の意義も大きい．しかしながら，EUS-FNAやERCP下の検体採取法も進歩したが，サンプリングエラーや偽陰性・偽陽性あるいは病理判定のなかにもグレーゾーンがあるなどの「落とし穴」がある．臨床医の「検体を病理に提出すれば診断をつけてくれる」のは間違いであり，検体採取前の画像診断が極めて重要であることを認識しておく必要がある．

　本書の編集を担当した花田先生，植木先生，潟沼先生，糸井先生は「日本消化器画像診断研究会」「膵癌早期診断研究会」などで熱心に議論を重ねてきた我々（初版編集の山雄先生，故 須山先生，真口）の同志であり，次世代を引っ張るリーダー達である．彼らには時代が進んでも「1例1例の吟味が重要である」ことが確実に受け継がれている．画像診断能力は，画像所見と病理所見の対比を行うことで養われる．加えて非典型例やまれな例の画像と病理の特徴を知ることで向上していく．ただ，非典型例やまれな例に遭遇する機会は少なく，研究会への参加や報告例から学ぶ必要がある．本書には，所見ごとに典型，非典型，まれな例を含む多くの症例の画像が掲載されて

おり，かつ病理所見の特徴も簡潔にまとめられている．

　膵・胆道疾患の画像診断の教育の場に有用であるほか，鑑別診断に苦慮する例に遭遇したときに是非見て頂きたい．初学者から専門医にも必ず役に立つと考え，本書を推薦する．

　2019 年 2 月

手稲渓仁会病院　教育研究センター顧問
亀田総合病院　消化器内科顧問
真口　宏介

第2版 序

　胆膵領域の画像診断は，病変を直接観察することが困難なため，様々なモダリティーを駆使しながら総合的に診断する能力が求められる．2006年に発刊された本書は，胆膵の画像診断力を若手の先生方に高めて頂く目的で上梓され，好評のうちに12年が経過した．その間，特にEUS，MRI(MRCP)，FDG-PETなどの診断における役割が大きく様変わりした．さらに近年，胆膵領域でも各種診療ガイドラインが急速に整備され，診断に高い精度が求められている．病変の原発臓器，良悪性の鑑別，腫瘍性病変であればその進行度，進展範囲診断などが，治療方針の立案に影響する．

　初版の序でも触れられているが，本書の源流は，1983年に有山　襄，竹原靖明両先生により発足した日本消化器画像診断研究会にある．現在も年2回開催され，歴代の代表世話人は有山　襄，堀口祐爾，山雄健次各先生と引き継がれ，現在は真口宏介先生である．研究会では，画像の至適な提示法および読影，鑑別診断，外科治療，病理診断などに関し，各症例の画像と病理所見の徹底的な比較を通じて討論するスタイルが受け継がれている．最新の知見に造詣が深い医師も多数参加されており，討論の結果，各施設の画像病理診断結果が覆ることもしばしばである．また，いくつかの疾患概念は本会での検討を契機に提唱されている．

　私は1988年に卒業後胆膵内視鏡医を志し，1992年の第16回の研究会から参加しているが，初めて登壇した本研究会での緊張感を昨日のことのように思い出す．提示が終わり討論に移る前に，最前列に陣取られた当時のレジェンドの先生方から，「画像が悪くて読影に耐えない」と厳しい指摘を頂いたことをよく覚えている．以降本研究会は第70回を数えているが，学会の討論では味わうことのできない画像診断の真髄を勉強できる場であり，また若手医師には，高名なレジェンドに気軽に質問し，交流を深める貴重な場が与えられている．私の診療研究は，本研究会によってその基盤が育まれたと言っても過言ではない．

　初版の編集を担当された山雄健次，故　須山正文，真口宏介各先生には，想像を絶する膨大な症例選択，編集作業ののち本書を世に送り出して頂いた．私は幸運にも編集作業の後半をお手伝いする機会を頂き，その熱意，経験値，画像所見に関する豊富な知識に触れることができ，深く感銘を受けた．今般，第2版の刊行を望む声を多く頂き，初版の刊行にも携われた各先生方，医学書院　林　裕氏からもお声がけを頂き，日本消化器画像診断研究会で精力的に活動している同世代の4名で改訂に向けた編集

執筆を担当することとなった．

　第2版の構成は基本的に初版を踏襲し，胆囊，胆管，膵の各分野における基本的な鑑別診断法を解説した後，画像所見の特徴ごとに症例を提示し，頻用される画像所見を左のページに，精査の結果得られた画像所見，病理所見を右のページに記載した．いわば，"日本消化器画像診断研究会の紙上版"ともいえる構成である．初版と異なり，原則見開き2ページで1例を提示し，より所見を見やすくかつ，細かく解説することとした．また所々，用語解説，トピックスを記載したコラムを追記した．足りない知識はより詳細な成書を紐解いて頂きたい．症例は稀な病態の数例を除き，ほぼ全例を新しい症例に入れ替えており，現在の画像診断の基軸であるUS，CT，MRI，EUS，ERCP，FDG-PETなどの所見が提示されている．若手医師諸氏には，興味ある部分から読み始めて頂き，まずは左ページの画像を見て，鑑別診断を考えたのち，右ページの所見を確認して頂きたい．各施設で経験できない比較的稀な症例も，ふんだんに記載されている．是非，画像診断の奥深さ，面白さを本書で感じて頂きたい．

　今回，編集執筆を御担当頂いた，植木敏晴，潟沼朗生，糸井隆夫の各先生方は，日本を代表する胆膵領域のトップランナーであり，超多忙な診療研究のなか，膨大な作業をお引き受け頂いた．各先生方および教室関連の先生方の御助力なくして，本書の改訂は実現しなかった．心から感謝申し上げる．また，膨大な作業を前に何度も心が折れそうになった私たちをあたたかく見守り，粘り強くお付き合い頂いた医学書院林　裕氏に深甚なる感謝を申し上げる．

　最後に，第2版の完成を心待ちにしつつ，旅立って行かれた故　須山正文先生の御霊前に本書を捧げる．

2019年2月

編著者を代表して　花田敬士

初版 序

　編者らが,"膵・胆道疾患の診断と治療"を専門として志したのは1980年代の前半である.当時の膵・胆道領域の診断といえば,USやCTがやっと日常臨床に導入され始めた頃であり,現在では施行されることが少なくなった低緊張性十二指腸造影や経口的/経静脈性胆道造影が盛んに行われていた.ERCPや腹部血管造影も行われてはいたが,名人芸の領域であった.開発途上の胆道鏡や膵管鏡は容易に破損し,その内視鏡像は五里霧中の世界であった.EUSは開発されたばかりであり,スコープは太く操作性が悪かった.管腔内超音波検査(IDUS)に至っては影も形もなかった時代である.

　当時われわれは大学の医局に勤務し,胆嚢や膵臓の早期がん,粘液産生膵癌など,滅多にお目にかかれない症例を少しずつ経験するようになり,その診断過程,新しい発見に興味が引かれていった.また,新しい診断法の開発や機器の改良にも参画させていただいた.画像所見と病理の対比等の研究に情熱を燃やす先輩や同僚にも恵まれ,忙しいながらも充実した日々を送ることができた.そして,全国規模の学会や研究会,あるいは場外(?)でスマートに,熱っぽく,泥臭く,タイプこそ違い私たちに強烈なインパクトを与えて下さったこの道の先輩諸氏に憧れ,いつかはその中に加わりたいと思い続けてきた.きっと,これらの出来事が重なり合ってこの道に足を踏み入れ,長く続けてこられたのだと思う.

　特に1983年発足の「日本消化器画像診断研究会」で,われわれは切磋琢磨してきた.研究会の翌日に行われる全国の気の合った仲間とのゴルフも楽しみである.しかし,それにも増して大好きなのは,土曜日の早朝から夕方までぶっ続けで行われる症例報告に対する討論である.消化器内科,消化器外科,放射線科,病理の各領域の医師により熱い討論が白熱し,ベテランから若手まで真剣そのものである.その渦中に身を置いたとき,1例1例を吟味することの大切さと,さまざまな角度から症例をみることの重要性が実感される.それと同時に,われわれが経験する貴重な症例や示唆に富む症例を,次世代を担う若手諸君に是が非でも知ってもらいたいとの願いが沸々と湧いてくるのである.

　まさにそのようなことを考えていたとき,医学書院諸氏から本書の企画を戴いた.本書のユニークな構成は,度重なる編集会議を経て練り上げたものである.通常の書籍では,多くの先生方から原稿を集め纏めていく方式が多いが,本書では前述の考えを実現すべく,できるだけ多数の症例を収載することを目指した.編集作業に膨大な

時間を要したが，その結果，胆嚢74例，胆管58例，膵臓113例の症例を掲載することができた．また，鑑別診断に際しては病名だけをすぐに思い浮かべるのではなく，まずは所見を詳細に読影することが重要であるとの観点から，疾患ごとではなく，所見ごとに症例を纏める形式とした．このような構成は，既刊『内視鏡所見のよみ方と鑑別診断―上部消化管』『内視鏡所見のよみ方と鑑別診断―下部消化管』の各々第5章，第3章の内容を踏襲したものである．

膵・胆道疾患の診断の基本は，USとCTである．近い将来MRCPに取って代わられる可能性もあるが，ERCPも診断の比較的早期に行われる．そこで本書では，見開き2頁に2例掲載する構成を基本とし，左頁にUSとCT，あるいは胆管像や膵管像の写真を，右頁には種々の精密検査，病理組織像，最終診断名を配している．

本書を利用するに際しては，日常臨床で診断に迷う症例に出会ったとき，最初から本書を手に取らずに，まずはその症例のUS，CT，胆管像や膵管像をじっくり眺め，所見を徹底的に読み込むことをお勧めしたい．然る後に本書を開き，その所見の項を読み進んでほしい．本書を頭から読む必要はない．どんどん途中から読んでほしい．所々に挿入されたColumnは疾患の説明をコンパクトに纏めたものであり，これは最低限の知識である．是非，何度も読み返し記憶していただきたい．症例検討会で"この所見から何の疾患を考えるか"と問われたときには，まずは所見を忠実に読影し，本書に掲載された疾患名を思い浮かべてほしい．そして，鑑別診断について理路整然と5分や10分間は皆の前で喋ることのできる医師になってほしいと切に願う次第である．

最後に，突然の無理なお願いにもかかわらず貴重な症例をご提供下さった全国のわれらが仲間に心から感謝を申し上げたい．また，3人のスケジュールがなかなか合わず，いつも休前日や土曜日の夕方から夜中に及ぶ編集会議になったにもかかわらず，終始笑顔で付き合い，叱咤激励して下さった医学書院書籍編集部 林　裕氏，制作部 高橋浩子氏，医学雑誌部 土田一慧氏，最初に企画を持ち込まれた前医学書籍編集部 荻原足穂氏に深甚なる感謝の意を表したい．氏らの尽力なくして本書の刊行はあり得なかったと思う．

本書はわれわれの自信作といえる．是非ご一読願いたい．今まで本当にお世話いただいた皆様に感謝の意を表しつつ，若い先生方の日常臨床に役立つことを願う．

2006年7月

山雄健次
須山正文
真口宏介

目次

胆嚢

■ **胆嚢病変の所見からみた診断へのアプローチ** ……………………………………… 2
  ◆ 胆嚢病変の所見へのアプローチ ……………………………………………………… 3
  ◆ 診断のポイント（隆起性病変，壁肥厚性病変）……………………………………… 4
  ◆ 画像検査の選択 ………………………………………………………………………… 5

限局性
隆起	有茎性	表面整 …………………………………… 6
隆起	有茎性	表面不整 ………………………………… 8
隆起	亜有茎性	表面整 ………………………………… 10
隆起	亜有茎性	表面不整 ……………………………… 14
隆起	無茎性	表面整 …………………………………… 22
隆起	無茎性	表面凹凸 ………………………………… 34
隆起	無茎性	表面不整 ………………………………… 42
壁肥厚		……………………………………………………………… 52
その他	隔壁構造	……………………………………………… 62
その他	壁内から壁外に変化を示すもの	…………………… 66

びまん性 壁肥厚 …………………………………………………………………………… 68
多発 隆起 ……………………………………………………………………………………… 74
充満 …………………………………………………………………………………………… 76

胆管

■ **胆管病変の所見からみた診断へのアプローチ** …………………………………… 82
  ◆ 胆管病変の所見へのアプローチ ……………………………………………………… 83
  ◆ 診断のポイント（狭窄性病変，透亮・陰影欠損病変，拡張性病変）……………… 84
  ◆ 画像検査の選択 ………………………………………………………………………… 85

限局性
狭窄	V字型 ……………………………………………… 86
狭窄	U字型 …………………………………………… 110
狭窄	片側性 …………………………………………… 122
狭窄	多発 ……………………………………………… 130
透亮・陰影欠損像	表面整 …………………………… 132
透亮・陰影欠損像	表面不整 ………………………… 136
透亮・陰影欠損像	線状 ……………………………… 144
透亮・陰影欠損像	多発 ……………………………… 146
拡張	……………………………………………………… 156
破綻	……………………………………………………… 162
充実　表面整	……………………………………………… 166

びまん性 狭窄 …………………………………………………………………………… 168
　　　　　　拡張 …………………………………………………………………………… 170

膵

■ 膵病変の所見からみた診断へのアプローチ ……………………………… 186
　◆ 膵病変の所見へのアプローチ ………………………………………… 187
　◆ 診断のポイント（充実性病変，囊胞性病変，充実と囊胞の混在）……… 188
　◆ 画像検査の選択 ………………………………………………………… 190

限局性　充実　辺縁（輪郭）整 …………………………………… 192
　　　　　充実　辺縁（輪郭）不整 ………………………………… 220
　　　　　囊胞　類円形　単房 ……………………………………… 242
　　　　　囊胞　類円形　多房 ……………………………………… 258
　　　　　囊胞　類円形　単房と多房の混在 ……………………… 274
　　　　　囊胞　凹凸　多房 ………………………………………… 276
　　　　　充実と囊胞の混在　類円形 ……………………………… 288
　　　　　充実と囊胞の混在　凹凸 ………………………………… 306
　　　　　主膵管の狭窄 …………………………………………… 314
　　　　　主膵管内透亮像 ………………………………………… 322
　　　　　主膵管の拡張 …………………………………………… 334

びまん性　腫大 ……………………………………………………… 346
　　　　　主膵管の狭窄 …………………………………………… 350
　　　　　主膵管の拡張 …………………………………………… 351

多発　充実 ………………………………………………………… 360
　　　　　囊胞 ……………………………………………………… 372
　　　　　充実と囊胞の併存 ……………………………………… 378

■ 診断名索引　　382
■ 和文索引　　385
■ 欧文索引　　387

Column

- 転移性胆嚢腫瘍　27
- 胆嚢管癌　30
- 黄色肉芽腫性胆嚢炎　56
- 胆嚢腺筋腫症　64
- コレステロールポリープと過形成ポリープの違い　74
- IgG4 硬化性胆管炎　92
- 十二指腸乳頭部癌　109
- 胆管癌の EUS/IDUS による深達度診断　119
- 良性乳頭部狭窄　121
- Lemmel 症候群（傍乳頭憩室症候群）　123
- Mirizzi 症候群　124
- 胆管小細胞癌　143
- 胆道鏡を用いた診断　144
- 胆道出血　153
- 経口胆道鏡　155
- 胆管内乳頭状腫瘍　157
- peribiliary cyst　158
- 外傷による胆管狭窄　163
- 原発性硬化性胆管炎　169
- 先天性胆道拡張症　175
- 膵・胆管合流異常　177
- 膵神経内分泌腫瘍　192
- 退形成性膵癌　206
- 充実性偽乳頭状腫瘍　209
- 悪性リンパ腫　213
- 膵腫瘍病変の FDG-PET　224
- 漿液性嚢胞腫瘍　233
- 粘液性嚢胞腫瘍　242
- 膵リンパ上皮嚢胞　252
- 奇形腫　255
- 膵充実性腫瘍の嚢胞変性　302
- 膵に発生する稀な腫瘍　304
- 過誤腫　306
- IPMN に併存する通常型膵癌　311
- 膵上皮内癌　326
- IPMN と ITPN　332
- 腺房細胞癌　343
- 1 型・2 型自己免疫性膵炎　348
- 急性膵炎と膵癌　352
- 膵癌術後の経過観察　374
- 多発する膵腫瘍　377
- 転移性膵腫瘍　381

胆囊

胆嚢病変の所見からみた診断へのアプローチ

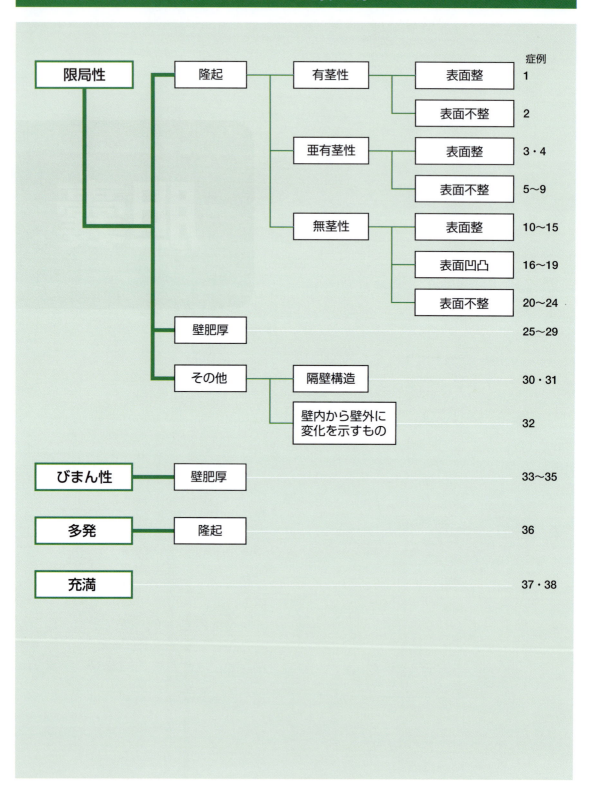

胆嚢病変の所見へのアプローチ

胆嚢病変の診断を進める際には，まず異常所見が限局性かびまん性か，多発か，あるいは充満しているか，に着目する．

1. 限局性病変

限局性病変の場合には，病変が隆起を呈するか，壁肥厚を呈するか，可動性があるか，をチェックする．胆嚢では隆起を呈する病変が最も多く，疾患の種類も多い．隆起性病変のなかには，腫瘍性や非腫瘍性，上皮性や非上皮性，良性や悪性を問わず広い意味で隆起する病変が含まれる．

1）隆起

隆起性病変をみた場合には，茎の有無とその形状により有茎性，亜有茎性，無茎性に分類する．次に，隆起の表面が整か不整かに着目する．

2）壁肥厚

壁肥厚性病変をみた場合には，常に癌の存在を疑い精査を進める必要がある．通常，癌であれば内腔の粘膜面に変化がみられるため，その点に注目する．

3）その他

胆嚢内腔に多数の隔壁構造がみられる病変，あるいは胆嚢の壁内から壁外に変化を示す病変もある．

2. びまん性病変

びまん性の病変の場合は，ほとんどは壁肥厚所見として捉えられる．疾患の種類は少ないが，胆嚢では急性あるいは慢性の炎症により壁肥厚を呈しやすく注意を要する．また，胆道癌の発生率の高い膵・胆管合流異常の症例では，高率に胆嚢粘膜過形成による胆嚢壁肥厚がみられる．

3. 多発病変

多発する病変は，結石やデブリを除けば，ほとんどは隆起を呈する．

4. 充満する病変

結石が充満する以外にも，胆嚢管の閉塞により胆嚢内にデブリが充満してみられる，あるいは腫瘍が充満してみられる場合がある．

診断のポイント

◆ 隆起性病変

①単発か，多発か，②有茎性，亜有茎性，無茎性のいずれに相当するかに着目する．Ip 型が有茎性，Isp 型が亜有茎性，Is 型が無茎性であり，IIa 型は病態により無茎性にみえる場合と限局性壁肥厚として捉えられる場合がある(図)．③表面が整か，不整か，④低エコーか，高エコーか，⑤内部が均一か，不均一か，⑥血流が多いか，少ないか，が鑑別のポイントとなる．

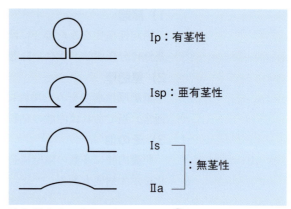

隆起性病変の肉眼分類

● 有茎性・亜有茎性(Ip 型，Isp 型)

	頻度の高いもの	頻度の低いもの
良性	コレステロールポリープ cholesterol polyp 腺腫 adenoma	過形成ポリープ hyperplastic polyp 線維性ポリープ fibrous polyp
悪性	胆嚢癌 carcinoma 腺腫内癌 carcinoma in adenoma	

● 無茎性(Is 型，IIa 型)

	頻度の高いもの	頻度の低いもの
良性	コレステロールポリープ cholesterol polyp 腺筋腫症 adenomyomatosis	過形成ポリープ hyperplastic polyp 肉芽腫性ポリープ granulomatous polyp リンパ性ポリープ lymphoid polyp 腺腫様過形成 adenomatous hyperplasia 反応性リンパ組織増生症 reactive lymphoid hyperplasia (RLH) 異所性組織 heterotopic tissue
悪性	胆嚢癌 carcinoma 腺腫内癌 carcinoma in adenoma	扁平上皮癌 squamous cell carcinoma 癌肉腫 carcinosarcoma カルチノイド carcinoid 内分泌細胞癌(小細胞癌) endocrine carcinoma (small cell carcinoma) 悪性リンパ腫 malignant lymphoma 転移性腫瘍 secondary tumor

◆ 壁肥厚性病変

①壁肥厚が限局性かびまん性か，②表面が整か不整か，③層構造が保たれているか否か，④血流が多いか少ないか，が重要となる．ただし，平坦浸潤型胆囊癌あるいは胆囊炎を併存した胆囊癌の診断は容易ではない．

● 限局性

	頻度の高いもの	頻度の低いもの
良性	腺筋腫症 adenomyomatosis	
悪性	胆囊癌 carcinoma	腺扁平上皮癌 adenosquamous cell carcinoma

● びまん性

	頻度の高いもの	頻度の低いもの
良性	コレステローシス cholesterolosis 腺筋腫症 adenomyomatosis 胆囊炎 cholecystitis 膵・胆管合流異常に伴う胆囊粘膜過形成 急性肝炎，肝硬変による壁肥厚	黄色肉芽腫性胆囊炎 xanthogranulomatous cholecystitis
悪性	胆囊癌 carcinoma	悪性リンパ腫 malignant lymphoma

画像検査の選択

胆囊病変に対する検査は，まず US から始まる．胆囊は胆汁の貯留した袋状であり，US で観察しやすい．ただし，頸部から胆囊管，底部はしばしば盲点になることを知っておく必要がある．次に CT を行う．この場合，単純 CT では，結石，壁の石灰化，大きな腫瘍以外は異常の指摘は困難であり，造影 CT が必要である．造影に際しては，早期相と後期相を撮影する．

小病変の観察や詳細な診断には，現状では EUS が最も有用である．このほか，造影 MRI や MRCP などを要する場合がある．

ENGBD Endoscopic Naso-Gallbladder Drainage
RAS Rokitansky-Aschoff Sinus
IDUS Intraductal Ultrasonography
BilIN Biliary Intraepithelial Neoplasia
POCS Peroral Cholangioscopy

隆起　有茎性　表面整

70代, 女性

胆嚢　限局性

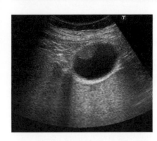

US
胆嚢底部に表面平滑な隆起性病変あり.

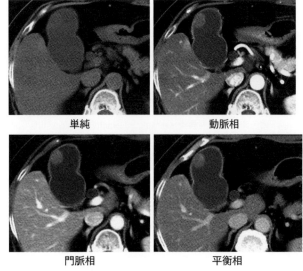

単純　動脈相
門脈相　平衡相

CT
胆嚢底部に造影効果を伴う類円形腫瘤あり.
周囲の胆嚢粘膜のびまん性肥厚あり.

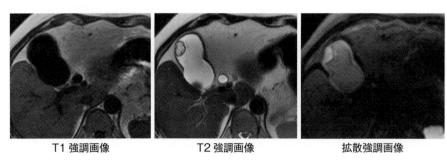

T1強調画像　T2強調画像　拡散強調画像

MRI
胆嚢底部の腫瘤はT1強調画像で低信号, T2強調画像で高信号を示す.
拡散強調画像で拡散能低下あり.

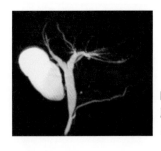

MRCP
膵・胆管合流異常(新古味分類Ⅱa型)を認める.

症例 1

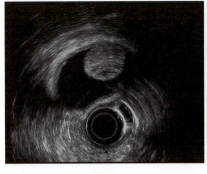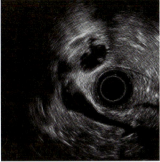

EUS
胆嚢底部に有茎性の表面平滑な腫瘤性病変がみられる．胆嚢頸部に膵・胆管合流異常に伴う過形成変化を認める．

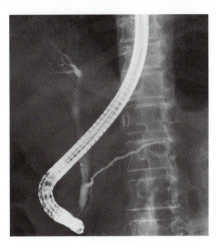

ERCP
膵・胆管合流異常を認め，胆汁中アミラーゼは 12,733 IU/L と高値である．

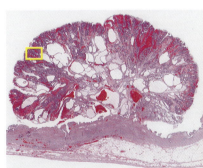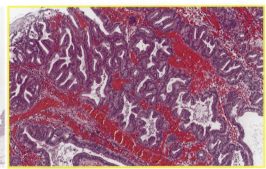

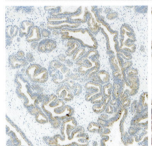

MUC5AC　　　MUC6

病理
胃幽門腺に類似した粘液をもつ低円柱状の腫瘍細胞が papillary structure を示して増殖する像を認める．

膵・胆管合流異常に合併した胆嚢腺腫

胆嚢　限局性

隆起　有茎性　表面不整　　　　　　　　　80代，男性

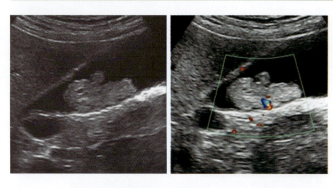

US
胆嚢体部に隆起性病変を認める．

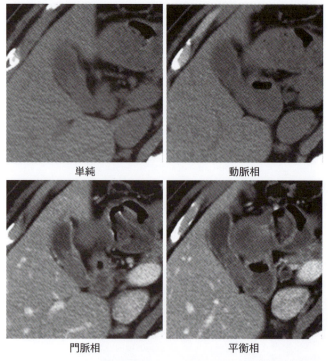

単純　　　　　動脈相
門脈相　　　　平衡相

CT
胆嚢体部に造影される隆起性病変を認める．

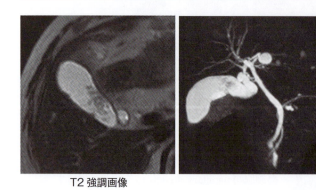

T2強調画像

MRI(左)/MRCP(右)
胆嚢体部にsignal defectがみられる．

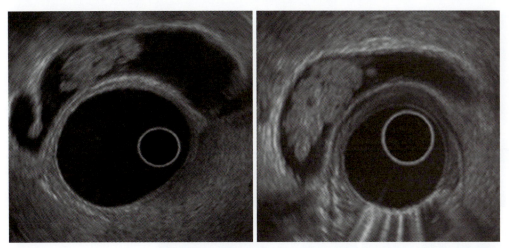

EUS
胆嚢体部に 30 mm 大の分葉状の隆起性病変を認める．茎はみえず，ほぼ浮いたような状態．壁外への浸潤はみられない．

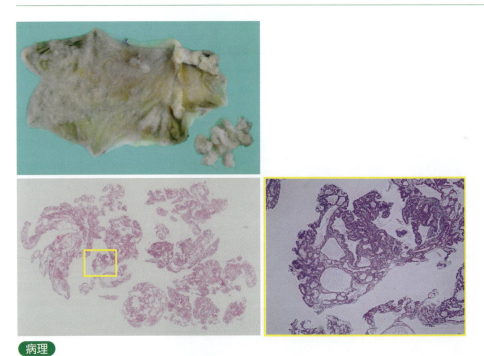

> 病理

組織所見：乳頭腺癌であり，深達度は粘膜固有層(m)である．

胆嚢　限局性

隆起　亜有茎性　表面整　　　　　　　　　　　　　　70代, 女性

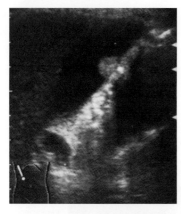

US
胆嚢体部に表面平滑な隆起性病変あり．

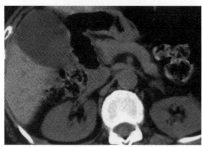
単純

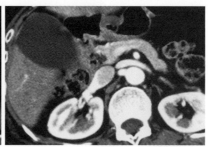
動脈相

CT
胆嚢体部に造影効果を伴う隆起性病変あり．

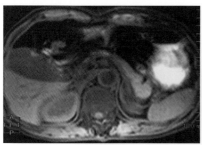
T1強調画像

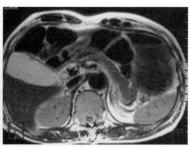
T2強調画像

MRI
胆嚢体部の隆起性病変はT1強調画像で高信号，T2強調画像で低信号を示す．

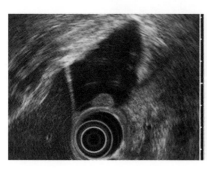

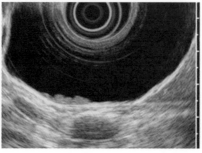

EUS
胆嚢体部に表面平滑な亜有茎性隆起性病変あり．また丈の低い不整な粘膜隆起を示す別病変あり．

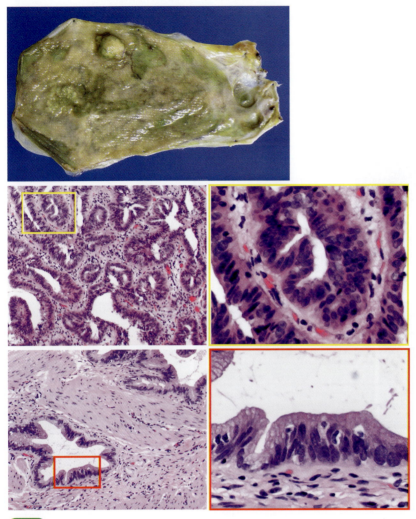

> 病理

組織所見：胆嚢体部の亜有茎性腫瘤に一致して乳頭状腺癌の増殖を認める．また胆嚢底部の平坦型隆起性病変には固有筋層(mp)に浸潤する高分化型管状腺癌の像を伴っている．

胆嚢 限局性　隆起　亜有茎性　表面整　　60代，男性

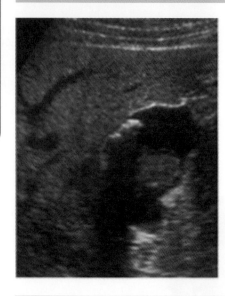

US
胆嚢内に胆石を疑う高エコー病変と胆嚢体部に周囲肝と同等のエコー輝度を有する隆起性病変を認める．腫瘤は亜有茎性であり，内部に点状高エコーを伴う．

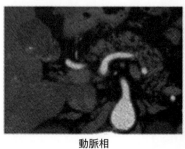
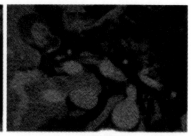

動脈相　　　　門脈相　　　　平衡相

CT
胆嚢頸部に亜有茎性の隆起性病変を認める．造影CTにて遅延濃染を呈し，一部に造影効果を伴わない領域を認める．

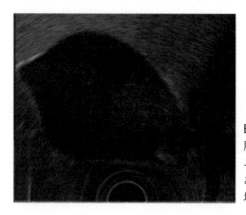

EUS
胆嚢内の隆起性病変は表面整であり，線状高エコーを認める．内部は周囲肝と等エコーであり，一部に高エコースポットと無エコー領域を伴う．

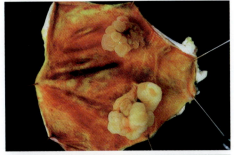

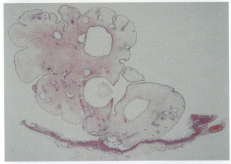

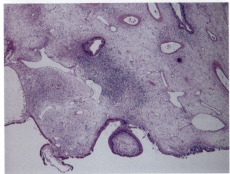

> **病理**
>
> **組織所見**：胆嚢頸部に 20 mm 大の有茎性ポリープを認める．異型のない一層の上皮に覆われており，浮腫状であるが，間質の一部に炎症細胞浸潤を認める．

線維性ポリープ

胆嚢　限局性　　隆起　亜有茎性　表面不整　　　　　　　　　　　　60代, 女性

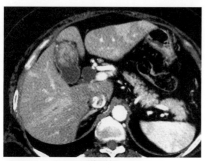
動脈相

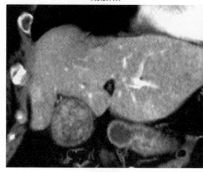
門脈相

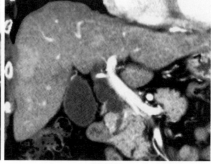
門脈相

CT
胆嚢底部に造影効果を伴う亜有茎の乳頭状隆起あり．総胆管は軽度拡張しているが，明らかな閉塞起点なし．

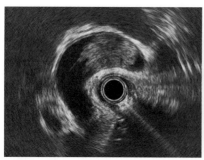

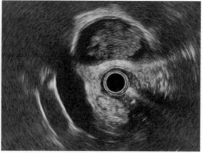

EUS
胆嚢底部に径38 mm大の亜有茎性の不整な隆起性病変あり．基部の粘膜は肥厚しているが，粘膜の連続性は保たれている．胆嚢壁の外層である高エコー域は保たれており，漿膜下層(SS)浅層までの浸潤と考えられる．総胆管は16 mmと拡張しているが，閉塞起点は認めない．

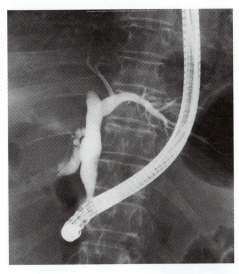

ERCP
胆道造影にて合流異常は認めない．総胆管は拡張しているが，閉塞起点はみられない．胆嚢体部から底部にかけて乳頭状隆起を疑わせる欠損像を認める．胆汁中アミラーゼ 63,730 IU/L．膵液胆汁逆流症に合併した胆嚢癌を疑い，全層胆嚢摘出術および肝外胆管切除術を施行．

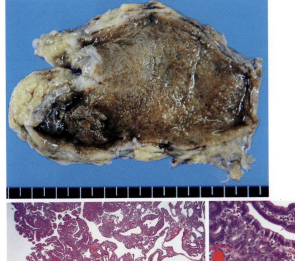

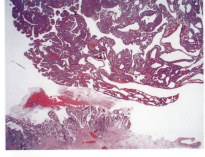 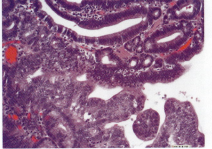

病理

組織所見：polypoid lesion では高円柱状の細胞質とクロマチンに富んだ短紡錘形核をもつ異型上皮が乳頭管状構造を示して増殖する像を認め，高分化型管状腺癌の像とみなされる癌の大部分は粘膜固有層(m)に限局しているが一部に漿膜下層(ss)浅層への浸潤を認め胆嚢癌 T2, N0, M0, pStage Ⅱ と診断する．

膵液胆汁逆流症に合併した胆嚢癌

胆嚢 限局性

隆起　亜有茎性　表面不整

70代, 男性

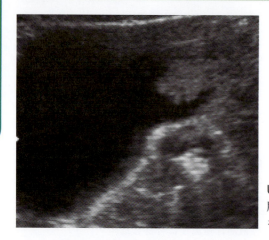

US
胆嚢底部に亜有茎性で表面不整な隆起性病変を認める.

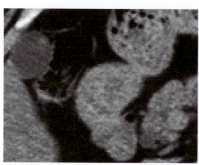
動脈相

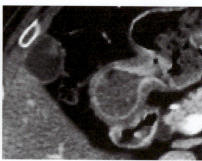
門脈相

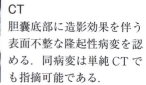

CT
胆嚢底部に造影効果を伴う表面不整な隆起性病変を認める. 同病変は単純CTでも指摘可能である.

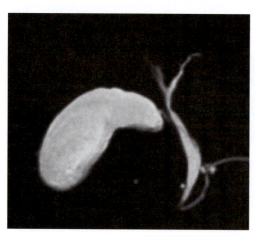

MRCP
明らかな病変の指摘は困難である.

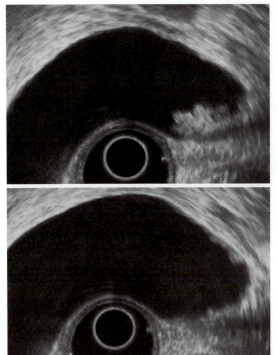

EUS
胆嚢底部に有茎性の表面に不整な実質エコーを呈する病変を認める．病変の周囲には低乳頭状の隆起性病変を伴う．

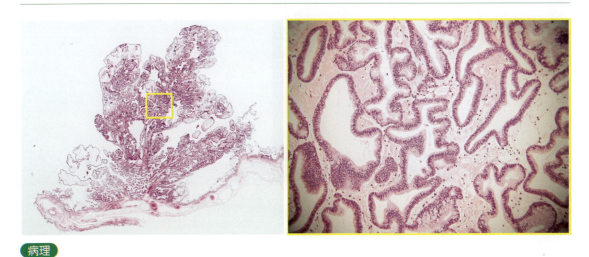

病理
組織所見：組織学的には乳頭腺癌であり，深達度は粘膜固有層(m)である．

胆嚢癌

隆起　亜有茎性　表面不整

70代, 女性

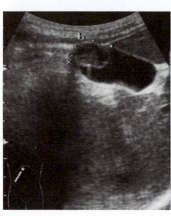
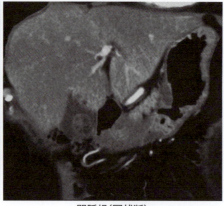

門脈相(冠状断)

US(左)
胆嚢底部に類円形腫瘤を認める．内部は不均一で一部にコメット様エコーを認める．

CT(右)
底部に辺縁に造影効果を有する類円形腫瘤を認める．内部には隔壁様構造が認められる．

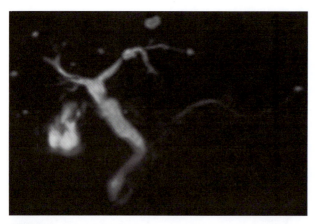

MRCP
胆嚢底部には隔壁構造を有する囊胞性病変あり．一部に充実部分を認める．胆嚢は収縮した状態．

症例 7

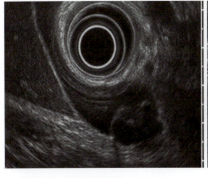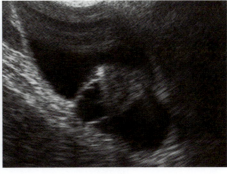

EUS
胆嚢底部に亜有茎性の囊胞性病変がみられる．内部に隔壁構造を認め，一部に結節像を伴う．

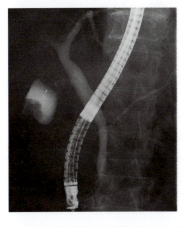

ERCP
胆嚢底部に亜有茎の表面に凹凸を有する隆起性病変がみられる．

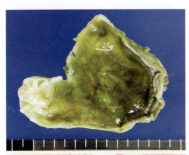

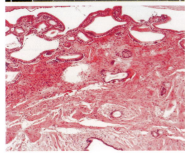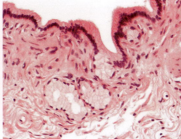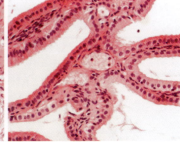

病理
組織所見：胆嚢底部には RAS を多数認め，周囲には線維筋層の増殖を伴っている．

胆嚢腺筋腫症

胆嚢 限局性

隆起　亜有茎性　表面不整　　　　　　　　　　　　　　　　　症例 8

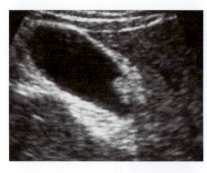

US
胆嚢頸部に亜有茎性病変がみられる．表面は軽度の凹凸を呈し，内部は高エコーである．

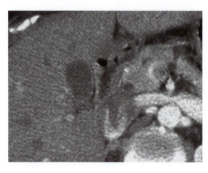

CT（動脈相）
造影でも胆嚢内に病変を指摘できない．

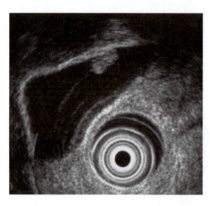

EUS
表面が比較的整の無茎性病変である．内部は等エコーで，一部に無エコー部分がみられる．

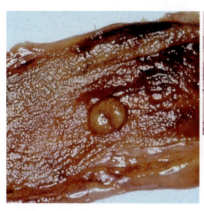
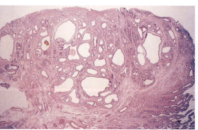

病理

肉眼所見：表面整の隆起性病変であり，粘膜下腫瘍様の形態を呈する．

組織所見：隆起部分は胃底腺組織の増生により構成されている．内部に腺管の拡張がみられる．胆嚢異所性胃粘膜である．

胆嚢異所性胃粘膜

隆起　亜有茎性　表面不整　　60代, 女性　　症例 9

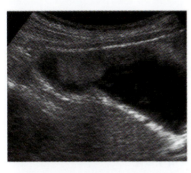

US
胆嚢底部に内部エコー不均一な無茎性隆起性病変を認める.

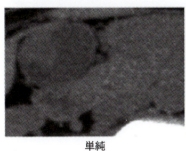 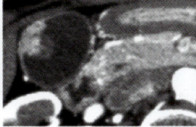 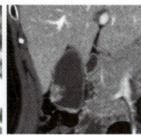

単純　　　　　　　　　動脈相　　　　　　　　門脈相(冠状断)

CT
底部の乳頭状隆起性病変は単純CTでも指摘可能である. 早期より造影効果が強い.

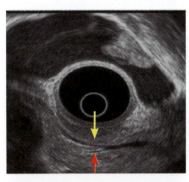

EUS
隆起性病変直下の外層高エコーは比較的保たれている. 膵・胆管合流異常を認める(➡:胆管, →:膵管).

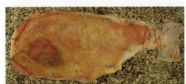

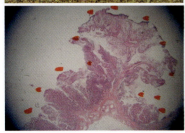 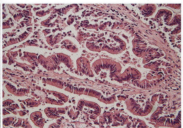

病理
肉眼所見:胆嚢底部に乳頭状隆起性病変を認める.
組織所見:隆起に一致して乳頭腺癌を認める. 固有筋層(mp)以深への浸潤は認めない.

膵・胆管合流異常に合併した胆嚢癌(乳頭型)

| 胆嚢 限局性 | 隆起　無茎性　表面整 | 70代，女性 |

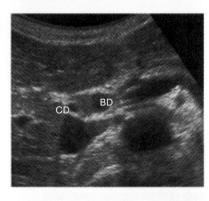

US
胆摘後．遺残胆嚢管(CD)から胆管(BD)にかけて周囲肝と同程度のエコー輝度を有する隆起性病変を認める．

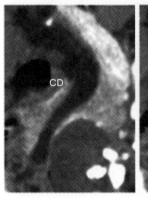 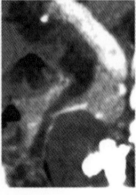

CT（動脈相，冠状断）
遺残胆嚢管のやや上流側の胆管内に造影効果を伴う隆起性病変を認める．

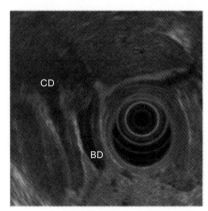

EUS
胆嚢管分岐部に胆管を圧排する隆起性病変を認める．表面平滑で外側高エコーを伴っており，胆管外に発生した腫瘤が胆管を圧排していると考える．

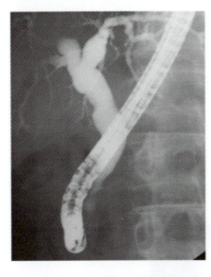

ERCP
胆嚢管分岐部で胆管が片側性に圧排されている．

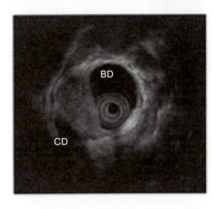

IDUS
遺残胆嚢管と胆管の間に腫瘤性病変を認める．表面平滑で胆管の外側高エコーは保たれており，胆管外から発生した腫瘤と考える．

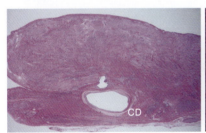 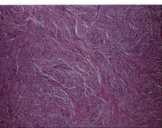

病理
粘膜下に結合組織性の間質で仕切られた神経線維束が増生しており，切断神経腫と考える．

神経鞘腫

胆嚢　限局性

隆起　無茎性　表面整　　　　　　　　　　70代，女性

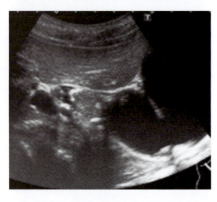

US
胆嚢頸部から胆嚢管にかけて低エコー腫瘤を認める．胆嚢は腫大している．

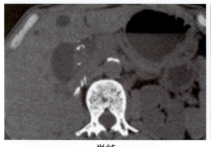 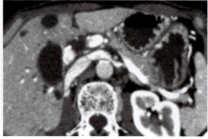

単純　　　　　　　　　　動脈相

CT
胆嚢管近傍に早期から強く造影される卵円形腫瘤を認める．

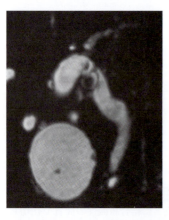

MRCP
胆嚢管部に辺縁平滑な signal defect を認め，胆嚢管の腫瘍を疑う．

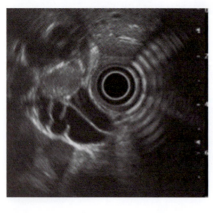

EUS
総胆管から scan すると，胆嚢管に卵円形の低エコー腫瘤がみられる．腫瘤の周囲には胆嚢管壁の高エコー層が保たれており，胆嚢管内の腫瘍と考えられる．

症例 11

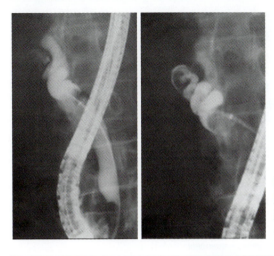

ERC
胆嚢管のバルーン造影（左）で，胆嚢管内に辺縁整な陰影欠損あり．高圧造影（右）でも胆嚢へ造影剤は流入しない．

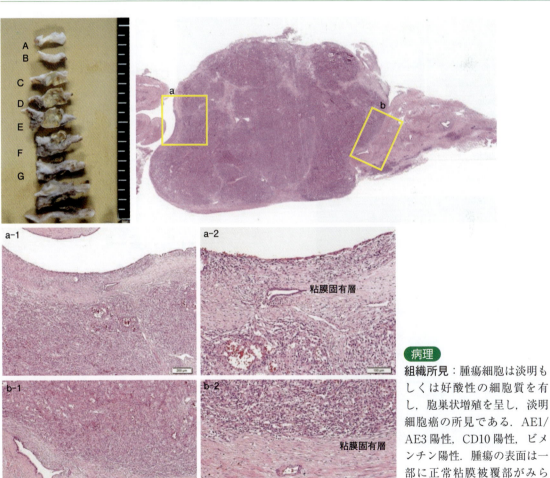

病理

組織所見：腫瘍細胞は淡明もしくは好酸性の細胞質を有し，胞巣状増殖を呈し，淡明細胞癌の所見である．AE1/AE3陽性，CD10陽性，ビメンチン陽性．腫瘍の表面は一部に正常粘膜被覆部がみられ，粘膜固有層（m）から粘膜側に隆起する形態を呈している（粘膜固有層に存在）．

腎細胞癌の胆嚢管転移

隆起　無茎性　表面整

70代，男性

胆嚢　限局性

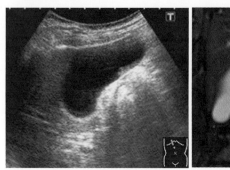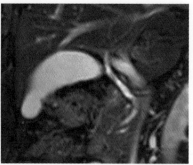

US（左）/MRCP（右）
胆嚢体部から底部の腹腔側にかけて表面ほぼ整で平坦な隆起を認める．

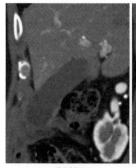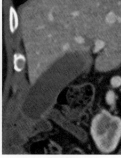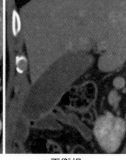

動脈相　　　　　門脈相　　　　　平衡相

CT（冠状断）
胆嚢体部から底部にかけて早期濃染される扁平な隆起性病変があり，平衡相で造影効果は減弱している．

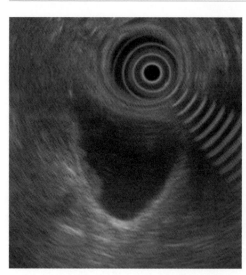

EUS
胆嚢体部から尾部にかけて表面がほぼ平滑な扁平隆起があり，外側高エコー層は保たれている．

症例 12

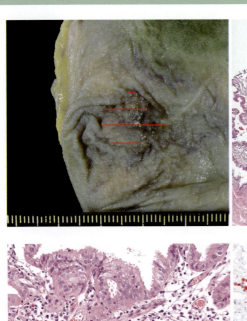

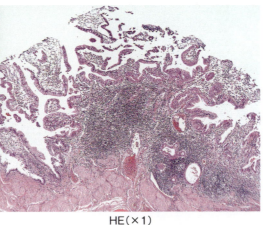

HE(×1)

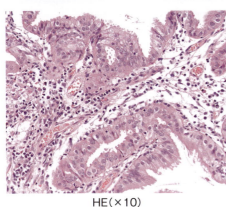

HE(×10)

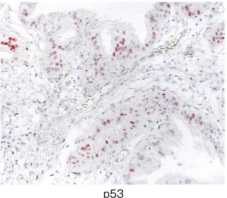

p53

病理

組織所見：胆嚢底部に平坦な結節状隆起があり，病理学的に腫瘍は粘膜固有層(m)に限局した高分化腺癌で，p53が過剰発現している．

胆嚢癌

Column 転移性胆嚢腫瘍　secondary tumor of the gallbladder

疾患概念　転移性胆嚢腫瘍はまれな胆嚢腫瘍であり，頻度は担癌患者の5.8%とされる．腎細胞癌，悪性黒色腫で比較的多くみられるが，胃癌，大腸癌，肝細胞癌，乳癌なども報告例がある．転移経路は血行性，リンパ行性，播種性が想定されている．

臨床像　無症状のことが多いが，胆嚢管閉塞をきたすと胆嚢炎症状を生じることがある．

画像診断　腹部超音波検査が有用とされ，第一層の高エコーが保たれ，深部に境界明瞭な腫瘤像を形成するとの報告もあるが，画像診断のみで良性胆嚢ポリープや原発性胆嚢癌との鑑別は困難である．

病理　胆嚢転移の主座は粘膜下であり，胆嚢への転移病巣の初期像は粘膜下腫瘍の形態を呈するとされ，成長に伴い有茎性に発育する．びまん性に浸潤した例も報告されている．

治療　転移性胆嚢腫瘍で肝床浸潤をきたした報告はなく，単純胆嚢摘出術で十分とされるが，原発性胆嚢癌との鑑別は困難であり，胆嚢癌に準じた手術がされる場合が多い．

予後　他臓器転移がなければ，腎細胞癌では長期生存が得られている症例もあるが，悪性黒色腫や胃癌などでは予後はきわめて厳しい．

胆囊 限局性

隆起　無茎性　表面整　　　　　　　　　　　　　　70代, 女性

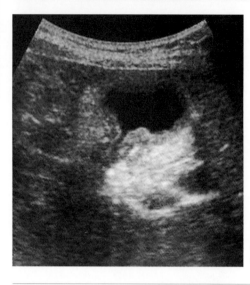

US
胆嚢頸部に無茎性，表面整で，限局性の隆起
性病変を認める．

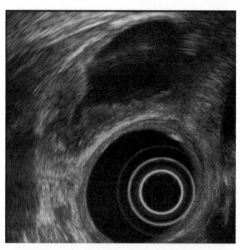

EUS
隆起性病変は体部にかけて認められる．

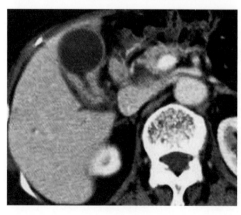

CT（門脈相）
胆嚢頸部から体部にかけての隆起性病変は均
一な造影効果を認める．

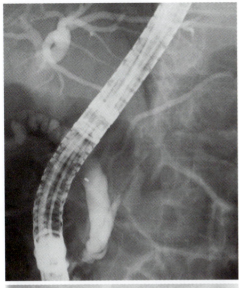

ERCP
胆管非拡張型の膵・胆管合流異常が認められる．

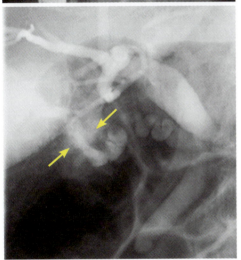

総胆管の胆汁中アミラーゼは 32,000 IU/L であり，胆嚢頸部の内腔は狭小化が認められる（→）．

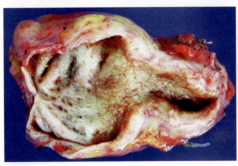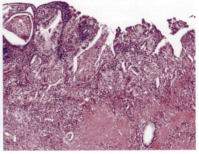

> **病理**
>
> **組織所見**：胆嚢摘出術の結果，胆嚢頸部から体部にかけての隆起性病変は，深達度が漿膜下層(ss)の腺扁平上皮癌と診断される．

膵・胆管合流異常に合併した胆嚢癌

胆嚢 限局性

隆起　無茎性　表面整

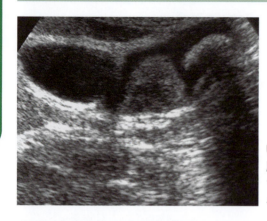

US
胆嚢体部に無茎性病変がみられる．表面は整である．内部は低エコーで，中心にさらに低エコー部分を認める．結石を伴う．

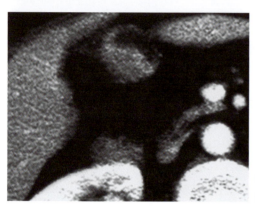

CT（動脈相）
病変部は強い造影効果がみられる．

Column　胆嚢管癌　cystic duct carcinoma

疾患概念　胆嚢管癌は，『胆道癌取扱い規約 第6版』では胆嚢癌に分類されている．狭義の診断基準として，Farrarの診断基準（①腫瘍が胆嚢管に限局している，②胆嚢・肝管・総胆管に腫瘍がない，③組織学的に癌細胞の存在を確認できる）が有名であるが，広義の基準として，癌の主座が胆嚢管に認められる例も含んで取り扱われる．

胆嚢管は，肝十二指腸間膜内に存在し，固有筋層を有さず，粘膜，線維筋層，漿膜により構成されている．そのため，胆嚢管癌は間膜内および胆管に容易に浸潤しやすい．また，胆管癌に類似した所見を呈し，胆管癌との鑑別を要することが多い．

臨床像　特有の症状はないが，胆嚢管の閉塞により，胆嚢の緊満腫大，閉塞性胆嚢炎をきたし，腹痛，発熱，腹部腫瘤がみられることがある．進展し胆管浸潤を伴うと，黄疸が生じる．

病理　組織学的には腺癌が大部分を占める．通常の胆嚢癌と同様に，粘膜内では高分化型腺癌を示し，しばしば粘膜内進展を伴い，通常は浸潤部では中分化型ないし低分化型腺癌と分化

症例 14

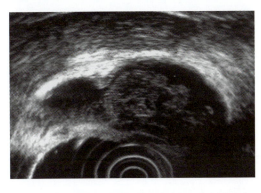

EUS
比較的表面整の無茎性病変である．内部は低エコーで，外側高エコー層は不明瞭である．

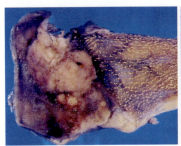
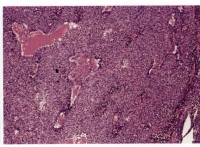
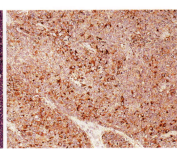

病理

肉眼所見：表面に軽度の凹凸を伴う結節状の病変である．
組織所見：小型の核を有する細胞がシート状に増殖している．内分泌腫瘍である．
免疫染色：クロモグラニン A が陽性である．

内分泌腫瘍

度が低下する．容易に漿膜下層に浸潤し，脈管侵襲，神経浸潤も高頻度に認められる．

進展様式は，胆管癌と類似した肝十二指腸間膜内のびまん性間質浸潤を特徴とするが，リンパ節転移形式や肝床部への直接浸潤に関しては胆嚢原発癌と類似することが多い．

診断 早期発見が困難なことが多く，まずは拾い上げ診断が重要となる．US にて胆嚢腫大，デブリ，無石性胆嚢炎などの胆嚢の異常所見に注意し胆嚢管癌の存在を疑う必要がある．CT，MRI で病変を確認のうえ積極的に EUS での精査を進める．さらに，ERCP での胆道造影，IDUS で胆管浸潤の評価などを行い進展範囲を含め評価する．

治療 切除が第一選択であり，胆嚢摘出＋肝外胆管切除＋リンパ節郭清術が標準手術であるが，腫瘍の進展範囲により拡大手術として，拡大肝右葉切除術，膵頭十二指腸切除術（PD），肝切除＋PD が必要となることも多い．非切除例では化学療法が選択肢となる．

予後 他の原発部位の胆嚢癌に比し予後不良なことが多い．

胆嚢 限局性

隆起　無茎性　表面整　　　　　　　　　　60代, 男性

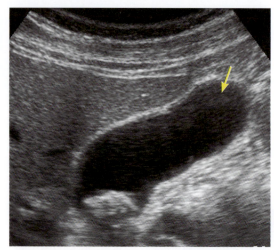

US
胆嚢頸部には胆石を認める(→). 体底部に丈が低く表面整な隆起性病変を認める.

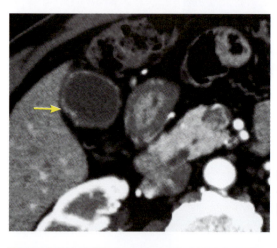

CT(動脈相)
体底部の胆嚢壁の一部に, 周囲と比較し軽度肥厚し造影効果を伴う隆起性病変を認める(→).

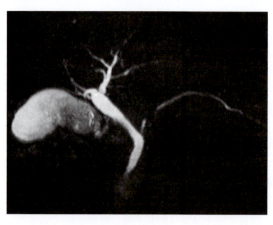

MRCP
体底部にわずかな壁の凹凸はあるが, 明らかな病変の指摘は困難である.

症例 15

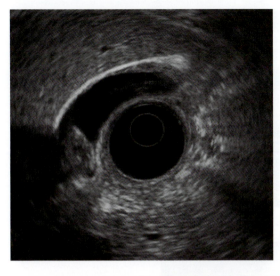

EUS
胆囊頸部には結石を認める．体底部に丈の低い隆起性病変を認める．内部エコーは実質エコー様であり表面は整である．

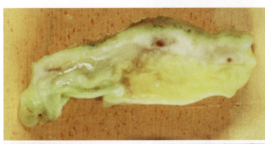
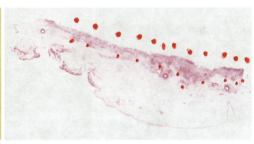

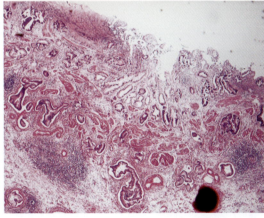

病理

組織所見：胆囊底部に平坦浸潤型の腺癌を認める．腫瘍は漿膜下層(ss)まで浸潤している．

胆囊癌

胆嚢　限局性　隆起　無茎性　表面凹凸

70代，女性

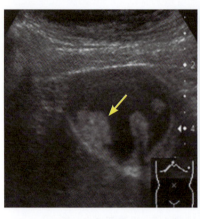
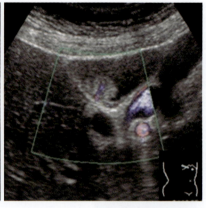

US
胆嚢底部に無茎性，表面凹凸の隆起性病変を認める（→）．

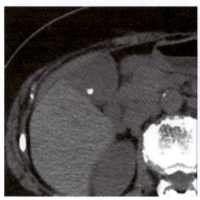
単純

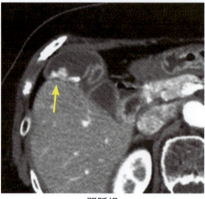
門脈相

CT
単純CTで腫瘍の認識は可能である．造影CT（門脈相）で強く造影される隆起性病変を認める（→）．

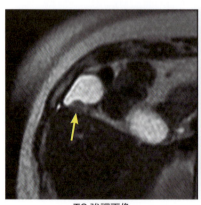
T2強調画像

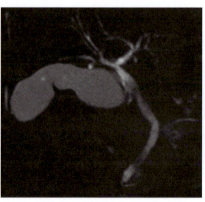

MRI（左）/MRCP（右）
T2強調画像で胆嚢底部に低信号の隆起性病変がみられる（→）．

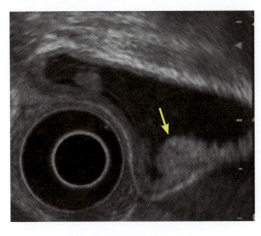

EUS
胆嚢底部に分葉状で無茎性の低エコー腫瘤を認める(→).

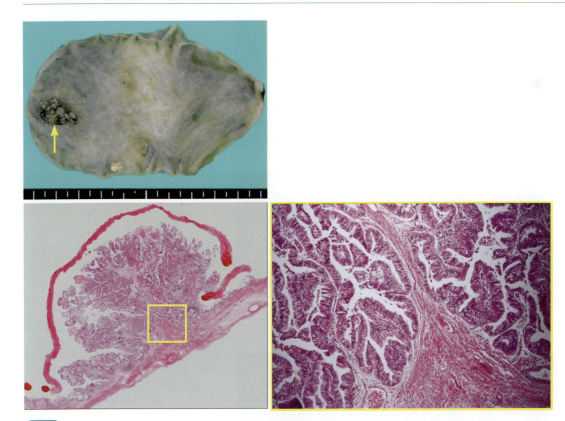

病理

組織所見：乳頭状～高分化型管状腺癌．深達度は粘膜固有層(m)である．

胆嚢癌

胆嚢 限局性

隆起　無茎性　表面凹凸　　　　　　　　　　70代, 男性

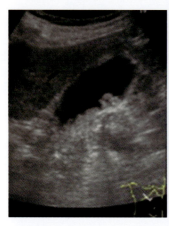 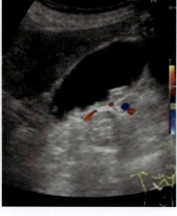

US
体部腹腔側に乳頭状の隆起性病変を認める．無茎性であり，一部腫瘍内に血流を認める．

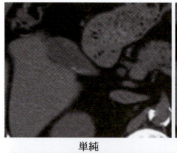 　単純　　　　　　　動脈相　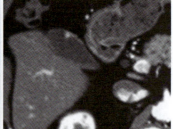

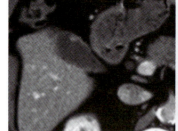 　門脈相　　　　　　平衡相　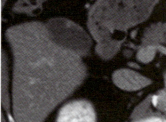

CT
体部腹腔側に造影効果を伴う無茎性の乳頭状隆起性病変を認める．頸部に高吸収域を認めるが，造影効果はなく結石を疑う．

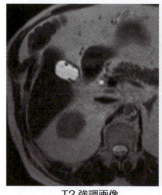 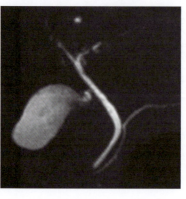

T2強調画像

MRI(左)/MRCP(右)
体部腹腔側に無茎性の乳頭状隆起性病変を認める．MRCPでは胆嚢管，胆管の所見はない．

症例 17

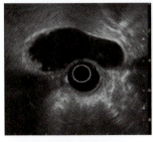
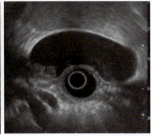

EUS
体部に無茎性の乳頭状隆起性病変を認める．外側高エコー層は保たれている．頸部には音響陰影を伴う高エコーを認め結石の所見である．

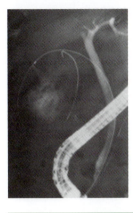

ERC
ENGBD を施行し，洗浄細胞診では腺癌を疑う所見を認める．

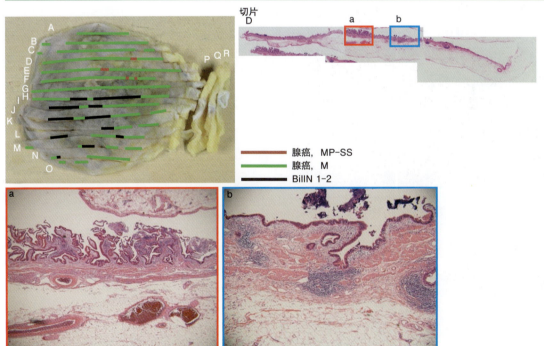

病理
胆嚢底部から頸部まで低乳頭状の腫瘍が存在し，一部は丈の高い部位が存在する．深達度はほとんどが粘膜固有層（m）であった（a）が，丈の高い部位で一部筋層を越えて腫瘍が浸潤（b）している．胆嚢癌 T2，N0，Stage II と診断する．

胆嚢癌

胆嚢　限局性

隆起　無茎性　表面凹凸　　　　　　　　　　　　　　　70代，男性

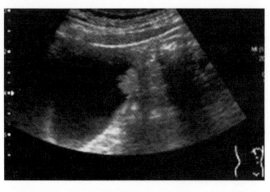

US
底部に乳頭状の隆起性病変あり．付着部は比較的幅があり，体位変換で可動性はない．

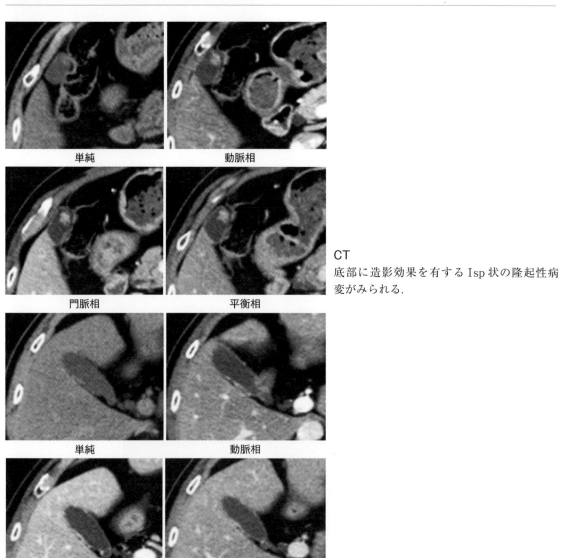

単純　　　　　動脈相

門脈相　　　　平衡相

CT
底部に造影効果を有するIsp状の隆起性病変がみられる．

単純　　　　　動脈相

門脈相　　　　平衡相

体部にも造影効果のある壁肥厚を認める．

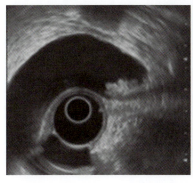
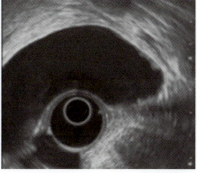

EUS
底部の乳頭状の隆起性病変で付着部には幅があり．周囲にIIa様の低乳頭状の隆起が連続している．体部には隆起性病変なし．

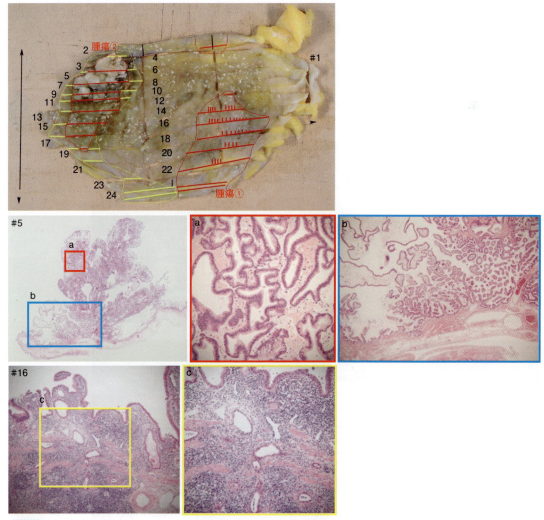

病理

組織所見：底部に無茎性乳頭状隆起性病変と体部に粘膜不整あり．底部の隆起は腫瘍細胞が管状・乳頭状に増殖し，周囲に丈の低い乳頭状の腫瘍が広がる．腫瘍は粘膜固有層（m）にとどまる．体部の粘膜不整部は管状に増殖する腫瘍細胞が漿膜下層（ss）まで浸潤している．2つの腫瘍に連続性はみられない．

胆嚢癌

胆嚢　限局性

隆起　無茎性　表面凹凸　　　　　　　　　80代, 女性

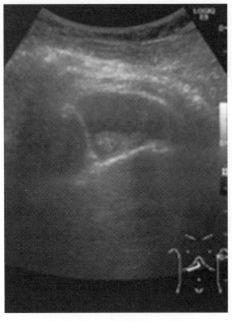

US
胆嚢底部に無茎性の隆起性病変を認める．表面は軽度の凹凸がみられる．

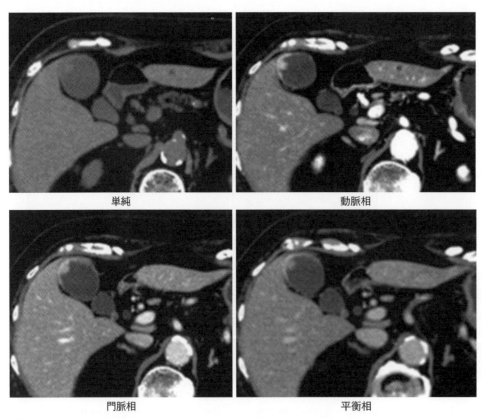

単純　　　　　　　　　　動脈相

門脈相　　　　　　　　　平衡相

CT
単純CTでも腫瘍は認識される．造影すると腫瘍は早期から濃染を認め，後期にかけて造影効果は持続している．

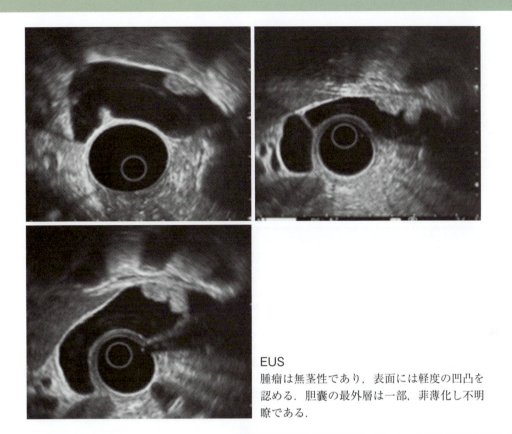

EUS
腫瘤は無茎性であり，表面には軽度の凹凸を認める．胆嚢の最外層は一部，菲薄化し不明瞭である．

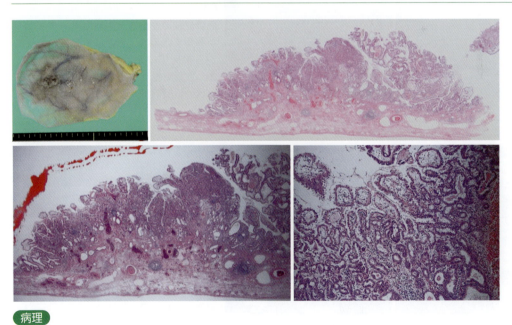

> 病理

組織所見：胆嚢底部に管状腺管状の異型上皮を認める．腫瘍は漿膜下層(ss)へ浸潤している．

胆嚢癌

胆嚢 限局性 隆起　無茎性　表面不整

70代, 女性

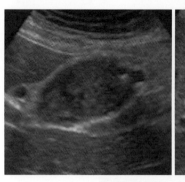
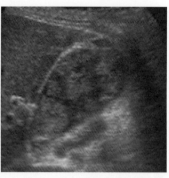

US
胆嚢底部に壁肥厚を認める．RASの拡張と思われる無エコー域を伴っている．内腔にデブリの貯留を疑う．

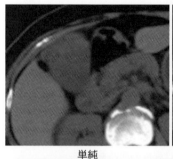
単純　　　　　動脈相

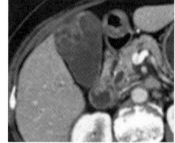
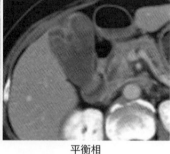
門脈相　　　　平衡相

CT
胆嚢底部の壁肥厚と内腔に突出するような腫瘤を認める．形態は不整で，動脈相から平衡相にかけて造影効果が強くなる．胆嚢底部の壁肥厚部分には内部に嚢胞状の低吸収域を認める．

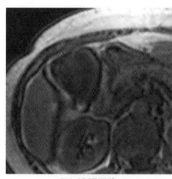
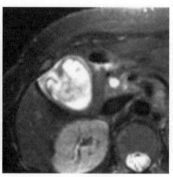
T1強調画像　　　　T2強調画像

MRI
腫瘤はT1強調画像で低信号，T2強調画像では高信号を呈する．

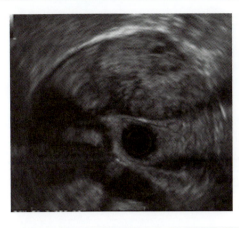

EUS
胆嚢内腔はデブリまたは凝血塊で充満している．底部にはRASの拡張を伴う壁肥厚を認め，内腔側にはややエコーレベルの高い乳頭状の隆起を認める．

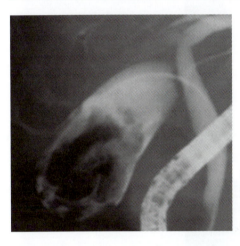

ERCP
胆嚢内に腫瘍によると思われる陰影欠損を認める．ENGBD留置による胆汁細胞診では悪性所見を認めなかった．

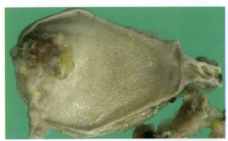
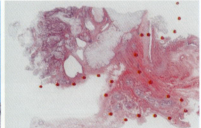
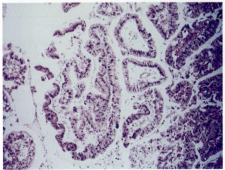

病理
肉眼所見：胆嚢底部に表面がゼラチン状の隆起性病変を認める．
組織所見：肉眼に比べ広範囲に，胞体内あるいは周囲に多量の粘液を伴う異型細胞が，不整腺管構造を形成し増殖している．腫瘍は漿膜下層(ss)まで浸潤し，中等度の静脈侵襲，軽度のリンパ管侵襲を伴う．

胆嚢粘液癌

隆起　無茎性　表面不整

70代，女性

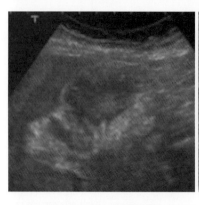
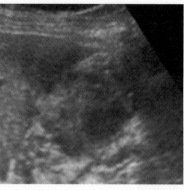

US
胆嚢は全周に壁肥厚を認める．内腔にはデブリが充満しているようにみえる．体部から底部の肝床側では肝臓との境界が不明瞭となっている．

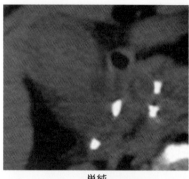
単純

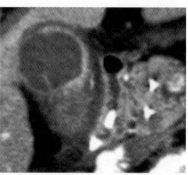
動脈相

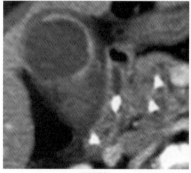
門脈相

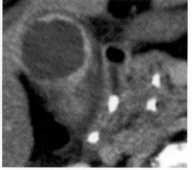
平衡相

CT
胆嚢底部の壁が肥厚し，強く造影されているようにみえる．単純CTで胆嚢内部が高吸収であり出血を疑う．

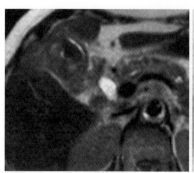
T2強調画像

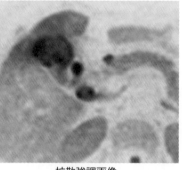
拡散強調画像

MRI
胆嚢底部の壁肥厚は拡散強調画像で高信号を示す．胆嚢周囲に腫大したリンパ節を認める．

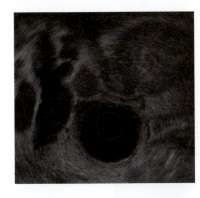

EUS
胆嚢壁は全周性に肥厚し，一部は外側に凸の変化を示している．内部はややエコーレベルが高く，CT所見とあわせ凝血塊の貯留を疑う．胆嚢管近傍に腫大したリンパ節を認める．

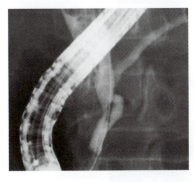

ERCP
膵・胆管合流異常を認める．

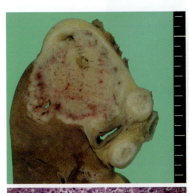

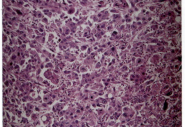

病理
肉眼所見：胆嚢底部から体部に主座を有する腫瘤である．
組織所見：高分化型扁平上皮癌を主体とし，一部に腺癌成分をみる腺扁平上皮癌である．肝実質への浸潤および$12b_2$, $12c$リンパ節に転移を認める．

膵・胆管合流異常に合併した胆嚢腺扁平上皮癌

胆嚢　限局性

隆起　無茎性　表面不整　　　　　　　　　　　　80代, 女性

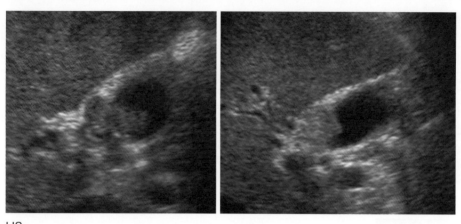

US
胆嚢頸部に無茎性, 表面不整な低エコー性腫瘤を認める.

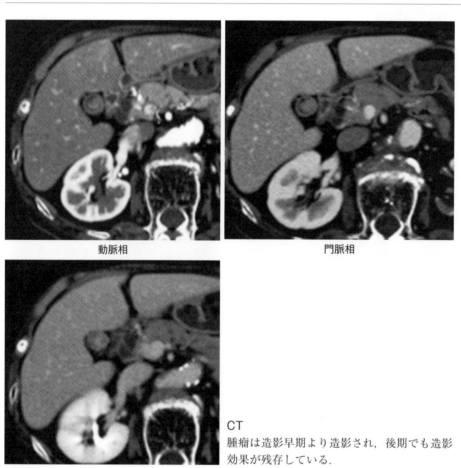

動脈相　　　　門脈相

平衡相

CT
腫瘤は造影早期より造影され, 後期でも造影効果が残存している.

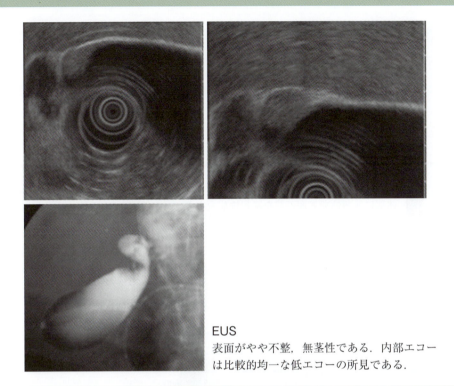

EUS
表面がやや不整，無茎性である．内部エコーは比較的均一な低エコーの所見である．

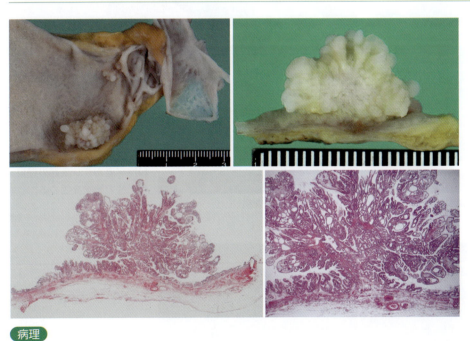

病理
組織所見：胆嚢頸部に有茎性の乳頭状腫瘍を認め胆嚢腺腫の診断である．US では茎が認識できなかったが，有茎性の腫瘍である．

胆嚢腺腫

胆嚢　限局性

隆起　無茎性　表面不整　　　　　　　　　　　70代，男性

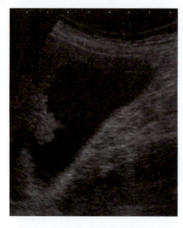

US
体部に無茎性で表面不整な隆起性病変あり．
体位変換で可動性なし．

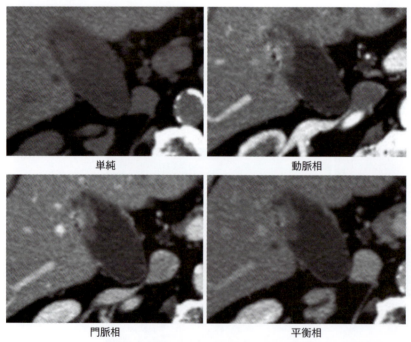

単純　　　　　　　　　動脈相

門脈相　　　　　　　　平衡相

CT
体部に造影効果を有する隆起性病変あり．底部の壁にも軽度の肥厚を認める．

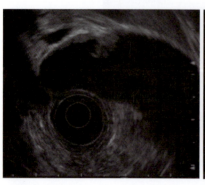 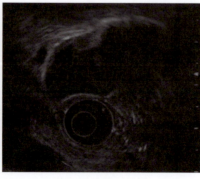

EUS
体部に表面分葉状の隆起性病変あり．やや無茎性を呈し，内部は実質エコーで一部エコーレベル低下あり．隆起の頸部側に壁肥厚が連続にみえる．

症例 23

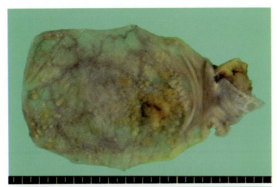

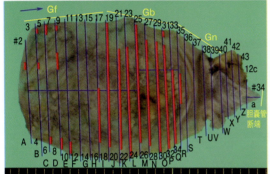

病理

肉眼所見：体部を中心に無茎性の隆起性病変を認め，底部にも丈の低い隆起あり．

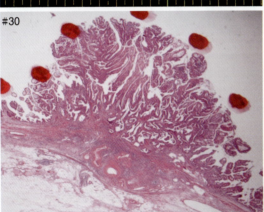

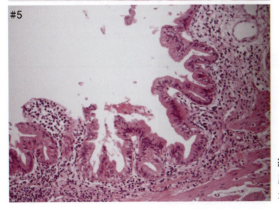

組織所見：体部の隆起部は腫瘍細胞が漿膜下層(ss)まで浸潤している．底部側にも粘膜固有層に腫瘍細胞を認める．

胆嚢癌

胆嚢 限局性

隆起　無茎性　表面不整　　　　　　　　　40代, 女性

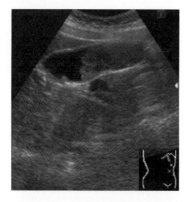

US
体部から底部に充満する低エコー腫瘤影を認める.

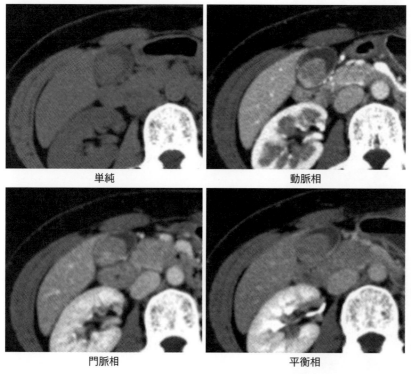

単純　　　　動脈相

門脈相　　　平衡相

CT
体部から底部にかけて動脈相から強く濃染される無茎性の腫瘤影を認める.

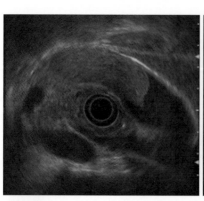
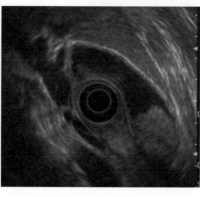

EUS
体部から底部に低エコー腫瘤影を認める. 胆嚢壁の構造は比較的保たれているが, 一部に高エコー層の不整を認めた.

症例 24

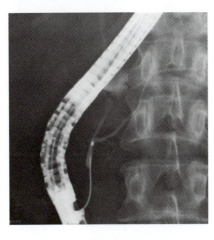

ERCP
造影で膵・胆管合流異常を認め，胆汁中アミラーゼは 88,150 IU/L と高値である．

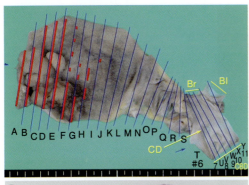

病理

肉眼所見：底部から体部に無茎性乳頭状隆起性病変を認める．

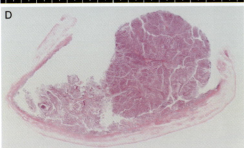

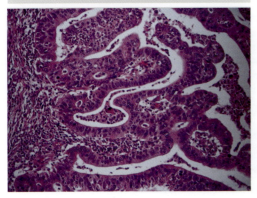

組織所見：隆起部は大小不同の核を有する異型上皮細胞が癒合状腺管や乳頭状を呈しながら増殖している．腫瘍最深部は漿膜下層(ss)に及んで浸潤している．

膵・胆管合流異常に合併した胆嚢癌

壁肥厚

胆嚢 限局性

70代, 男性

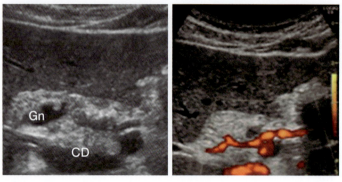

US
胆嚢管(CD)に壁肥厚所見を認める．胆嚢頸部(Gn)の粘膜には異常所見を認めない．右肝動脈が胆嚢管の近傍を走行している．

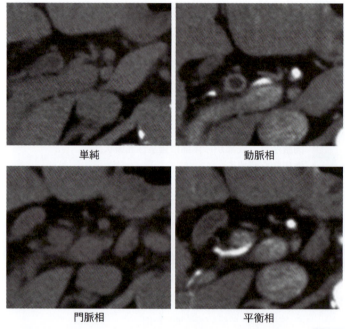

単純　　動脈相
門脈相　　平衡相

CT
胆嚢管から総胆管にかけて造影効果を伴う壁肥厚所見を認める．右肝動脈が肥厚した胆嚢管の近傍を走行している．

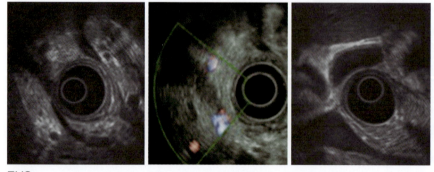

EUS
胆嚢管に腫瘍影を認める．胆管は合流部では腫瘍により閉塞が示唆されるが，乳頭部側には壁肥厚所見を認めない．また胆嚢壁にも肥厚所見は認めない．

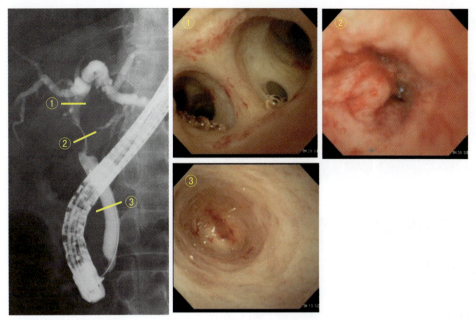

ERCP(左)/POCS(右)
胆管は上部で胆嚢側からの片側性圧排様の狭窄所見を呈する．POCSで観察すると狭窄部に一致して不整な粘膜発赤・乳頭状隆起性病変を認め(②)，狭窄部の生検で腺癌を検出．また肝門部胆管は表面粘膜がやや浮腫状であり，壁内進展の可能性も示唆される(①)．下部胆管には異常所見を認めない(③)．

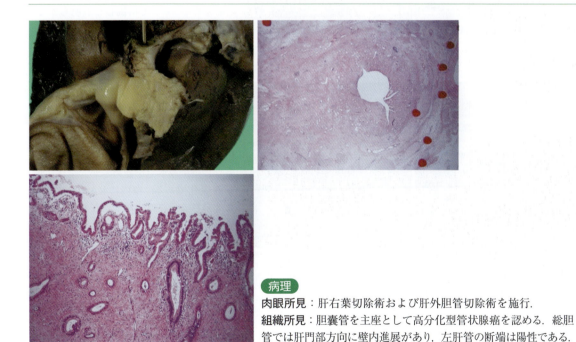

病理
肉眼所見：肝右葉切除術および肝外胆管切除術を施行．
組織所見：胆嚢管を主座として高分化型管状腺癌を認める．総胆管では肝門部方向に壁内進展があり，左肝管の断端は陽性である．

胆嚢管癌

壁肥厚

60代,男性

胆嚢 限局性

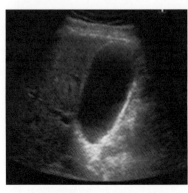
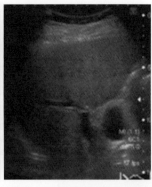

US
胆嚢は軽度腫大傾向にあるが壁肥厚は認めない．結石はないがデブリの貯留を認める．頸部側の観察は深部減衰のため困難である．

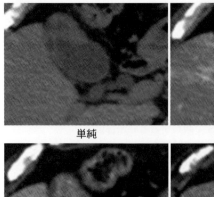
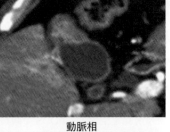
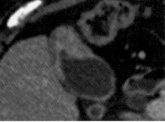

単純　　動脈相
門脈相　　平衡相

CT
底部に造影効果を伴う限局した壁肥厚所見を認める．CTで指摘しうる明らかな胆石や壁在結石は認めない．

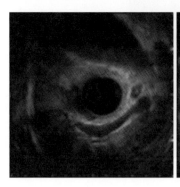
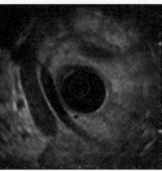

EUS
底部に壁肥厚所見を認めるが，全体に均一な変化である．壁内にRASの拡張と考えられる無エコー域と壁在結石の存在を疑う音響陰影もあり，胆嚢腺筋腫症を疑う．

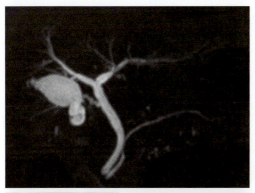

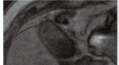
T1強調画像

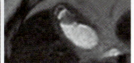
T2強調画像

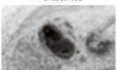
拡散強調画像

MRCP(上)/MRI(下)
胆嚢底部に限局した壁肥厚所見を認める．肥厚部分にRASの拡張や壁内膿瘍を疑う．T2強調画像高信号な成分を含み，胆嚢腺筋腫症を疑う．拡散強調画像では壁肥厚部分で高信号となっている．

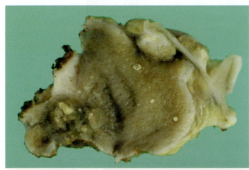

 病理
肉眼所見：腹腔鏡下胆嚢摘出術を施行．

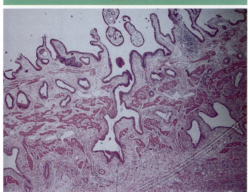

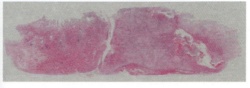

組織所見：粘膜上皮には異型を認めず，胆嚢底部でRASの集簇と筋層の肥厚，炎症細胞浸潤を認める．

胆嚢腺筋腫症

胆嚢　限局性　壁肥厚　60代，女性

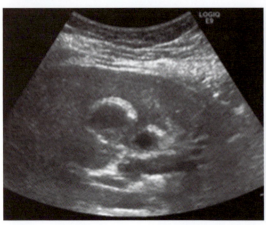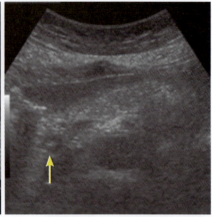

US
体部にくびれを伴う限局的な低輝度壁肥厚病変を認める．胆嚢頸部に結石を認める（→）．

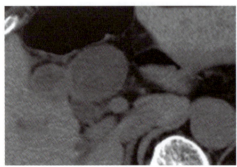単純　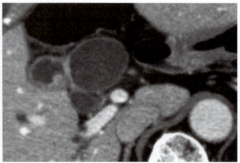動脈相

CT
体部から底部側へ造影効果のある限局的な壁肥厚が連続している．

Column　黄色肉芽腫性胆嚢炎　xanthogranulomatous cholecystitis：XGC

疾患概念　亜急性胆嚢炎の範疇に属する特徴的な肉眼像と病理組織像を呈する胆嚢炎の1つである．胆嚢壁内に黄色の肉芽腫性結節を形成し，胆嚢壁の不整な肥厚を伴うため，しばしば胆嚢癌との鑑別が問題となる．発生機序としては，結石の胆嚢頸部あるいは胆嚢管への嵌頓によってRokitansky-Aschoff sinus（RAS）から胆嚢壁内に胆汁が侵入し，これを組織球が貪食し，次いで褐色色素を有するxanthoma cellsよりなる肉芽腫が形成され，異物性炎症，線維化へ進むと考えられている．

臨床像　発症頻度は，全胆嚢摘出例の3.3〜4.7％と比較的少ない．結石合併率は92〜98％と高い．診断の1〜6か月以前に急性胆嚢炎の発作を経験していることが臨床像の特徴である．また，XGCと胆嚢癌の合併の報告もある．

病理　特徴的な肉眼像として，急性胆嚢炎の名残りをとどめており，粘膜面は粗で，出血性潰瘍性病変が点在し，壁は結合織性肥厚を示し，壁内や周囲に赤褐色〜黄白色の結節性肉芽腫がみられる．また，固定後に胆嚢がleather bottleとなるのも特徴である．

組織学的には，肥厚した壁はびまん性の肉芽組織で置換され，粘膜上皮は剝離性で表面は無構造の壊死物質や線維性物質で覆われる．壁内や周囲に多くの組織球性肉芽腫が存在

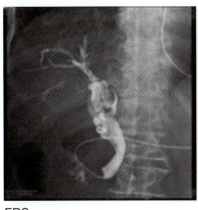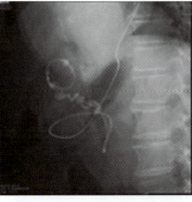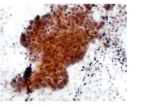

ERC
胆嚢頸部に結石の嵌頓を認める．ENGBD留置後の胆汁細胞診は異型細胞を認める．

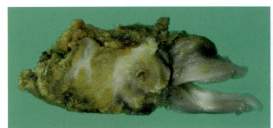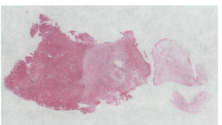

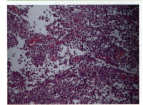

病理
組織所見：肝床に好中球と泡沫状組織球の浸潤からなる膿瘍が認められる．悪性所見は認めず，黄色肉芽腫性胆嚢炎と診断する．

黄色肉芽腫性胆嚢炎

するもの（肉芽腫型）と，いずれの切片にもみられないもの（単純型）があるが，大多数は肉芽腫型である．ただし，肉眼像や組織像には臨床経過の長短，時期により差がみられるため注意を要する．

診断 まず，結石の嵌頓を証明することがポイントとなる．XGCのUS像としては，胆嚢壁の肥厚とぎらぎらとしたhyper-reflectiveな所見が特徴的である．また，壁内膿瘍による胆嚢壁内の無エコー域の存在，あるいは肉芽腫がhyperechoic lesionとしてみられることもある．XGCの成立機序から，USでは胆嚢壁が低エコーを示す時期や高エコーを示す時期が存在すると考えられ，本疾患のUS所見の多彩性を物語っている．

CTでは，造影により胆嚢壁の全周性肥厚と胆嚢壁の大部分を占める不整なlow density massが描出される．胆嚢癌との鑑別には，濃染された粘膜面の連続性が保たれているかどうかが重要であり，保たれていればXGCを疑う．また，粘膜下に大小不同のlow density areaがあり，亀甲状を呈した場合はXGCを疑う．

EUSでは，層構造の保持や粘膜面の連続性の有無が癌との鑑別に有用とされている．しかしながら，炎症所見が強くなれば層構造が不明瞭となり，癌との鑑別は困難となる．

壁肥厚

胆嚢　限局性　　　　　　　　　　　　　　　　　　　　　　70代, 男性

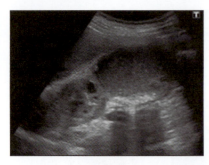

US
頸部に内部無エコーを伴う高エコー主体の限局性壁肥厚病変を認める.

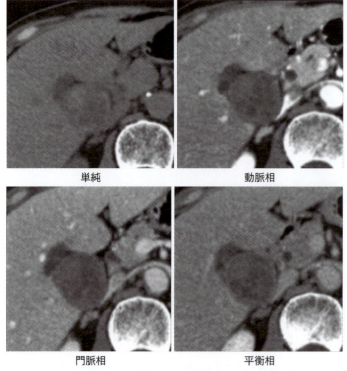

単純　　動脈相　　門脈相　　平衡相

CT
頸部に腫瘤様壁肥厚を認める. 単純では高吸収で, 造影効果は乏しい.

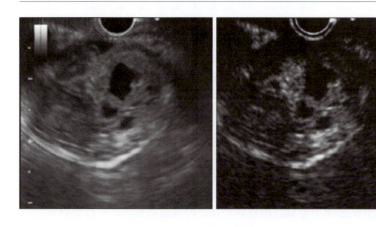

EUS
胆嚢底部は壁肥厚所見を認める. 造影では壁肥厚部は緩徐に造影されるが, 内部の無エコー領域は染まらず, 腫瘍内部の壊死を疑う.

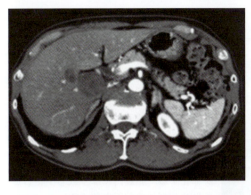

CT（門脈相）
肝 S8 に長円形の淡い濃染を呈する結節影を認める．胆嚢病変の転移を疑い，肝右葉切除および胆嚢摘出術を施行．

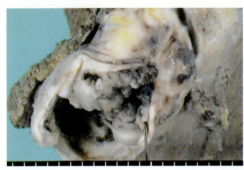
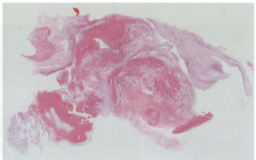

> 病理

肉眼所見：胆嚢頸部に無茎性で内腔へ膨張発育する腫瘍性病変．
ルーペ像：腫瘍の中心部は出血と壊死が主体である．

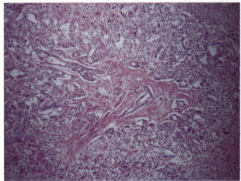
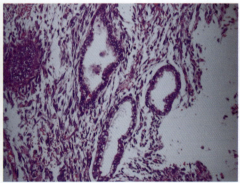

組織所見：異型円柱上皮の管状に増殖する管状腺癌部と，異型核を有する紡錘形細胞が不規則に増殖する sarcomatous 成分がみられ，両者に移行像を認める．肝腫瘍も同様の組織像を呈し，carcinosarcoma およびその肝転移と診断．

胆嚢癌肉腫

壁肥厚

70代，女性

胆嚢　限局性

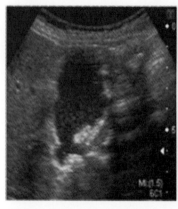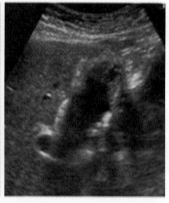

US
全周性に壁肥厚を認める．特に底部で肥厚が強く内部にRASを疑う無エコー域が存在する．胆嚢内には多数の小結石と多量のデブリの貯留を認める．

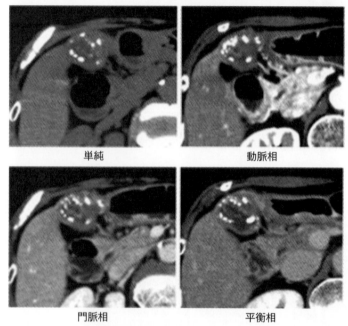

単純　　動脈相

門脈相　　平衡相

CT
全周性に壁肥厚を認める．特に底部で肥厚が強く内部にRASと壁内結石がみられる．胆嚢内には多数の小結石と多量の胆泥の貯留を認める．胆嚢底部は横行結腸と接している．

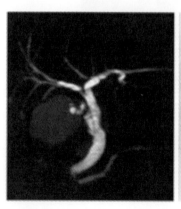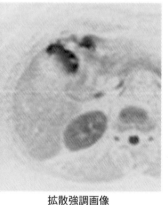

拡散強調画像

MRCP(左)/MRI(右)
胆嚢管は中位分岐であり，胆管の分岐異常は認めない．胆嚢底部と横行結腸が接する部位に拡散低下がみられる．

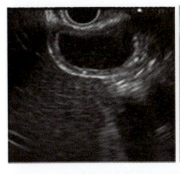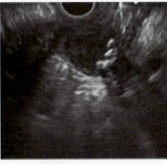

EUS
胆嚢内にデブリ様貯留物と小結石を認める．壁肥厚はあるが，内腔側の粘膜に明らかな不整はない．底部側に壁内結石を多数認める．

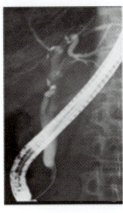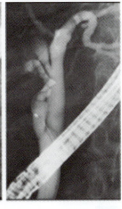

ERCP
胆嚢管は中位分岐．総胆管内に結石・腫瘤像は認めなかった．ENGBD を試みたが胆嚢頸部に結石嵌頓があり胆嚢内に tube を留置できず，胆嚢内部の造影は不可能．
胆嚢管から吸引細胞診を施行したが，悪性所見は認めず．

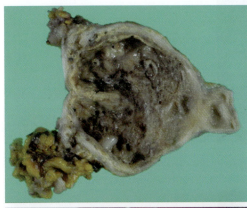
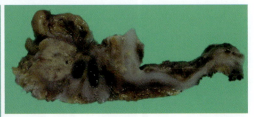
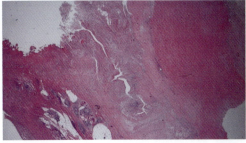

病理
組織所見：胆嚢上皮に異型はなく，壁は肥厚し高度の線維化，リンパ球・泡沫細胞浸潤を認め，acute on chronic cholecystitis と診断．結腸との癒着部位にも異型はみられず．

acute on chronic cholecystitis

その他　隔壁構造

60代, 女性

胆嚢　限局性

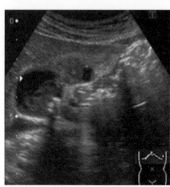 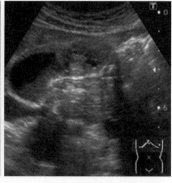

US
胆嚢底部に壁肥厚を認める.

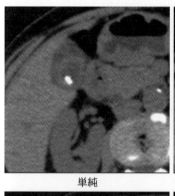
単純

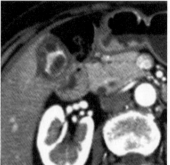
動脈相

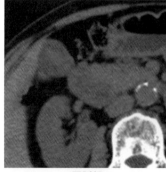
門脈相

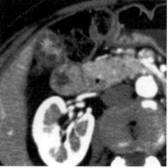
平衡相

CT
胆嚢底部に造影効果のある壁肥厚を認める. 胆嚢内部に結石もみられる.

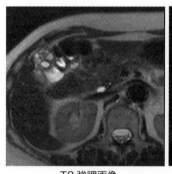
T2強調画像

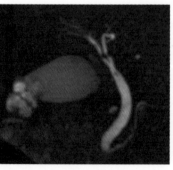

MRI(左)/MRCP(右)
胆嚢底部に拡張したRASを認め, 胆嚢腺筋腫症が疑われた.

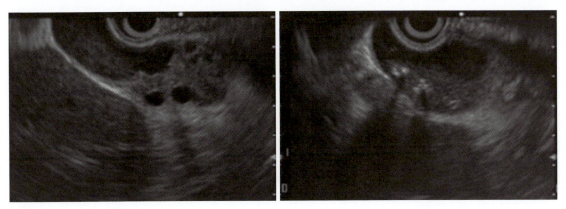

EUS
胆嚢底部に拡張した RAS と不整な壁肥厚を認める．胆嚢内部には小結石とデブリが貯留している．

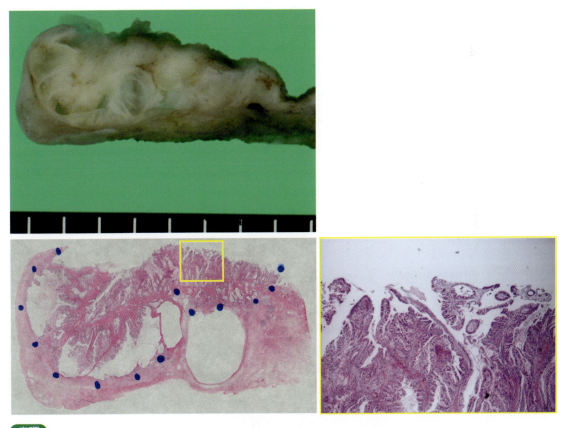

病理
組織所見：高分化型管状腺癌と乳頭管状腺癌を認める．深達度は漿膜下層(ss)である．

胆嚢癌

その他　隔壁構造

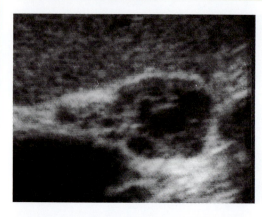

US
小さな胆嚢内に隔壁様の線状構造が多数みられる．

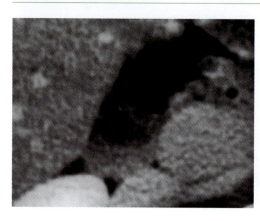

CT（門脈相）
内部の隔壁構造にわずかな造影効果がみられる．

Column　胆嚢腺筋腫症　adenomyomatosis of the gallbladder：ADM

疾患概念　胆嚢腺筋腫症（ADM）は，Rokitansky-Aschoff sinus（RAS）が胆嚢壁内で増生し，それに伴う筋線維組織の肥厚や粘膜上皮の過形成により胆嚢壁が限局性あるいはびまん性に肥厚する病変である．成因に関しては，胆嚢内圧上昇説，炎症性慢性刺激説，増殖説などがあるが，いずれも確証は得られていない．

分類　病変の局在や広がりにより以下のように分類される．

- 限局型（fundal type：F型／localized type）：胆嚢底部に限局性壁肥厚を呈する．中心部に臍状の陥凹（central umblication）を伴うこともある．
- 分節型（segmental type：S型／annular type）：胆嚢頸部や体部に全周性の壁肥厚を呈する．胆嚢内腔は病変部で狭小化をきたし，くびれを形成することが多い．
- びまん型（generalized type：G型／diffuse type）：胆嚢全体にADMが分布し，びまん性の壁肥厚を呈する．

また，S型とF型の混在として認識される場合（胆嚢底部と頸部あるいは体部にそれぞれ限局性の壁肥厚を示す，体部でくびれを形成し底部側全域に壁肥厚を示すなど）は，混

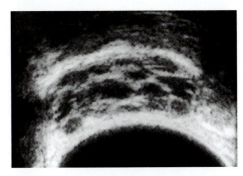

EUS
やや厚い隔壁構造が胆嚢全体にみられる.

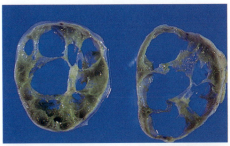

病理
肉眼所見：多数の隔壁構造がみられる.

組織所見：隔壁には平滑筋, 脈管, 結合織が存在している.

多発隔壁胆嚢

成型（S+F型, SF型）と分類することもある.

臨床像　ADMそのものによる症状はないが, S型ADMの場合にはくびれの底部側の内圧上昇に伴い右上腹部痛などを呈することがある. 併存疾患として胆石や癌の合併が報告されているが, ADMが胆嚢癌のリスクファクターか否かについては一定の見解が得られていない.

病理　RASの増生と, それに伴う筋線維組織の肥厚や上皮の過形成を認める. RASそのものは通常の胆嚢壁にも存在しており, RASの存在だけではADMの診断に至らない. 診断基準として「胆嚢壁の1cm以内にRASが5個以上増殖し, 壁が3mm以上肥厚したもの」が提唱されている.

診断　RASを伴う胆嚢壁肥厚を証明することが重要である. F型ADMはUSやEUSにて胆嚢底部の広基性隆起として描出されるが, S型ADMでは頸部や体部の壁肥厚が三角形様に突出するtriangle signを呈し, この内部に拡張したRASを反映する無エコー域や壁内結石によるコメット様エコーを認める. G型ADMでは壁全体に帯状のRASや壁内結石を認める. また, MRIのT2強調画像では拡張したRASが高信号域を示すこともあり, 診断の一助となる.

その他　壁内から壁外に変化を示すもの

50代, 男性

胆嚢　限局性

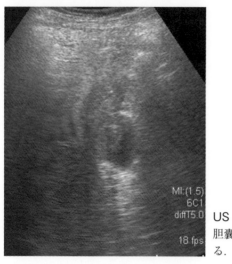

US
胆嚢の描出は不明瞭であるが, 壁肥厚を認める. 肝実質との境界は不明瞭である.

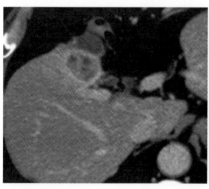
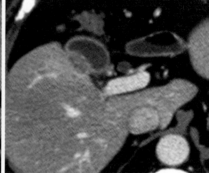

CT（門脈相）
胆嚢底部に内部不均一な造影効果を伴う腫瘤様病変が胆嚢壁外に突出するようにみられる.

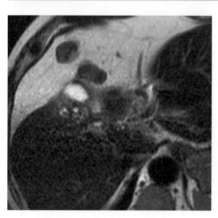

MRI（T2強調画像）
壁肥厚内部には膿瘍形成を疑う点状の高信号域を認める.

症例 32

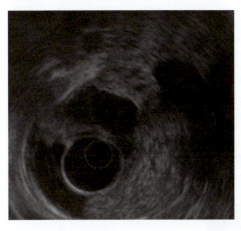

EUS
胆嚢底部に限局性壁肥厚を認める．粘膜面は平滑で高輝度な線状エコーが保たれている．

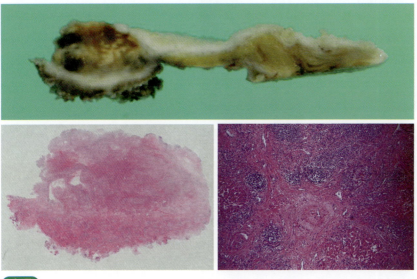

病理

組織所見：腫瘤様にみえる位置に一致して，全体に好中球，マクロファージ，泡沫細胞などを含む高度の炎症細胞浸潤を認める．悪性所見は認めない．慢性胆嚢炎と診断する．

慢性胆嚢炎

胆嚢 びまん性 壁肥厚

50代, 男性

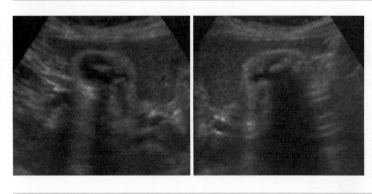

US
胆嚢全体に壁肥厚所見を認める. 胆嚢結石があり, 音響陰影により頸部側の観察が困難である.

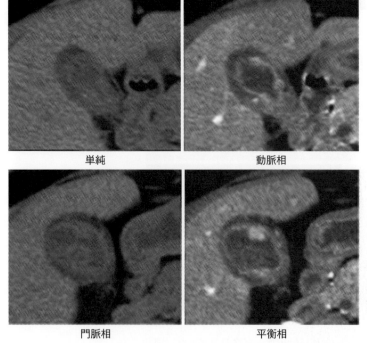

単純　　　動脈相
門脈相　　平衡相

CT
胆嚢体部に造影効果を伴う無茎性隆起性病変を認めるが, 壁肥厚は胆嚢全体にびまん性に及んでいる.

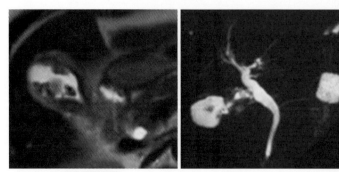

T2強調画像

MRI(左)/MRCP(右)
胆嚢内に結石を認め, 体部の隆起性病変も透亮像として観察される. 壁肥厚はびまん性に認めるが, 頸部側は壁内にT2強調画像にて高信号な成分を含み, 胆嚢腺筋腫症の合併も鑑別に挙がる.

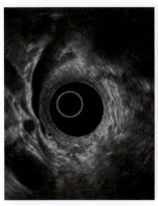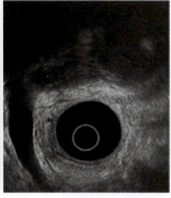

EUS
胆嚢にびまん性の壁肥厚を認める．頸部ではRASの拡張を疑う無エコー域も観察されるが，結石やデブリの影響で詳細な評価は困難である．胆管には壁肥厚所見はなく，胆嚢管分岐部にも異常は認めない．

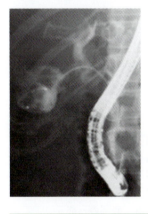

ERC
胆嚢内に透亮像を認め，結石および体部の隆起性病変と考えられる．頸部の壁肥厚が体底部と比較して強い印象である．

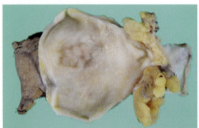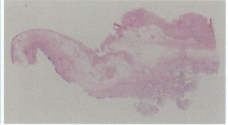

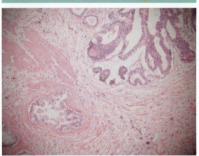

病理
肉眼所見：拡大胆嚢摘出術および肝外胆管切除術が施行された．
組織所見：体部の隆起性病変は乳頭状腺癌の所見である．周囲にも広範に管状腺癌を認め，胆嚢ほぼ全域に癌を認める．胆嚢頸部側の断端は陰性である．

胆嚢癌

胆嚢 びまん性 — 壁肥厚　　50代, 男性

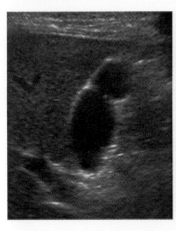
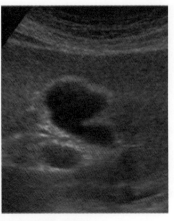

US
胆嚢底部の壁肥厚を認める.

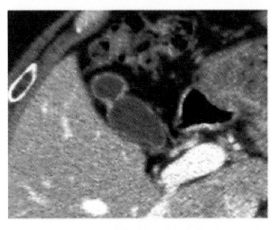

CT（門脈相）
胆嚢は全周性に壁肥厚している．底部の一部はくびれている．

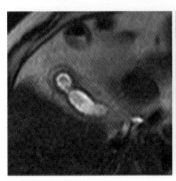
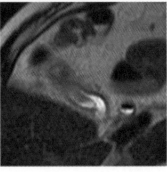

MRI（T2強調画像）
胆嚢内に隆起性病変は認めない.

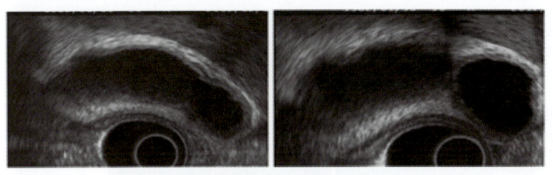

EUS
体部から底部にかけて胆嚢壁は全体的に肥厚している．粘膜面は比較的平滑である．

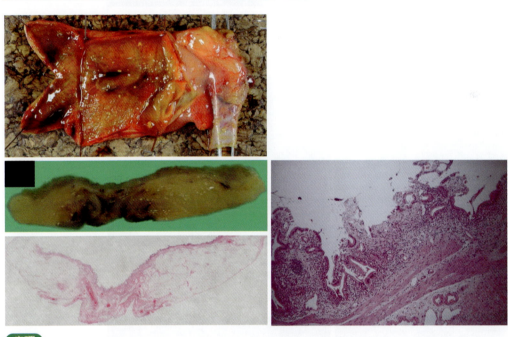

> 病理

肉眼所見：胆嚢壁は全体的に厚く，底部にひきつれを認める．
組織所見：胆嚢粘膜に炎症細胞浸潤を認めるのみで，悪性所見は認めない．

慢性胆嚢炎

壁肥厚

胆嚢 びまん性

60代, 女性

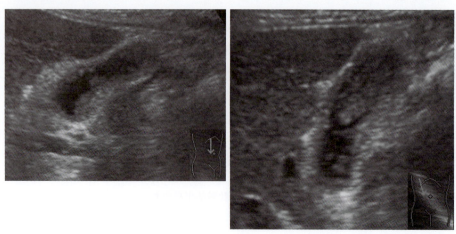

US
全周性の壁肥厚を認め，底部には隆起性病変あり．

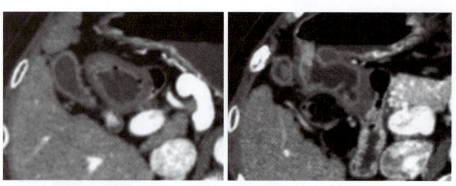

CT（門脈相）
胆嚢壁はびまん性に肥厚し，底部にも造影効果を伴った隆起性病変を認める．

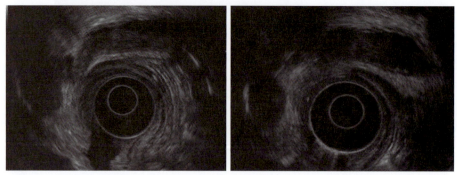

EUS
胆嚢壁はびまん性に肥厚し，頸部には一部RASを認める．

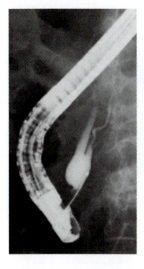

ERCP
造影で膵・胆管合流異常を認め，胆汁中アミラーゼは 101,700 IU/L と高値である．

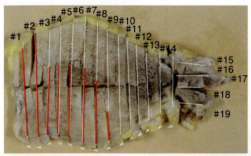

病理

肉眼所見：体部から底部にかけて丈の低い隆起を形成．

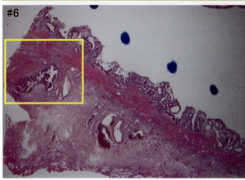
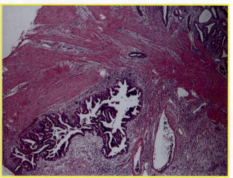

組織所見：同部位に大小不同の核を有する異型上皮細胞が管状腺管状，乳頭状を呈しながら増殖．大部分の腫瘍は粘膜固有層 (m) に限局しているが，一部 RAS 上皮を置換する進展を漿膜下層 (ss) に認める．

膵・胆管合流異常に合併した胆嚢癌

胆嚢 多発 | 隆起 | 40代，男性

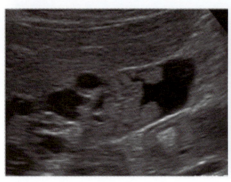
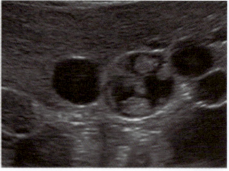

US
胆嚢内に桑実状の，比較的エコーレベルの高いポリープが多発している．

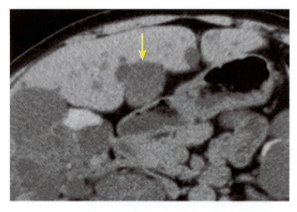

CT（門脈相）
多発嚢胞腎が背景にあり．胆嚢内には異常を指摘できない（→は胆嚢）．

Column　コレステロールポリープと過形成ポリープの違い

　胆嚢粘膜上皮下に脂質（コレステロールエステル）を貪食した組織球（泡沫細胞）が集積し黄白色の網目模様を呈するものをコレステローシスと呼ぶ．さらに集積の増加があり，粘膜面が隆起したものがコレステロールポリープである．したがって，コレステロールポリープの病理組織像では，上皮下の泡沫細胞に取り込まれた脂質の集積により隆起形成がなされていることが特徴的である．US所見は脂質集積を反映して高エコーを呈し，有茎性の桑実状または金平糖状のポリープとして描出される．

　過形成ポリープについては，分類を含め病理学的に統一した見解は得られていない．一般には，腺腫とは区別される粘膜上皮の過形成により形成されるポリープを指す．ポリープを形成する上皮成分の相違により，固有上皮型と化生上皮型に分類される．固有上皮型は有茎性で表面は不整像を呈する．内部エコーは比較的均一であるが，一部に泡沫細胞を示す点状高エコーがみられることがあり，この場合にはコレステロールポリープとの鑑別が困難となる．一方，化生上皮型は通常は無茎性で大きさ3〜4mm程度であるためコレ

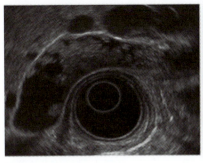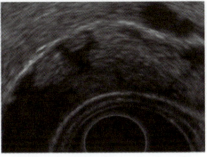

EUS
胆囊内のポリープは桑実状で点状高エコーを伴う．

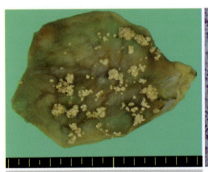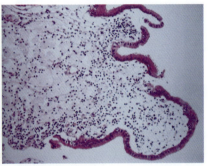

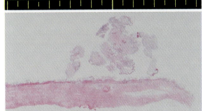

病理
肉眼所見：黄色のポリープが散在する．
組織所見：上皮下間質に泡沫細胞および単核球浸潤あり，コレステロールポリープの所見である．

コレステロールポリープ

ステロールポリープとの鑑別は問題とならない．
　コレステロールポリープと過形成ポリープの代表的な病理像を図に示す．

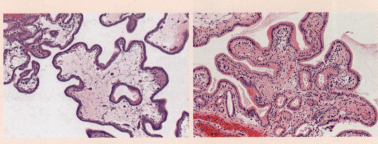

コレステロールポリープ　　　　過形成ポリープ

胆嚢 充満

60代，女性

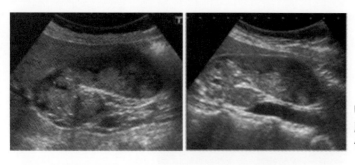

US
胆嚢内に充満する 90×40 mm 大の無茎性乳頭状腫瘍を認める．

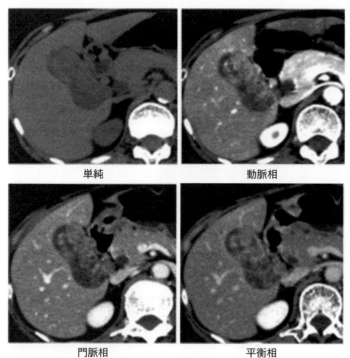

単純　　　　動脈相
門脈相　　　平衡相

CT
胆嚢の十二指腸側に主座を有し，内腔に突出する無茎性病変を認める．動脈相で全体的に濃染され，造影効果は遷延する．

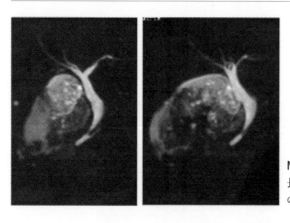

MRCP
長い膵・胆管共通管を認め，膵・胆管合流異常の所見．胆嚢内部に充満する腫瘍が存在する．

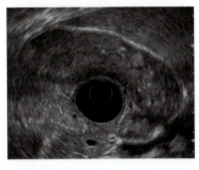

EUS
胆嚢内に充満する papillary tumor を認めるが，胆嚢壁は外側高エコー層が保持され，肝床側の低エコー化もみられない．

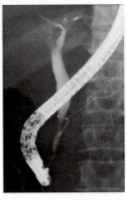 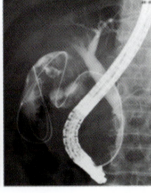 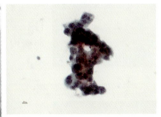

ERCP
長い共通管を認める．ENGBD を留置し，細胞診で腺癌と診断．

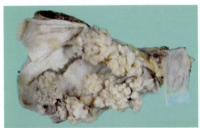 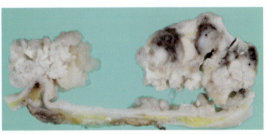

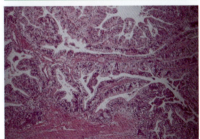

> 病理

肉眼所見：胆嚢底部から頸部にかけて隆起性病変を認める．
組織所見：高分化型管状腺癌と乳頭腺癌が主体である．大部分は粘膜固有層(m)に限局し，一部で浸潤所見を有するが，肝実質，漿膜への露出は認めない．

膵・胆管合流異常に合併した胆嚢癌

胆嚢 充満

70代，女性

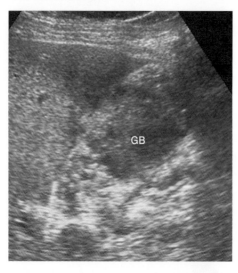

US
胆嚢内に高低エコーの混在する病変を認める．

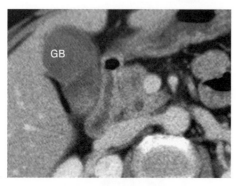

CT（門脈相）
胆嚢内にやや density の高い病変を認める．頸部側ではさらに density が上昇しており，出血が示唆される．

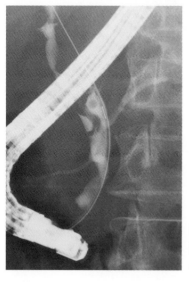

ERCP
胆管内には血腫の貯留による陰影欠損を認める．

症例 38

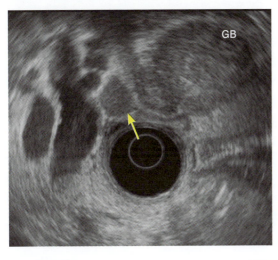

EUS
胆嚢全体に高低エコーの混在する病変が分布しており，12bのリンパ節は腫大している（→）．

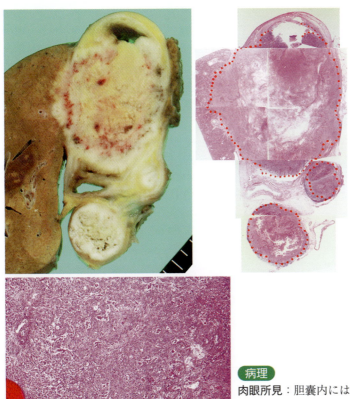

病理

肉眼所見：胆嚢内には充実性腫瘍が充満し，内部には壊死を伴う．
組織所見：腫瘍細部の一部に角化を認め，扁平上皮癌の所見である．

胆嚢腺扁平上皮癌

胆管

胆管病変の所見からみた診断へのアプローチ

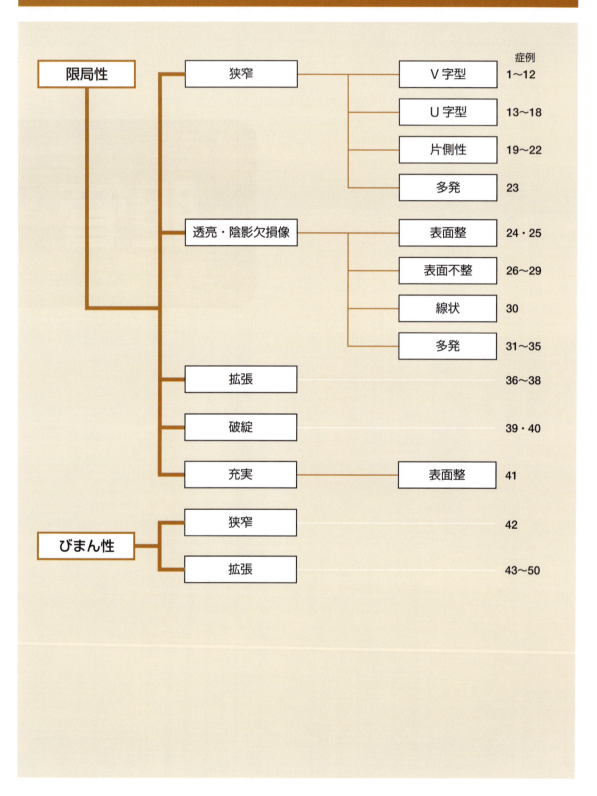

胆管病変の所見へのアプローチ

胆管病変の診断を進める際には，まず異常所見が限局性か，あるいはびまん性か，に着目する．

1. 限局性病変

限局性病変の場合には，胆管が狭窄しているか，透亮・陰影欠損であるか，あるいは拡張しているか，をチェックする．狭窄をきたす疾患には胆管由来の病変のほか，胆管外病変もあり，注意を要する．

1）狭窄

狭窄性病変では，V字型か，U（逆U）字型か，片側性か，をみる．また，多発であるかもチェックする．

2）透亮・陰影欠損像

透亮像や陰影欠損像を呈する病変では，まず可動性の有無を確認する．次いで表面が整か不整か，形態が線状か，について検討する．また，多発か否かの確認も必要である．

3）拡張

限局性の拡張性病変では，存在する部位および拡張の形状が診断につながる．

2. びまん性病変

1）狭窄

びまん性の狭窄性病変では，連続した病変か，多発か，あるいは胆管外病変によるものか，をチェックする．

2）拡張

びまん性の拡張性病変では，胆管内に拡張の原因となる疾患があるか否か，を検索する．また，術後（胆摘，胃切除など）や乳頭部疾患でも胆管の拡張をきたすことがあり，注意を要する．膵・胆管合流異常の有無の確認も必要である．

診断のポイント

◆ 狭窄性病変

①単発か，多発か，に着目する．多発の場合には肝内胆管の所見にも注意が必要である．②狭窄部の形状に着目する．Ｖ字型では，胆管癌や胆管炎などの胆管病変と胆管外病変との鑑別に胆管軸の偏位の有無をチェックすることが大切である．Ｕ字型あるいは片側性では，可動性の有無の確認が重要である．③狭窄の肝側・乳頭側の変化にも着目する．

	頻度の高いもの	頻度の低いもの
良性	結石 bile duct stone 慢性膵炎 chronic pancreatitis Mirizzi 症候群 Mirizzi's syndrome	IgG4 関連硬化性胆管炎 IgG4-related sclerosing cholangitis（IgG4-SC） 原発性硬化性胆管炎 primary sclerosing cholangitis（PSC） 外傷 trauma 線維性狭窄 fibrous stenosis 腺腫様過形成 adenomatous hyperplasia 神経鞘腫 neurinoma 肝囊胞による圧排 exclusion of liver cyst groove 膵炎 groove pancreatitis Lemmel 症候群 Lemmel syndrome 膵仮性囊胞 pancreatic pseudocyst
悪性	胆管癌 carcinoma of the bile duct 膵癌 carcinoma of the pancreas 胆囊癌 carcinoma of the gallbladder 乳頭部癌 carcinoma of the papilla of Vater リンパ節転移 lymph node metastasis	小細胞癌 small cell carcinoma

◆ 透亮・陰影欠損病変

①限局性か，びまん性か，に着目する．②可動性の有無に着目する．可動性が観察できれば結石か異物である．③透亮像の形状に着目する．類円形では結石，胆管癌，ポリープなどを考える．線状では寄生虫，出血，粘液の鑑別を要する．

	頻度の高いもの	頻度の低いもの
良性	結石 bile duct stone	出血 bleeding（hemobilia） 腺腫 adenoma 炎症性ポリープ inflammatory polyp コレステロールポリープ cholesterol polyp 神経鞘腫 neurinoma リンパ濾胞性胆管炎 lymphofollicular cholangitis 胆管壁内囊胞 peribiliary cyst 腺腫様過形成 adenomatous hyperplasia
悪性	胆管癌 carcinoma of the bile duct 乳頭部癌 carcinoma of the papilla of Vater	カルチノイド carcinoid 小細胞癌 small cell carcinoma

◆ 拡張性病変

①限局性か，びまん性か，に着目する．限局性拡張は中・下部胆管に多く，膵・胆管合流異常の合併に注意する．びまん性であれば，手術の既往，乳頭部病変の有無，膵・胆管合流異常の合併に注目する．②胆汁内容の性状に着目する．

	頻度の高いもの	頻度の低いもの
良性	胃切除後 post gastrectomy 胆囊摘出後 post cholecystectomy 先天性胆道拡張症 congenital bile duct dilatation 乳頭腺腫 adenoma of the papilla of Vater 加齢 aging	出血 bleeding(hemobilia) 乳頭炎 papillitis choledochocele 胆管内乳頭状腫瘍（腺腫）intraductal papillary-mucinous neoplasm of the bile duct(IPNB) 胆管屈曲・蛇行 bending or meandering of bile duct 糞線虫 stercoral strongyloides
悪性	乳頭部癌 carcinoma of the papilla of Vater	胆管内乳頭状腫瘍（腺癌）intraductal papillary-mucinous neoplasm of the bile duct(IPNB)

◆ 画像検査の選択

胆管病変はUSあるいはCTで胆管拡張として拾い上げられ，MRCP，ERCP，あるいはPTCSで病変の存在部位が明らかとなる．US，CT，MRIで胆管周囲病変の有無をチェックする．中・下部胆管の質的診断にはEUSが適している．また，小病変や胆管癌の進展度診断にはIDUSを選択する．胆道鏡による観察，生検が必要なこともある．

略語表

EHL Electrohydraulic Lithotripsy
ENBD Endoscopic Nasobiliary Drainage
EPLBD Endoscopic Papillary Large Balloon Dilation
EST Endoscopic Sphincterotomy
IDUS Intraductal Ultrasonography
POCS Peroral Cholangioscopy
PTCS Percutaneous Transhepatic Cholangioscopy
RFA Radiofrequency Ablation

胆管 限局性 — 狭窄　V字型　70代，男性

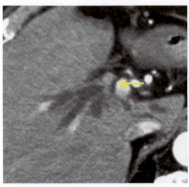
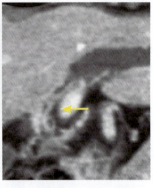

CT（平衡相）
肝門部領域胆管の壁肥厚と同部位の造影効果を認める．左はB2/3分岐部まで壁肥厚が認められる．

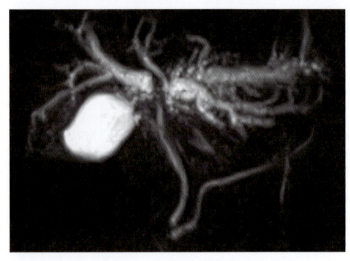

MRCP
肝門部領域胆管は狭窄し，左右泣き別れの状態となっている．

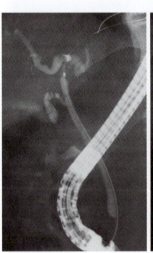
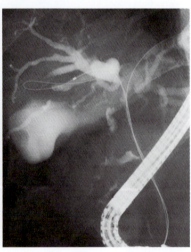

ERCP
右肝管起始部から肝門部にかけて強い糸状の狭窄を呈する．左はB2/3分岐部より不整な胆管像が広がり，狭窄している．

症例 1

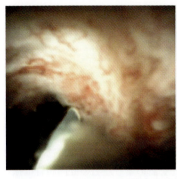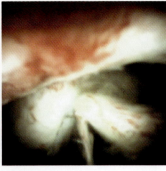

POCS
狭窄部には粗糙な粘膜と拡張・蛇行した不整な血管がみられる．進展範囲は右前後区域分岐までと考えられる．

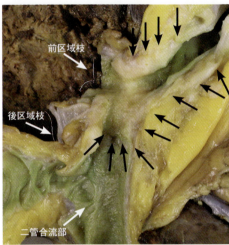

病理
肉眼所見：胆管壁肥厚と粘膜模様の消失を認める（→）．

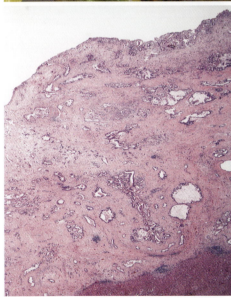

組織所見：異型細胞が不整形の腺管を形成しながら浸潤性に増殖している．

肝門部領域胆管癌

胆管 限局性 — 狭窄 V字型

50代，男性

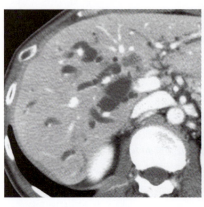
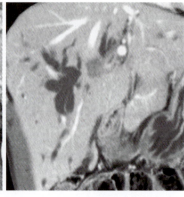

CT（平衡相）
肝門部近傍に15 mm大の造影効果に乏しい不整な結節状腫瘤を認める．左右の肝内胆管は拡張している．

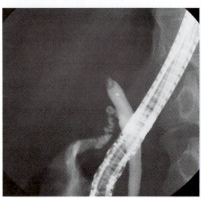
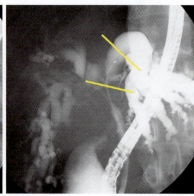

ERCP
肝門部で左右肝管は糸状に狭窄している．右前区域枝と後区域枝は分断されている．

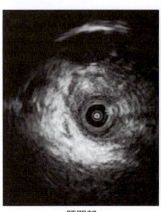
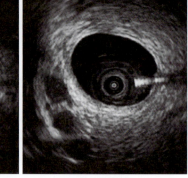

肝門部　　B4分岐部

IDUS
B4分岐部に壁肥厚はみられず，腫瘍進展はないと考えられた．肝門部で全周性壁肥厚を呈する．

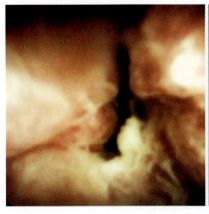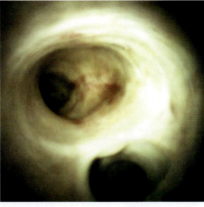

POCS
狭窄部は易出血性で拡張・蛇行した不整な血管がみられる．左B4分岐部，B2/3分岐部は正常粘膜と考えられる．

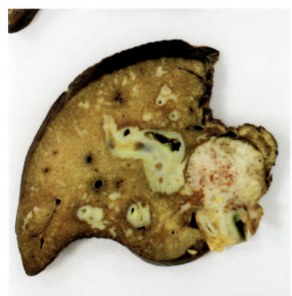

病理
肉眼所見：肝門部に灰白色調の結節状腫瘍を認める．

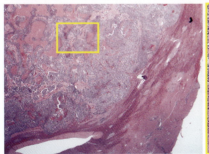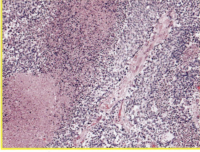

組織所見：腺腔形成に乏しい不整形充実胞巣状の増殖を示す，低分化な腺癌の所見である．

肝門部領域胆管癌（結節膨張型）

胆管 限局性 — 狭窄 V字型

80代, 男性

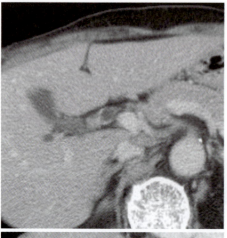

CT（平衡相, 水平断）
上部胆管に軽度の壁肥厚と濃染像がみられる. 一方, 膵腫大は認めない.

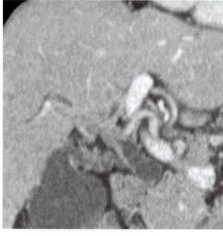

CT（平衡相, 冠状断）
上部胆管から肝門部に及ぶ壁肥厚がみられ, 均一に濃染される. 上流側胆管が軽度の拡張をきたしている.

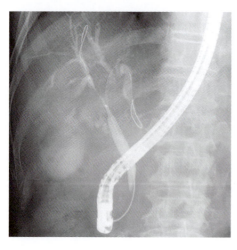

ERCP
上部胆管から肝門部にかけて平滑な狭窄像がみられる.
狭窄はV字型である.

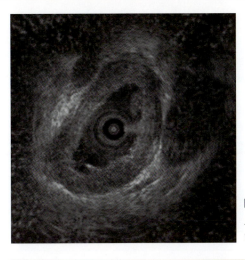

IDUS
上部胆管は全周性に均一な壁肥厚をきたしている．

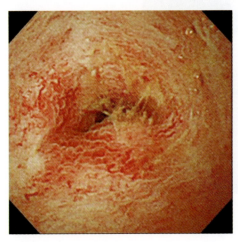

POCS
狭窄部の粘膜面は発赤を伴いやや粗糙であるが，不整血管は認めない．

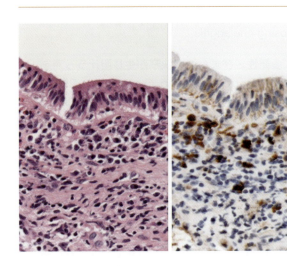

病理

胆管生検：胆管上皮に異型はみられない．多数の IgG4 陽性形質細胞を認める．

IgG4 関連硬化性胆管炎（肝門部狭窄）

胆管 限局性 — 狭窄 V字型　　60代，男性

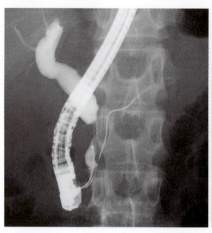
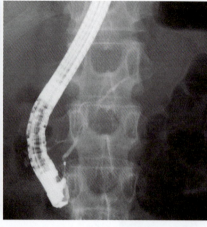

ERCP
下部胆管に狭窄像を認め，上流側の胆管は著明に拡張している．狭窄はV字型で平滑である（左）．びまん性の主膵管狭細像がみられる（右）．

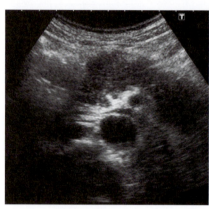
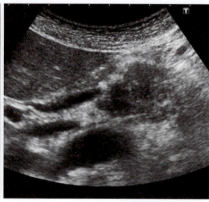

US
膵のびまん性腫大がみられる．内部は不均一な低エコーを呈する（左）．膵腫大により下部胆管は狭窄している（右）．

Column　IgG4 硬化性胆管炎　IgG4 sclerosing cholangitis

疾患概念　硬化性胆管炎は，肝内外の胆管に多発性・びまん性の狭窄が生じ胆汁うっ滞をきたす慢性疾患であり，原発性硬化性胆管炎（primary sclerosing cholangitis：PSC），IgG4関連硬化性胆管炎（IgG4-related sclerosing cholangitis：IgG4-SC）および二次性硬化性胆管炎に分類される．IgG4-SCは高IgG4血症，病変局所の線維化とIgG4陽性形質細胞浸潤，ステロイドが有効，などが特徴とされる．IgG4-SCでは自己免疫性膵炎（autoimmune pancreatitis：AIP）を高率に合併し，涙腺唾液腺炎や後腹膜線維症などの合併が報告され，IgG4関連疾患の一部分症として発症している可能性があることが指摘された．2012年，日本胆道学会によりIgG4-SCの臨床診断基準が発表されている．

　最近，本症と原発性硬化性胆管炎（PSC）との異同が話題となっている．PSCの病因は不明であるが，潰瘍性大腸炎に併発することが多いと報告されている．

臨床像　推定有病率は人口10万に対し3.7といわれ，AIPの74～84%に合併すると報告されている．60歳代の男性に多い（男女比2.5：1）．

診断　診断基準では，1）特徴的な画像所見，2）高IgG4血症，3）胆管外のIgG4関連

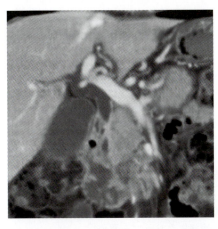

CT（平衡相，冠状断）
下部胆管に壁肥厚を認め，全体的に均一に濃染している．膵全体に濃染効果がみられ，低吸収域(capsule-like rim)がみられる．

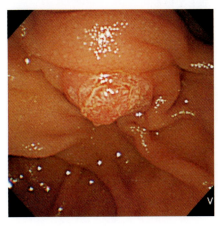

内視鏡
十二指腸乳頭は腫大している．乳頭部生検では多数のIgG4陽性形質細胞を認める．

IgG4関連硬化性胆管炎（遠位胆管狭窄）

合併症の存在および4）胆管壁の病理組織学的所見の4項目が挙げられており，これらの組み合わせにより診断する．また，ステロイドによる治療効果がオプションの項目として採用されている．大きく4型に分類され，Type 1は下部胆管のみの狭窄，Type 2は下部胆管と肝内胆管に狭窄が多発，Type 3は下部胆管と肝門部に狭窄，Type 4は肝門部のみ狭窄を呈する．下部胆管狭窄の頻度が高いが，EUSやIDUSで評価すると，胆管狭窄部以外にも比較的均一な低エコー層の壁肥厚が広がっている．胆道ドレナージ後は胆管壁が肥厚することが多く，EUSやIDUSの評価は胆道ドレナージ前に行う必要がある．PSCは線維化が主体であり，狭窄長は短いが，IgG4-SCは上皮下の炎症が主体であり，狭窄長が比較的長いことが特徴である．Type 1やType 4のIgG4-SCと胆管癌の鑑別は，胆管像のみでは困難であり，IDUSあるいは胆管生検が必要である．

治療 ステロイドが奏効する．経口プレドニゾロン0.6 mg/kg/日（30〜40 mg/日）から開始し，2〜4週継続投与後おおむね5 mgずつ漸減する．維持療法は5 mg/日以上とし3年が目安とされている．

胆管 限局性 — 狭窄　V字型

50代，男性

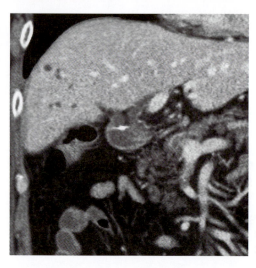

CT（平衡相，冠状断）
造影CT．右肝管起始部にクリップを認め，右肝内胆管が軽度拡張している．

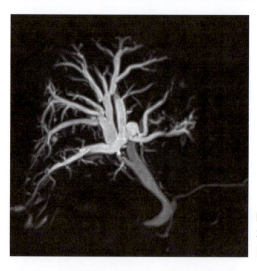

MRCP
右肝管起始部で狭窄し，それより上流の右肝内胆管が著明に拡張している．

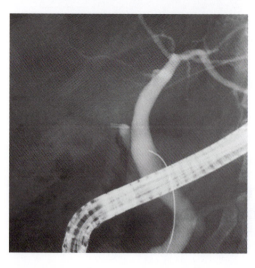

ERCP
腹腔鏡下胆嚢摘出術時に誤って右肝管にクリップをかけてしまい右肝管起始部は完全に閉塞している．
閉塞部位に一致してクリップがみられる．
閉塞はV字型である．

症例5

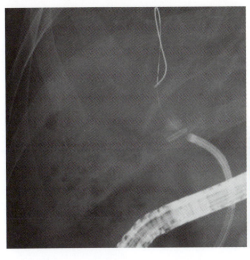

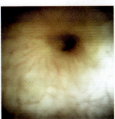

POCS
右肝管起始部はピンホール様の狭窄を呈していた．粘膜面は整で腫瘍血管は認めない．POCS下にガイドワイヤーを狭窄部を越えて留置．

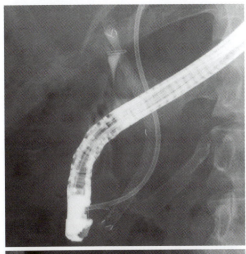

ERCP
狭窄部をステントリトリーバーで拡張しフルカバータイプの金属ステントを留置した．また左胆管にはプラスチックステントを留置．

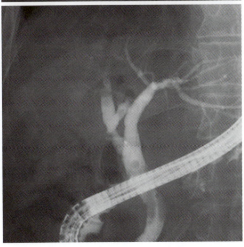

3か月後にステント抜去すると，右肝管起始部の閉塞は解除されている．

胆嚢摘出術後の胆管狭窄

胆管 限局性

狭窄　V字型　　　　　　　　　　　　　　　　　70代，男性

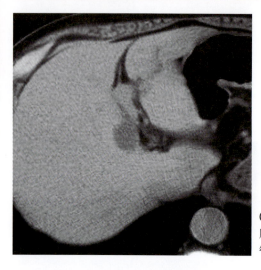

CT(単純)
肝内側区に20 mmの囊胞を認め，左肝内胆管は軽度拡張している．

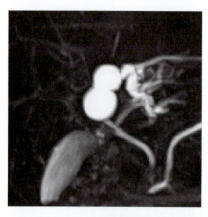

MRCP
左胆管起始部に36 mmの囊胞を2つ認める．囊胞圧排により狭窄し，末梢胆管は拡張している．

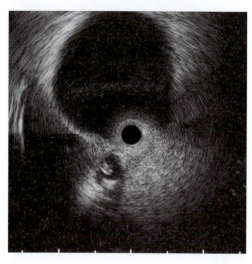

IDUS
狭窄部に一致して囊胞が接しており，それによる圧排と診断される．

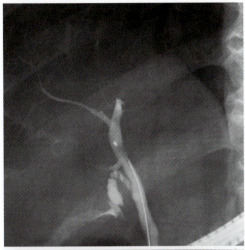

ERCP
左胆管起始部に狭窄像がみられる．
閉塞はV字型である．

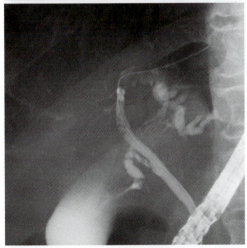

造影剤を圧入すると末梢胆管が造影され，軽度拡張している．
嚢胞は造影されない．

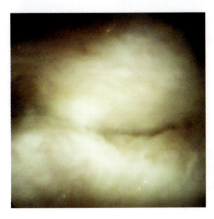

POCS
狭窄部に一致して嚢胞が接しており，それによる圧排と診断される．

肝嚢胞に伴う圧排性胆管狭窄

胆管 限局性 — 狭窄　V字型

40代，男性

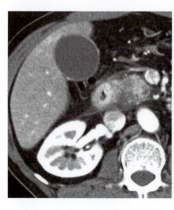
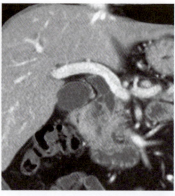

CT（平衡相）
膵 groove 領域に造影効果の乏しい不整な低吸収域が広がっている．明らかな腫瘤としては認識されない．

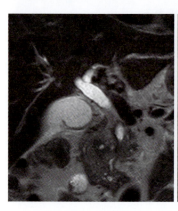
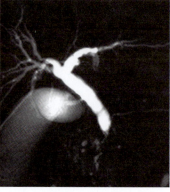

MRCP
乳頭直上の膵内胆管に陰影欠損を認め，狭窄を呈する．主膵管の拡張はみられない．

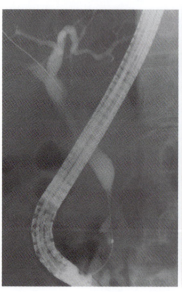
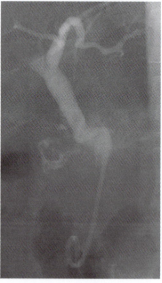

ERCP
下部胆管に圧排性胆管狭窄を認める．狭窄部に胆管ステントを留置し，ドレナージを施行．

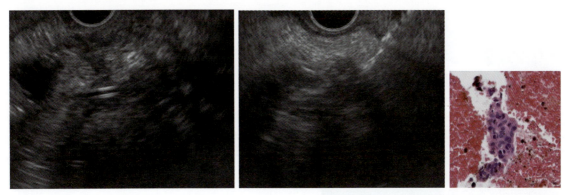

EUS
膵頭部に 20 mm 大の辺縁が不整な低エコー領域を認める．同領域内に留置された胆管ステントが観察される．
EUS-FNA が施行され，異型上皮細胞集塊を採取．

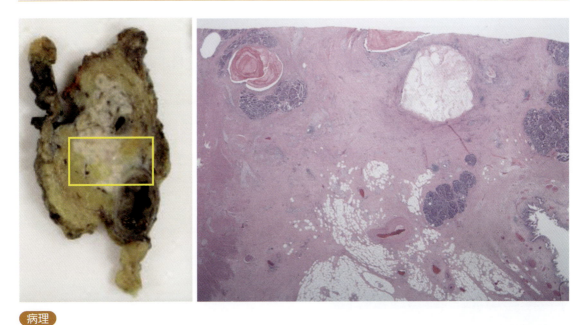

病理
肉眼所見：groove 領域に境界不明瞭な線維化がみられる．
組織所見：炎症細胞浸潤を伴う線維化が広がっている．

groove 膵炎に伴う胆管狭窄

狭窄　V字型

胆管　限局性　　50代, 男性

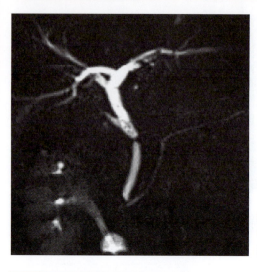

MRCP
中部胆管に狭窄像がみられる.
狭窄はV字型である.

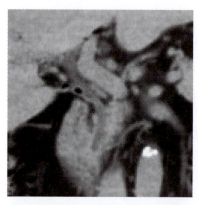

CT（単純）
中部胆管が狭窄している.

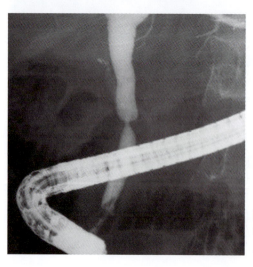

ERCP
中部胆管にごく短い範囲で狭窄像がみられる. 狭窄はV字型である.

症例 8

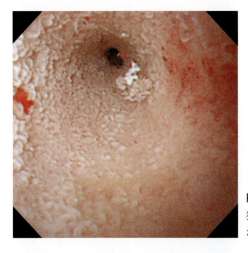

POCS
狭窄部は整で,粘膜面に腫瘍血管などはみられない.

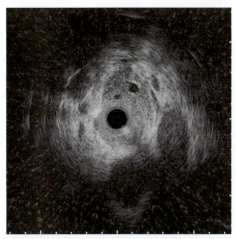

IDUS
狭窄部位で全周性の壁肥厚を認める.

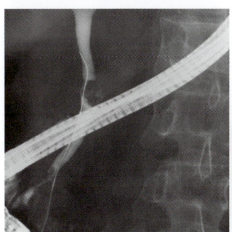
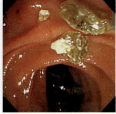

ERCP
以前に中部胆管に 10 mm 大の結石が嵌頓していたため,機械式砕石具を用いて結石を破砕除去.

総胆管結石治療後の良性胆管狭窄

狭窄　V字型

50代, 男性

胆管　限局性

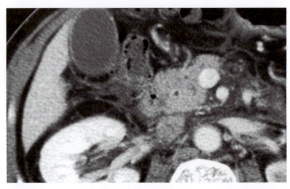

CT（平衡相）
2年前に大腸癌の切除歴あり．膵内胆管壁にわずかに造影効果を伴う壁肥厚を認める．明らかな腫瘤は認識されない．

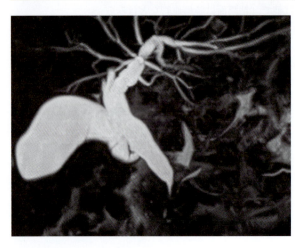

MRCP
膵内胆管は狭窄し，総胆管と肝内胆管は拡張している．

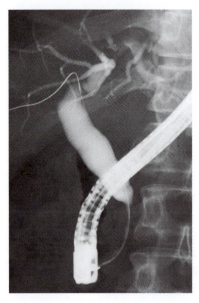

ERCP
下部胆管にV字型の糸状狭窄を認める．胆管生検を施行し，腺癌と判明．

症例9

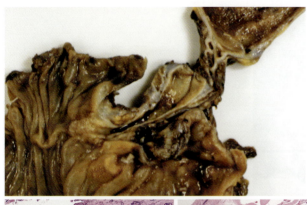

> **病理**
> 肉眼所見：下部胆管に狭窄を認める．

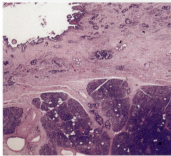
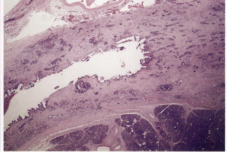

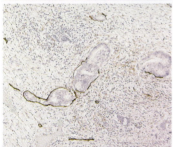

組織所見：（左上）膵間質組織内に腸型の異型腺上皮細胞が浸潤性に増殖している．
　　　　（右上）総胆管内に浸潤している．
　　　　（左下）D2-40染色．膵内のリンパ管を中心にびまん性に増殖している．

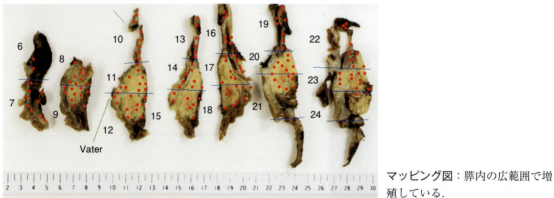

マッピング図：膵内の広範囲で増殖している．

大腸癌リンパ行性転移に伴う胆管狭窄

狭窄　V字型

60代，女性

胆管　限局性

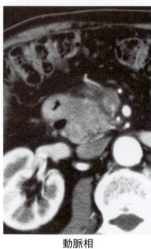
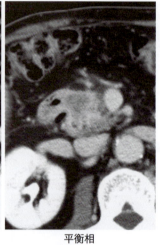

動脈相　　　　平衡相

CT
膵頭部の腫瘤は遅延性に造影される．

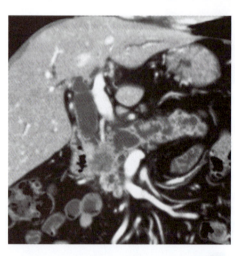

CT（平衡相，冠状断）
膵頭部に低吸収域がみられ，総胆管および主膵管の拡張もみられる．

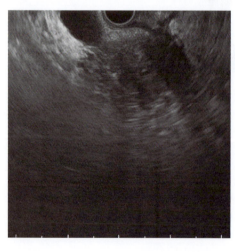

EUS
膵頭部に辺縁不整な低エコー腫瘤を認め，同部位で胆管は狭窄し，上流胆管の拡張がみられる．

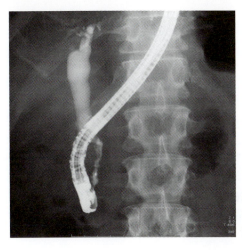

ERCP
下部胆管に狭窄像がみられる．狭窄はV字型で，左側に偏位している．

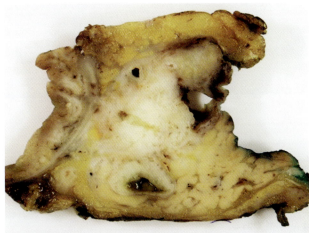

病理

肉眼所見：膵頭部に白色調の腫瘤がみられる．

組織所見：中分化型の乳頭管状腺癌であり，胆管に浸潤している．

膵頭部癌に伴う胆管狭窄

狭窄　V字型

胆管　限局性

60代，男性

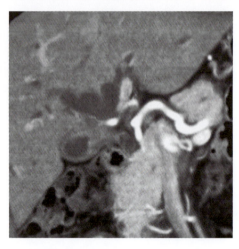

CT（動脈相，冠状断）
胆嚢頸部から体部に造影効果を有する腫瘤像がみられる．腫瘤は胆管に連続している．

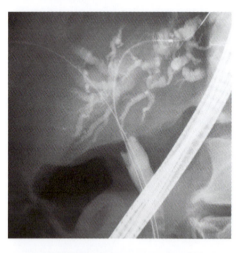

ERCP
肝門部から上部胆管に狭窄像がみられる．狭窄はV字型である．

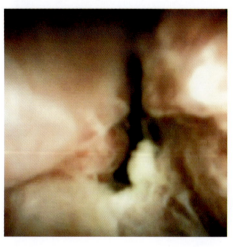

POCS
狭窄部に乳頭状隆起が観察される．

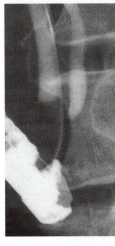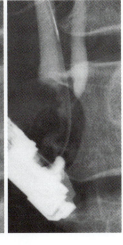

ERCP
乳頭部括約筋の弛緩期には膵管と胆管の交通がみられるが，収縮期には交通が遮断され，膵胆管高位合流である．

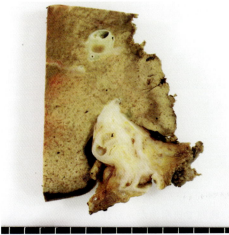

 病理
肉眼所見：胆嚢頸部に白色調の腫瘤があり，胆管に連続している．

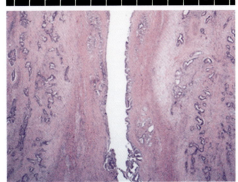

組織所見：胆嚢頸部を中心に腺癌がみられ，胆管周囲に浸潤している．

胆嚢癌の胆管浸潤

胆管 限局性 — 狭窄　V字型

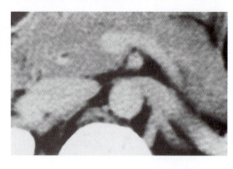

CT（平衡相）
狭窄部胆管に造影効果を有する壁肥厚像がみられる．

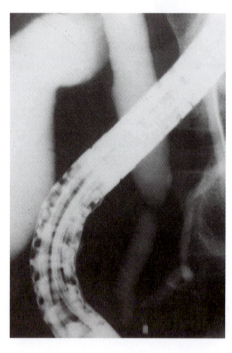

ERCP
下部胆管にごく狭い範囲で狭窄像がみられる．狭窄はV字型である．

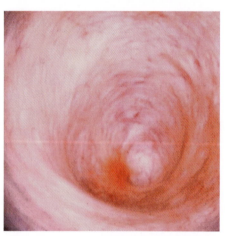

PTCS
狭窄部は整で粘膜面に不整はみられない．

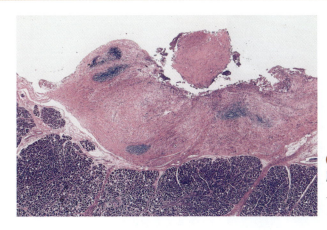

病理
胆管壁は高度な線維化により肥厚している．上皮に異型はみられない．線維性狭窄である．

線維性狭窄

Column 十二指腸乳頭部癌 carcinoma of the papilla of Vater

疾患概念 『胆道癌取扱い規約 第6版』により，乳頭部（A）は，乳頭部胆管（Ab），乳頭部膵管（Ap），共通管部（Ac），大十二指腸乳頭（Ad）に区分され，この領域に発生する癌腫を乳頭部癌と総称する．肉眼的形態分類は切除標本により行われ，腫瘤型（非露出腫瘤型と露出腫瘤型），潰瘍型，混在型（腫瘤潰瘍型と潰瘍腫瘤型）に分けられる．ただし，腫瘤型では，癌が突出していなくても十二指腸側から癌腫がみえれば露出型とする．また腫瘤潰瘍型と潰瘍腫瘤型の区別は，前者は腫瘤型が優勢なもの，後者は潰瘍型が優勢なものと定義している．組織学的には，癌浸潤がOddi筋内にとどまるものを早期乳頭部癌とし，粘膜内にとどまるものをm，Oddi筋に達するものをodとする．癌浸潤がOddi筋を越える場合には，膵臓浸潤をPanc因子，十二指腸浸潤をDu因子で規定する．十二指腸乳頭部癌における最も重要な予後規定因子とされるリンパ節転移は，壁深達度が進むにつれてその頻度が高くなることが知られている．乳頭部癌の頻度は胆道癌の10％とされている．

診断 症状は胆管炎による発熱，黄疸が多い．黄疸は増減することがある．最近は，内視鏡検査で偶然発見される無症状例が増えている．生検では腺腫の診断でも深部に癌が存在することがあり注意を要する．胆管・膵管・膵実質・十二指腸への進展度診断にはEUS/IDUSが有用である．

治療 標準治療は領域リンパ節郭清を伴った膵頭十二指腸切除である．比較的予後はよく，5年生存率は全体で50〜60％，早期癌では90％以上である．近年，早期癌に対する内視鏡的乳頭部切除術が試みられている．Oddi筋を越える浸潤を認めると，リンパ節転移の可能性があることから，内視鏡治療の適応を判断するうえでOddi筋への浸潤の有無の評価は重要である．しかし，EUS/IDUSを用いても術前の正確な深達度診断は困難である．

胆管 限局性

狭窄 U字型　　50代，男性

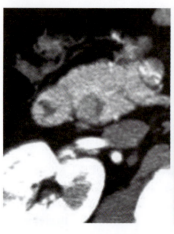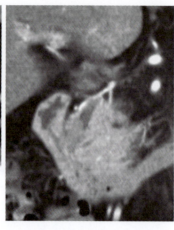

CT（動脈相）
乳頭部直上の膵内胆管に造影効果を伴う隆起性病変を認める．

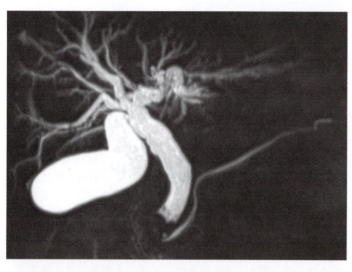

MRCP
乳頭直上の膵内胆管に陰影欠損を認め，狭窄を呈する．肝側の胆管は拡張している．

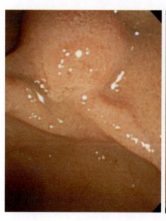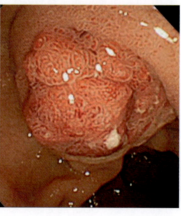

側視鏡による肉眼観察
EST 前，乳頭開口部は正常粘膜，口側隆起が目立つ（左）．
EST 後，腫瘍性病変が露出（右）．

症例 13

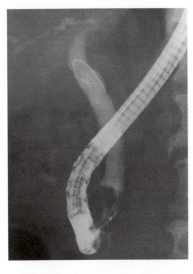

ERCP
乳頭直上に不整な狭窄を呈し，上流の胆管は
拡張している．

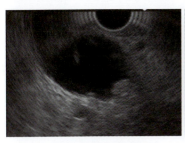 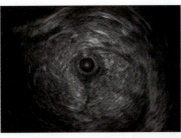

EUS(左)/IDUS(右)
狭窄部に不整な隆起性病変を認める．

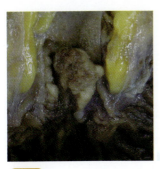 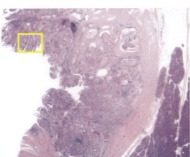 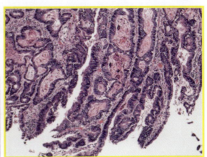

病理

肉眼所見：主乳頭部から下部胆管に全周性隆起病変を認める．
組織所見：異型細胞が癒合を伴いながら管状に増殖している．浸潤は筋層から Oddi 筋内にとどまる．

非露出型乳頭部癌

胆管 限局性 — 狭窄 U字型

60代，男性

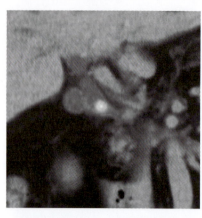

CT（単純，冠状断）
三管合流部に円形の高吸収域がみられる．

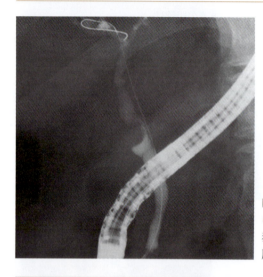

ERCP
中部胆管に狭窄像がみられる．
狭窄はU字型で，整である．
胆嚢は描出されていない．

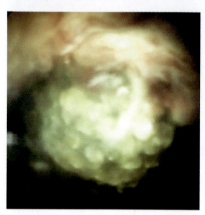

POCS
胆嚢管に黄金色の結石が嵌頓している．

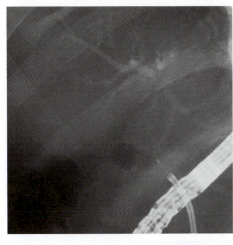
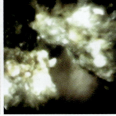

ERCP および POCS
結石を POCS 下に EHL で破砕.

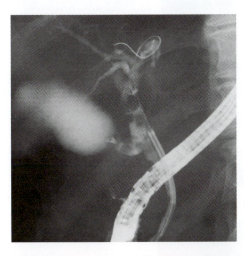

ERCP
結石嵌頓は解除され，胆嚢管が描出された．
上部胆管に破砕した結石が透亮像として認められる．

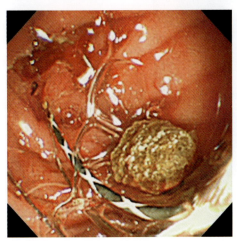

内視鏡
バスケットで結石を除去．

confluence stone（合流部結石）

狭窄　U字型

40代，男性

胆管　限局性

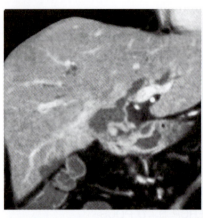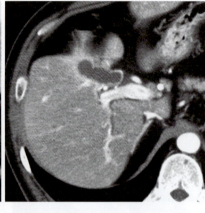

CT（平衡相）
胆嚢壁は均一に肥厚し，萎縮している．三管合流部で胆管は狭窄し，肝内胆管が軽度拡張している．

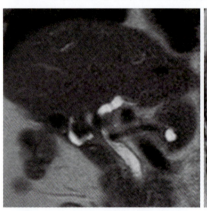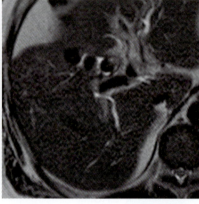

MRI（T2強調画像）
胆嚢内に結石と思われる陰影を認め，一部が三管合流部に嵌頓している．

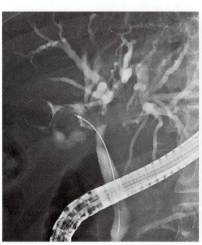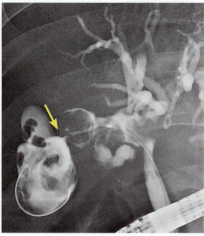

ERCP
三管合流部に結石と考える透亮像を認め，結石により胆管が狭窄している．また，胆嚢と腸管の瘻孔を認める（→）．

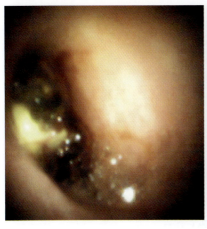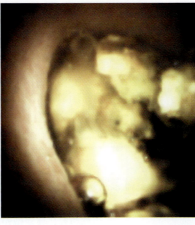

POCS
三管合流部に大きな硬い結石を認め，胆管は狭窄している．明らかな腫瘍性病変はみられない．

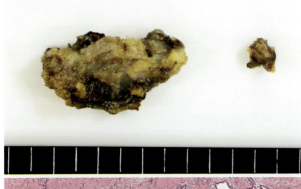

病理
肉眼所見：胆嚢は著明に萎縮している．

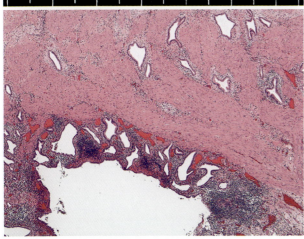

組織所見：胆嚢壁は炎症細胞浸潤や線維化を伴い肥厚している．粘膜は全体的にびらん状で，壁内にRASの形成が目立つ．

confluence stone（合流部結石）・Mirizzi 症候群

胆管 限局性 — 狭窄 U字型　　40代，男性

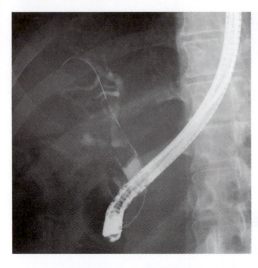

ERCP
中部胆管に狭窄像がみられる．狭窄はU字型で，整である．

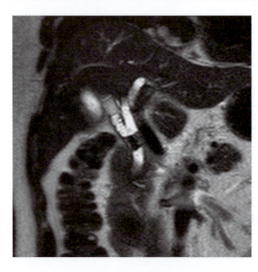

MRI（T2強調画像）
中部胆管に透亮像がみられ，辺縁は整である．

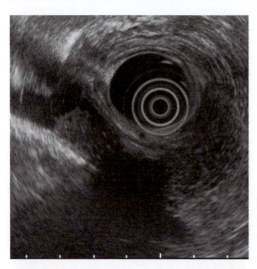

EUS
中部胆管に高エコーで音響陰影を伴う構造物がみられる．それより上流側にデブリと思われる低エコー帯もみられる．

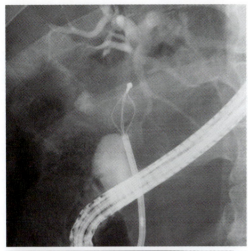

ERCP
砕石バスケットを用いて破砕し,結石を除去.

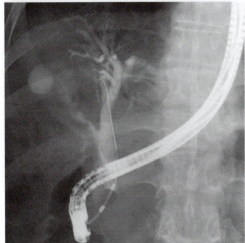

バルーンでクリーニングすると,胆管内の透亮像は消失.

胆管 限局性 — 狭窄　U字型

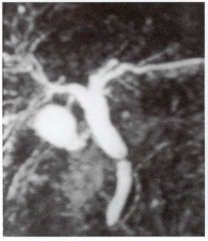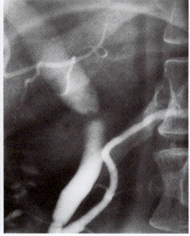

MRCP（左）/ERCP（右）
中部胆管に狭窄像がみられる．狭窄はU字型で，ごく狭い範囲である．

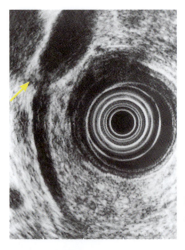

EUS
狭窄部に接してやや低エコーを示す腫瘤像がみられる（→）．

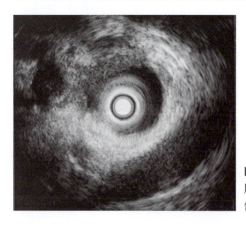

IDUS
胆管と胆嚢管分岐部直上にやや低エコー腫瘤像がみられる．

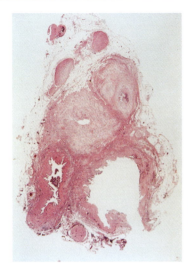

病理
胆管壁外を中心に神経の過剰再生と増生がみられ，腫瘤を形成している．neurinoma である．

神経鞘腫

Column 胆管癌の EUS/IDUS による深達度診断

EUS および IDUS は画像分解能に優れており，胆道疾患の診断において重要な役割を果たしており，主に胆道結石の存在診断，腫瘍性病変の進展度・深達度診断に用いられている．EUS/IDUS では，通常，胆管壁は胆囊と同様に内側低エコーと外側高エコーの 2 層に描出される．組織像との対比により，内側低エコー層は粘膜（m），線維筋層（fm）が主体であるが漿膜下層（ss）の浅層が含まれ，外側高エコー層は漿膜下層（ss）と漿膜（s）および境界エコーに相当する．

EUS/IDUS による胆管癌の深達度診断は，腫瘍エコーが内側低エコー層までにとどまり外側高エコー層に影響がみられない場合には「M〜SS 浅層」，腫瘍エコーが外側高エコー層に影響がみられる場合には「SS 以深」と判定する（図）．したがって，EUS/IDUS を用いても早期癌と進行癌との正確な鑑別は困難であるが，漿膜浸潤および門脈・右肝動脈浸潤の正診率は 80〜90％ と報告されている．

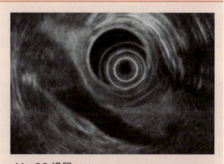

M〜SS 浅層

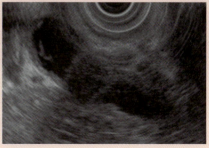

SS 以深

胆管　限局性

狭窄　U字型

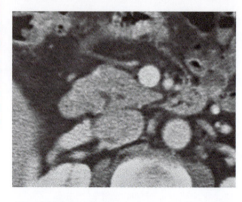

CT
膵内胆管に造影効果を有する腫瘤像がみられる．

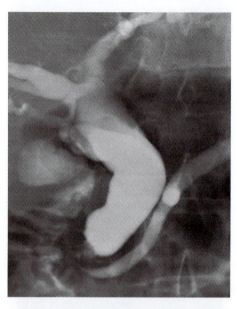

ERCP
下部胆管に狭窄像がみられる．狭窄はU字型である．

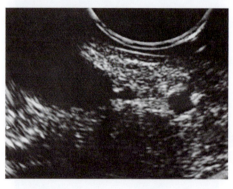

EUS
下部胆管壁は全周性に肥厚がみられる．病変部はやや高エコーを呈する．

症例 18

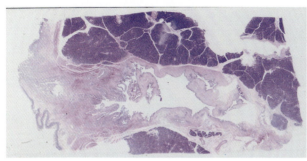
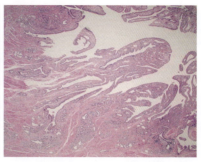

病理
組織所見：下部胆管内に乳頭状に増殖する病変である．上皮に異型はなく腺腫様過形成である．

腺腫様過形成

Column　良性乳頭部狭窄　benign papillary stenosis

疾患概念　腫瘍以外の乳頭部胆管狭窄を指す．成因としては十二指腸乳頭炎が多いが，腺腫様過形成（adenomatous hyperplasia）や腺筋腫様過形成（adenomyomatous hyperplasia）なども含まれる．また，内視鏡的乳頭切開術（EST）など乳頭処置後の医原性狭窄もある．さらに，運動異常としてOddi括約筋機能不全（sphincter of Oddi dysfunction：SOD）があり，広義ではこの範疇に含まれる．

臨床像　一般に乳頭炎は高齢者に多いが，性差は不明である．胆管炎症状で発症することが多く，黄疸や発熱，腹痛を訴える．腺腫様過形成や腺筋腫様過形成は稀である．SODでは胆石症に類似した症状を示す．SODはどの年代にも生じうるが一般的には中年の女性に多い．

診断　多くの症例でUS，CT，MRCPにより，びまん性の胆管拡張がみられる．乳頭炎は，内視鏡所見で乳頭部に発赤がみられ，生検で確定診断を行う．ただし，病理学的には再生異型がみられることがあり注意を要する．腺腫様過形成や腺筋腫様過形成では，下部胆管癌や乳頭部癌との鑑別が問題となる．SODに対する内視鏡的乳頭内圧測定（sphincter of Oddi manometry：SOM）は重要な検査法であるが，技術的に困難で侵襲的で合併症も多く再現性に乏しいため広くは普及していない．

治療　乳頭炎により胆管炎がみられる場合は，胆管ドレナージにより数日で改善することが多い．SODに対しては，カルシウム拮抗剤，亜硝酸剤などの平滑筋弛緩作用を有する薬剤による薬物療法あるいはESTが推奨されている．内視鏡的乳頭バルーン拡張術（EPBD）はESTに比べて乳頭筋機能が温存されるが，SODに対しては急性膵炎の合併率も高くあまり有用性はないとされている．

胆管 限局性

狭窄　片側性　　　　　　　　　　　　　　80代，女性

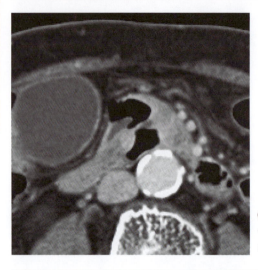

CT（平衡相）
十二指腸下行脚に大きな憩室を認め，憩室内を胆管が走行している．

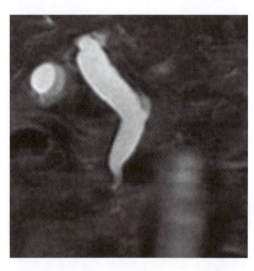

MRCP
下部胆管に狭窄像がみられる．狭窄は片側性である．総胆管内に透亮像は認めない．

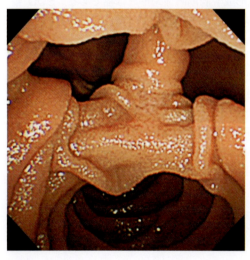

内視鏡
大きな十二指腸憩室を認め，傍憩室乳頭である．

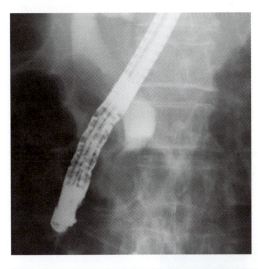

ERCP
下部胆管に狭窄像がみられる．狭窄は片側性である．

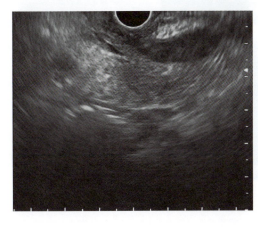

EUS
総胆管の拡張がみられるが，腫瘍性病変や結石などの閉塞起点はみられない．

Lemmel 症候群

Column　Lemmel 症候群（傍乳頭憩室症候群）

疾患概念　十二指腸乳頭近傍にある憩室が胆管や膵管に機械的影響を及ぼすことで胆道や膵臓に障害を生ずるものと定義される．しかし傍乳頭憩室の頻度の多さのわりに，臨床的に Lemmel 症候群に遭遇する機会はそれほど多くはない．

臨床像　特徴的な症状はなく，腹痛，黄疸，発熱が主症状である．

診断　従来の上部消化管透視や内視鏡に加えて，MDCT や MRCP にて十二指腸憩室を証明することは可能であるが，症状と憩室の因果関係を証明することは難しい．

治療　保存的治療での再発は多い．内視鏡的乳頭切開術（EST）や内視鏡的乳頭バルーン拡張術（EPBD）が選択されることが多い．外科的治療については，慎重に判断する必要がある．

狭窄　片側性

40代，男性

胆管　限局性

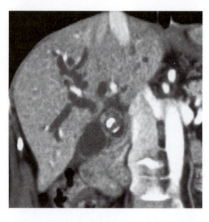

CT（平衡相，冠状断）
胆嚢頸部に20 mm大の円形の結石を認め，それにより上部胆管は狭窄し，肝内胆管は拡張している．

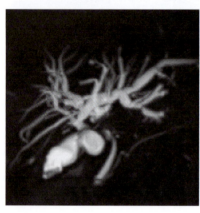 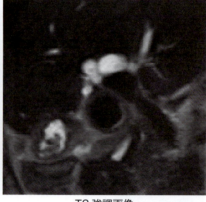

T2強調画像

MRCP（左）/MRI（右）
上部胆管の狭窄像がみられる（左）．胆管頸部に円形の低信号を認める（右）．

Column　Mirizzi症候群　Mirizzi's syndrome

疾患概念　胆嚢頸部あるいは胆嚢管の結石が上部胆管（総肝管）を圧排し閉塞性黄疸の原因となることを，1948年にMirizziが報告したことによる．黄疸がみられなくとも胆管造影で総肝管が狭窄している例も同症候群として扱われる．

　現在は2つのタイプに分けられている．1つは胆嚢頸部または胆嚢管にある結石と胆管周囲の炎症性変化により胆管が右方より圧排されて狭窄を示す古典的なMcSherry type Ⅰ，もう1つは胆嚢管結石による胆管の圧排壊死のため胆嚢胆管瘻（biliobiliary fistula）を形成したMcSherry type Ⅱである．Csendesら[1]は，古典的な圧排による狭窄例は11％に過ぎず，瘻孔を形成しているものが80％を超すと報告しているが，本邦では逆に瘻孔を形成している例は少ないようである．瘻孔の形成に気がつかない場合には術後の胆汁漏出の原因となる．

臨床像　発生頻度は胆石の0.1％前後であり，性差はない．好発年齢は胆石の発生年齢と関係する．すべての胆嚢結石は本疾患のリスクをもつ．

　症状は，発熱，右季肋部痛，黄疸などである．胆嚢が腫大し，右季肋部に腫瘤として触知することもある．閉塞性黄疸は必発ではないが，肝胆道系酵素値の上昇がみられることが多い．

診断　USで胆嚢腫大と肝内胆管拡張，頸部に結石が描出されればMirizzi症候群を疑う．

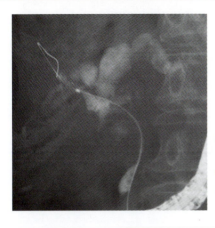

ERCP
下部胆管から上部胆管にかけて片側性の狭窄像を認め，肝内胆管は著明に拡張している．狭窄部右側にX線陽性結石を認め，胆嚢結石が疑われる．

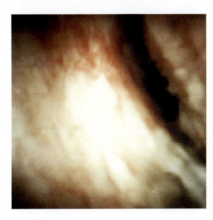

POCS
上部胆管は狭窄している．胆管粘膜は炎症性の粗糙粘膜を認めるが明らかな腫瘍性変化はなく，壁外性の圧排と判断される．

Mirizzi 症候群

CTでも同様に肝内胆管拡張（下部胆管は正常）と胆管狭窄部に胆嚢頸部（胆嚢管）が接していれば本症を疑うが，ERCPあるいはMRCPで確認することが必要である．腹部USでの術前診断能は20％に過ぎないが，MRCPでは83.3％の診断が可能であったとされ，Mirizzi症候群の診断の際はMRCPが簡便で有用な検査とされる．胆管像は平滑で右側から圧排される狭窄であることが多く，完全な閉塞像を示すことは少ない．また，胆嚢管は閉塞していることが多い．胆嚢癌の胆管浸潤や胆管癌との鑑別が問題となることがある．

治療　『胆石症診療ガイドライン2016（改訂第2版）』でのステートメントとして，「Mirizzi症候群の通常の治療は開腹胆嚢摘出術を，また十分な経験を有する施設では腹腔鏡下胆嚢摘出術を行うこと」を提案している．瘻孔を形成している例ではTチューブ挿入や瘻孔の閉鎖が必要であるが，線維化や壊死により難渋することもある．胆嚢胆管瘻を認めるtype IIでは，経口胆道鏡下砕石術を用いることで内視鏡的治療による結石除去が可能なこともある．

文献
1) Csendes A, Diaz JC, Burdiles P, et al：Mirizzi syndrome and cholecystobiliary fistula : a unifying classification. Br J Surg 76 (11)：1139-1143, 1989.

狭窄　片側性

60代，男性

胆管　限局性

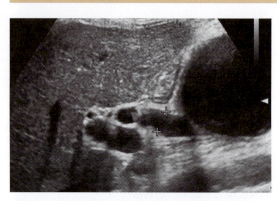

US
膵頭部に70 mm大の囊胞性病変を認め，総胆管は圧排され狭窄し，上流の胆管が拡張している．

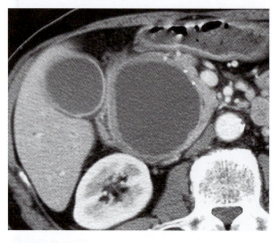

CT（動脈相）
膵頭部に70 mm大の類円形，単房性囊胞性病変を認める．内部は比較的均一である．辺縁の分枝膵管内に微小な膵石を認める．

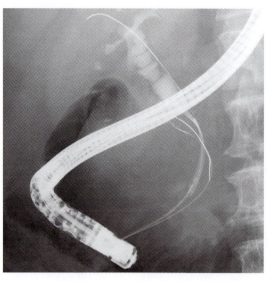

ERCP
中下部胆管は著明に圧排され，狭窄を呈している．

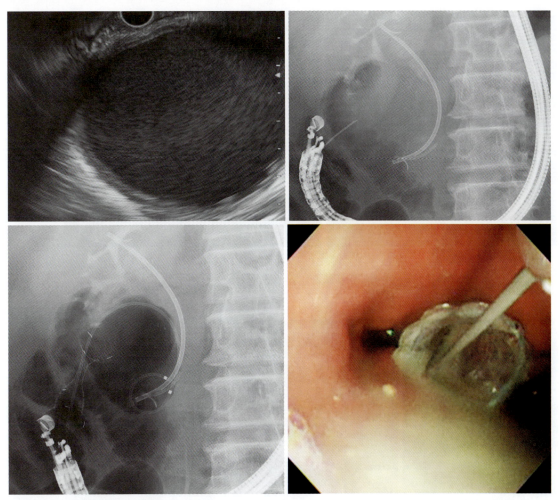

EUSおよびドレナージ
胃前庭部より膵頭部の囊胞性病変を描出した．類円形で内部は比較的均一な液体成分で形成される．明らかな壊死組織の含有はみられなかった．19 G 針で穿刺し，通電ダイレーターと拡張バルーンで瘻孔拡張後に，金属ステントを留置してドレナージした．混濁した感染囊胞液がドレナージされた．

胆管 限局性 — 狭窄　片側性　　　70代，男性

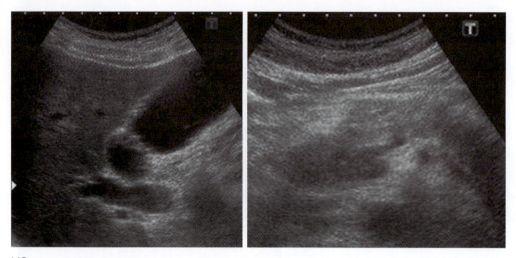

US
膵頭部と体部から尾部は腫大し，肝外胆管は拡張している．

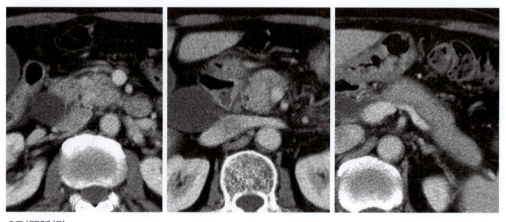

CT（門脈相）
膵は頭部から尾部までびまん性に腫大している．

症例 22

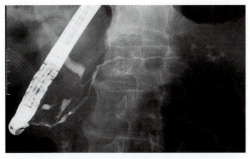

ERCP
主膵管はびまん性に狭細化している．膵内胆管は圧排性狭窄を認める．

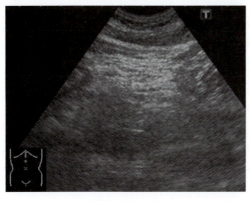

経皮的膵生検
US下に腫大した膵頭部を21Gソノプシー針で生検．

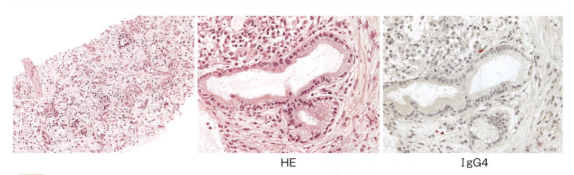

HE　　　　　　　　　IgG4

病理
著明な線維化と細胞浸潤を認める．小葉間膵管上皮とその周囲に好中球の浸潤があること，IgG4陽性形質細胞は極少数であることより，2型自己免疫性膵炎(AIP)と診断する．

2型 AIP（自己免疫性膵炎）

胆管 限局性 — 狭窄 多発　　80代，女性

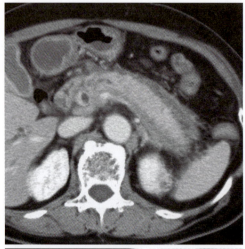

CT（平衡相，冠状断）
下部胆管に壁肥厚を認め，均一に濃染している．膵全体に濃染効果がみられ，低吸収域（capsule-like rim）がみられる．

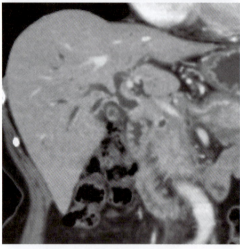

肝門部胆管に壁肥厚を認め，均一に濃染している．

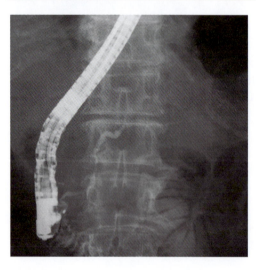

ERCP
びまん性の主膵管狭細像がみられる．

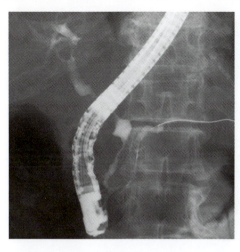

ERCP
下部胆管，中部胆管，肝門部胆管に狭窄像を認める．いずれの狭窄もV字型である．

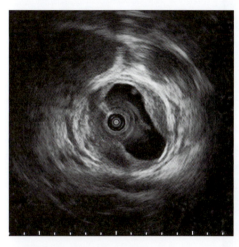

IDUS
狭窄部の胆管壁が左右対称性に肥厚している．

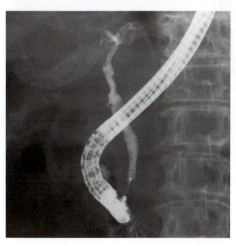

ERCP
ステロイド投与後，胆管狭窄は改善した．

IgG4関連硬化性胆管炎・AIP（自己免疫性膵炎）

胆管 限局性

透亮・陰影欠損像　表面整

50代, 男性

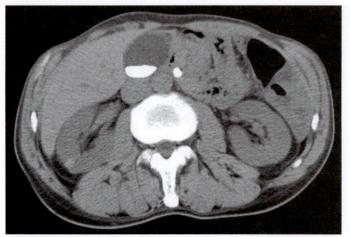
単純

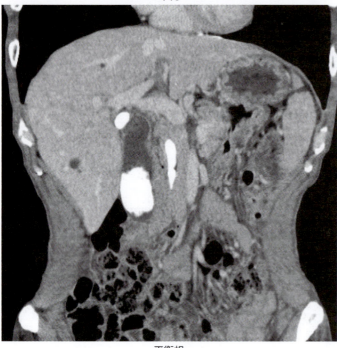
平衡相

CT
胆嚢底部に鏡面像を呈する石灰化像を認める．また胆嚢管，総胆管内にも石灰化像を認める．

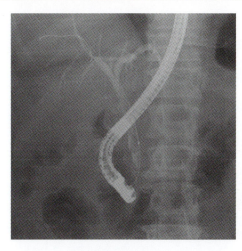

ERCP
総胆管内に不整形の透亮像を認める．胆嚢は造影されない．

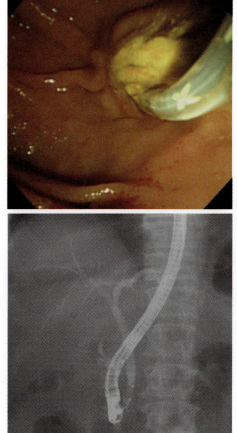

内視鏡(上)/ERCP(下)
EST により乳白色の胆汁の排出を認める．

石灰乳胆汁

胆管 限局性 — 透亮・陰影欠損像　表面整　　60代, 男性

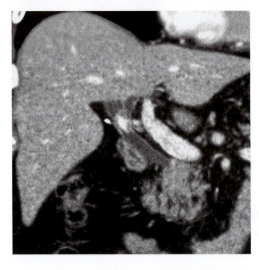

CT（平衡相）
肝門部胆管に金属を疑う高い吸収域を認める．

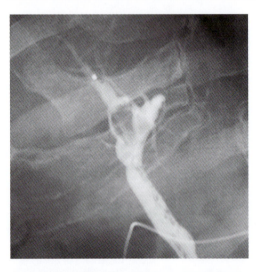

ERCP
肝門部胆管に透亮像がみられる．表面は比較的整である．透亮像内部にクリップを認める．

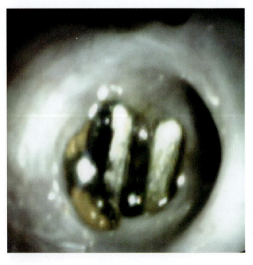

POCS
左胆管起始部にクリップを核とした結石を認める．

症例 25

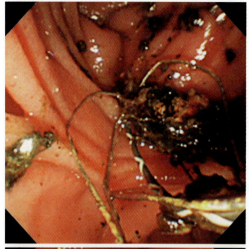

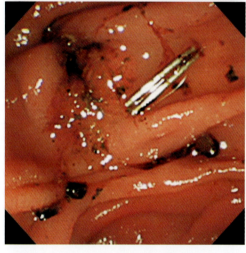

内視鏡
EST を施行し，バスケットにて結石を把持除去した．核となったクリップも同時に除去された．

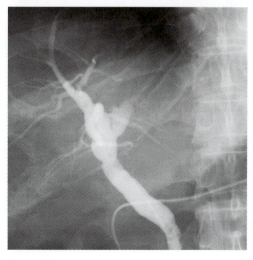

ERCP
結石はすべて除去．

胆囊摘出術後の総胆管結石（ペッツ結石）

胆管 限局性

透亮・陰影欠損像　表面不整　　　80代, 男性

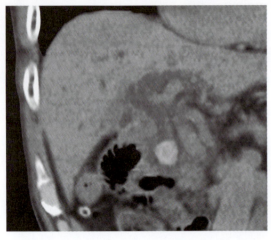

CT（単純, 冠状断）
総胆管に14 mm大の結石を認め，上流の総胆管と肝内胆管は拡張している．

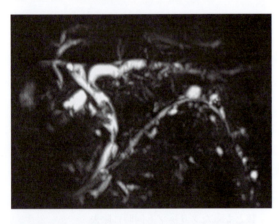

MRCP
三管合流部に結石による陰影欠損を認める．その下流に，胆管内隆起性病変を認める．

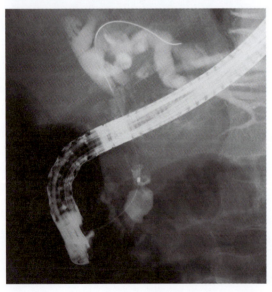

ERCP
中部胆管に不整な透亮像を認め，狭窄している．

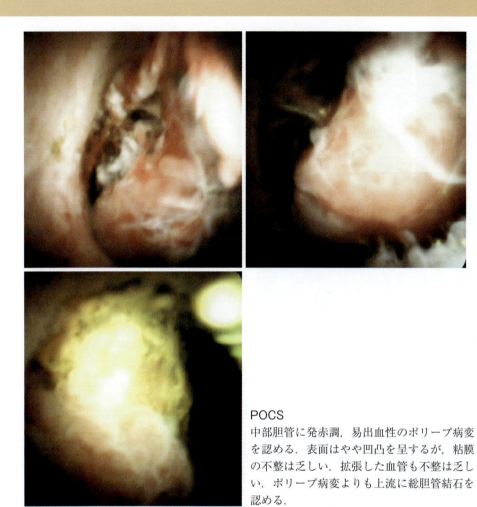

POCS
中部胆管に発赤調，易出血性のポリープ病変を認める．表面はやや凹凸を呈するが，粘膜の不整は乏しい．拡張した血管も不整は乏しい．ポリープ病変よりも上流に総胆管結石を認める．

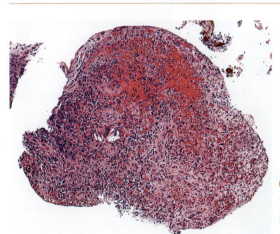

🟠 病理
形質細胞やリンパ球を主体とした高度の炎症細胞浸潤，毛細血管や筋線維芽細胞の増生からなる炎症性肉芽組織が認められる．

炎症性ポリープ

透亮・陰影欠損像　表面不整

80代, 男性

胆管　限局性

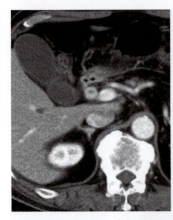
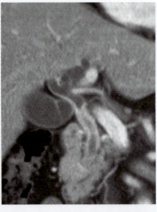

CT（平衡相）
上部胆管から下部胆管にかけて造影効果を伴う胆管壁肥厚を認める.

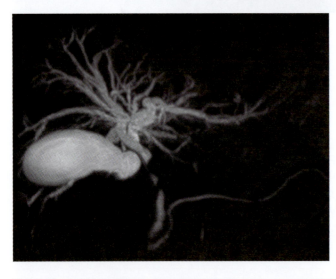

MRCP
上部胆管から下部胆管にかけて陰影欠損を認め, 狭窄を呈する. 肝内胆管は拡張している.

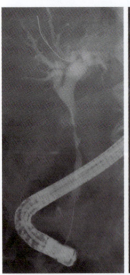
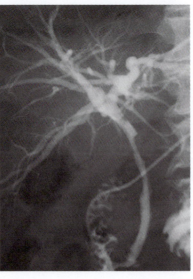

ERCP
胆管造影にて上部胆管から下部胆管まで壁不整を認める.

症例 27

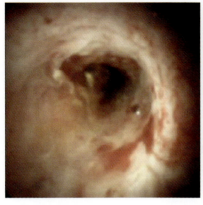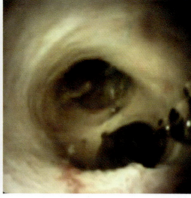

POCS
下部胆管から上部胆管に粗糙な乳頭状粘膜と拡張・蛇行した不整な血管がみられる．肉眼観察では肝門部は正常粘膜と考えられる．

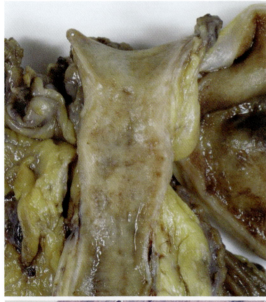

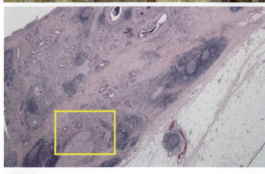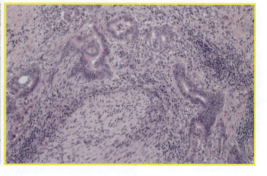

病理
肉眼所見：全周性に平坦な粘膜不整面が広く認められる．
組織所見：異型細胞が不整な腺管構造を呈しながら浸潤性に増殖している．

遠位胆管癌（平坦浸潤型）

胆管 限局性 ｜ 透亮・陰影欠損像　表面不整　　　　70代，女性

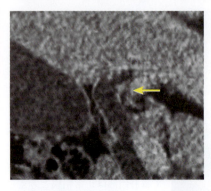

CT（平衡相，冠状断）
肝門部領域胆管の壁肥厚と同部位の造影効果を認める（→）．

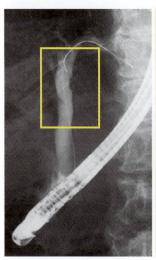
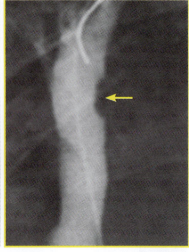

ERCP
肝門部領域胆管の左壁に欠損像を認める（→）．

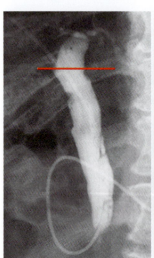
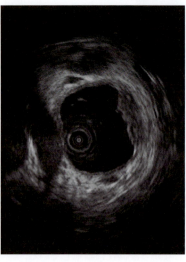

IDUS
胆管造影の欠損像に一致して不整な壁肥厚を認める．

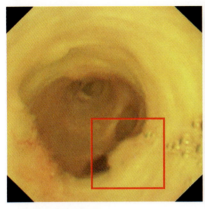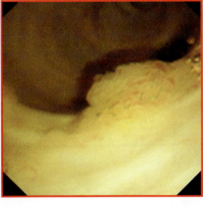

POCS
丈の低い乳頭状隆起病変を認め，拡張した不整な血管も散見される．

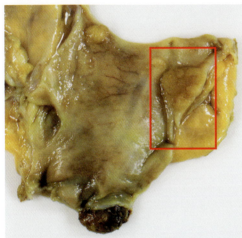

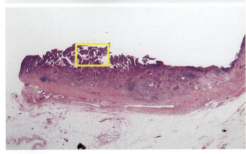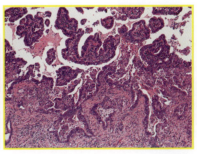

> [病理]

肉眼所見：丈の低い乳頭状隆起を認める．
組織所見：中分化型腺癌の所見で，線維筋層（fm）まで浸潤している．

肝門部領域胆管癌

胆管 限局性

透亮・陰影欠損像　表面不整

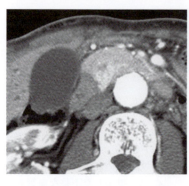

CT
膵頭部に造影効果を有する腫瘤像がみられる．

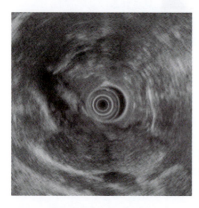

EUS
低エコーの腫瘤像が胆管から膵へ突出するようにみられる．

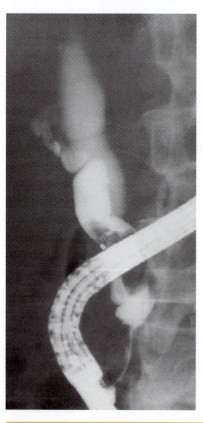

ERCP
下部胆管に透亮像がみられる．表面は不整である．

症例 29

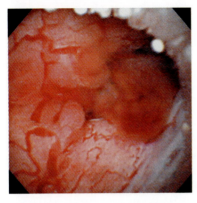

PTCS
胆管内腔に突出する腫瘍である．表面は比較的整で，血管拡張所見がみられる．

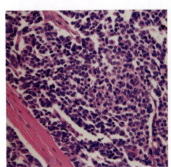
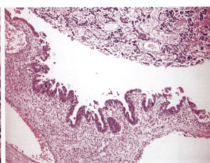

病理

組織所見：腫瘍の主体は小型細胞の充実胞巣状，索状配列がみられる．小細胞癌である．病巣近傍胆管上皮には高分化腺癌がみられ，胆管原発と診断する．

胆管小細胞癌

Column　胆管小細胞癌

疾患概念　従来，消化器領域の内分泌腫瘍はカルチノイド腫瘍と称され，低悪性度の腫瘍と考えられていたが，2010年のWHO分類で神経内分泌腫瘍（NET）・神経内分泌癌（NEC）・混合型腺内分泌癌（MANEC）に大別され，さらにNETは細胞増殖動態（核分裂，Ki-67）に基づきG1とG2に分類された．2017年のWHO新分類では，遺伝子変異や抗癌剤への反応性の違いから，NECが病理形態学的に高中分化を示すNET（G3）と低分化を示すNEC（G3）に区分された．NEC（G3）は形態的に小型細胞からなる小細胞癌と大型細胞からなる大細胞癌に分けられ，小細胞癌は，胞巣形成，ロゼット構造，索状配列といった構造学的特徴を呈し，高異型度でN/C比が高いという細胞学的特徴をもつ．小細胞癌は肺が好発部位とされているが，肺以外にも約4％の頻度で報告されている．しかしながら，胆道系の神経内分泌癌は発生頻度が低く，胆管原発の小細胞癌に関してはきわめてまれな疾患であり，非常に予後不良とされている．

診断　造影CTで境界明瞭な多血性腫瘍として描出され，胆道造影では辺縁が比較的平滑な閉塞像ないし半球状の陰影欠損像が典型的とされる．一方で術前に胆管生検や細胞診を行い，病理組織学的に確定診断をつけるのは難しい症例も多いが，胆管小細胞癌を疑う場合には，神経内分泌マーカーの免疫染色検査を依頼することが重要である．

治療　胆管小細胞癌は術後に高率な再発を認め，切除のみでの治療成績は不良である．しかし有効な化学療法は現在確立されておらず，一般的には肺小細胞癌での治療に準じた多剤併用化学療法と放射線治療が推奨されている．

胆管 限局性

透亮・陰影欠損像　線状

60代，女性

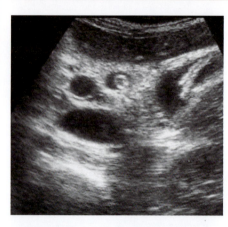

US
横断像で胆管内に輪状エコー像（bull's eye echo）がみられる．

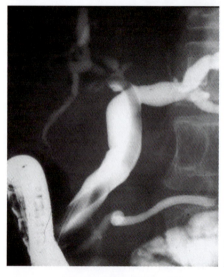

ERCP
胆管内に索状の透亮像がみられる．

Column　胆道鏡を用いた診断

　胆道鏡は経皮的もしくは経口的に胆管内を直接観察する内視鏡検査で，1976年より臨床応用され報告された手技である．胆道鏡は経口胆道鏡（peroral cholangioscopy：POCS）と経皮経肝胆道鏡（percutaneous transhepatic cholangioscopy：PTCS）があり，PTCSは経皮的ドレナージの瘻孔部を十分に拡張する必要があるため，侵襲度の低さからPOCSが汎用されている．さらに，POCSは親子式経口胆道鏡と細径内視鏡を直接胆管内に挿入する直接経口胆道鏡（peroral direct cholangioscopy：PDCS）の方法がある．
　胆管狭窄や胆管壁肥厚を呈する病変の画像診断は，しばしば難渋する．ERCP下での擦過細胞診や生検での診断能は35〜70%とされており，十分な成績とは言い難い．胆道鏡での胆道病変の直接観察や直視下生検の診断能は80〜96%と報告され，病変の評価に有用である．胆道病変の粘膜を直接観察した場合に悪性，良性の特徴的な所見が報告されており，悪性病変には以下のような特徴的な変化があることが知られている．(1) 不整に拡張した蛇行血管（腫瘍血管），(2) 易出血性，(3) 不整な乳頭状腫瘍の増生，(4) 粘膜下腫瘍様の結節隆起．このような胆管粘膜が観察された場合は悪性である可能性が強く示唆

症例 30

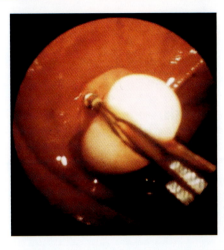

内視鏡
EST を施行後，バスケット鉗子で白色の虫体を摘出した．

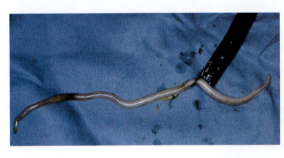

摘出物
20 cm の回虫である．

胆道内回虫迷入症

される．一方で良性病変では規則正しい配列の細血管を有する平坦な粘膜が特徴的であり，ほかにも丈の低い均一な顆粒粘膜は過形成を，粘膜不整のない表面の凹凸変化は炎症性変化を，ひだの収束を有する白色調粘膜は瘢痕化を示唆し良性病変の所見とされている．さらに，NBI を用いることで粘膜構造や粘膜血管を強調することができるため粘膜表面の微細な変化が観察可能となり有用である．

胆管癌の進展度診断は外科的切除範囲を決定するうえで重要であるが，表層進展する腫瘍の範囲診断は CT や MRI では困難である．ERCP のみの評価に比べ胆道鏡を使用して粘膜面を評価し，マッピング生検を併用することで，ほとんどの腫瘍の進展範囲を評価することが可能と報告されている．

ERCP で機械式砕石具を使用して総胆管結石截石治療を行った後に，造影では明らかな残石を認めない症例に対して POCS を行うと 28.3％で結石の遺残を認めたとの報告がある．観察後そのまま直視下に遺残結石の除石も可能であり，POCS は遺残結石の評価，治療にも有用である．

胆管 限局性

透亮・陰影欠損像　多発

70代，男性

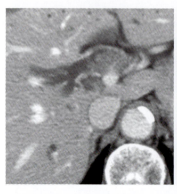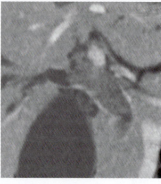

CT（平衡相）
胆嚢管から総胆管，左右肝管分岐部にかけて造影効果を伴う不整な腫瘍性病変を認める．肝内胆管は拡張し，胆嚢は腫大している．

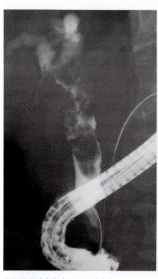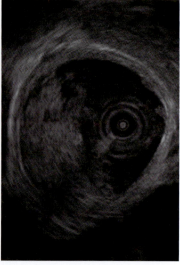

ERCP（左）/IDUS（右）
胆管内に不整な陰影欠損を認める（左）．胆嚢管から総胆管にかけて乳頭状の隆起性病変を認める（右）．

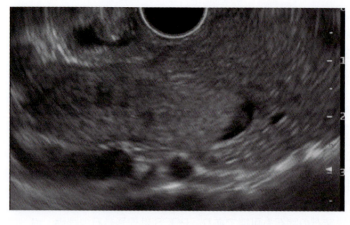

EUS
胆嚢管から総胆管にかけてやや高エコーな乳頭状腫瘍性病変を認める．明らかな壁外浸潤はみられない．

症例 31

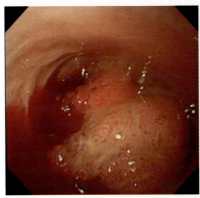
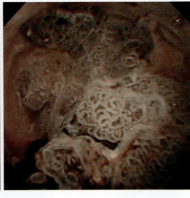

POCS
三管合流部に易出血性の乳頭状腫瘤を認める．拡張・蛇行した不整な血管がみられる．

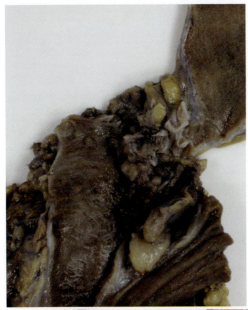

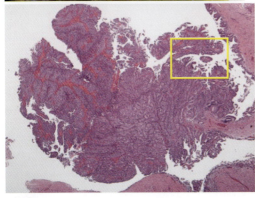
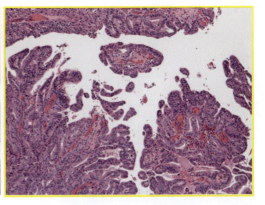

病理
肉眼所見：胆嚢管を主座とし，総胆管内に進展している．
組織所見：異型細胞が不整な乳頭状管状構造を呈しながら増殖している．

胆嚢管癌

胆管 限局性

透亮・陰影欠損像　多発

80代，女性

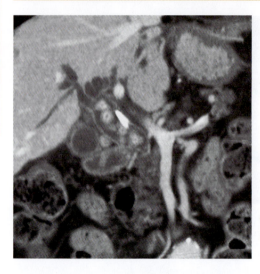

CT（平衡相）
総胆管内に多発する明瞭な高吸収結石を認め，肝内胆管は軽度拡張している．

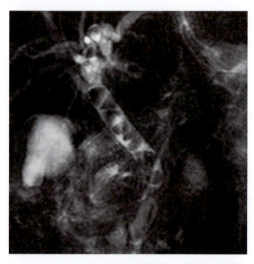

MRCP
胆汁の高信号内に陰影欠損を多数認める．

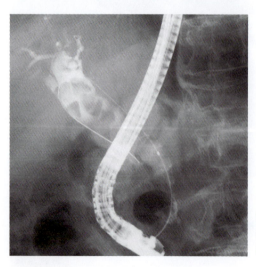

ERCP
総胆管は著明に拡張し，胆管全域に多発する透亮像がみられる．

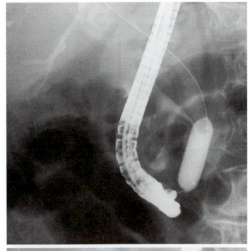

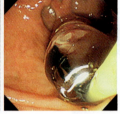

ERCP
EST を施行後に乳頭拡張用のバルーンカテーテルを用い EPLBD を施行.

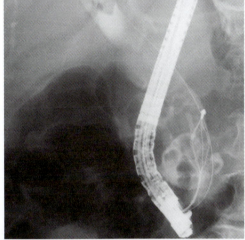

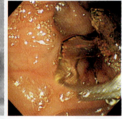

機械式砕石具を用い，下部胆管の結石から順次砕石することなく結石を把持し除去.

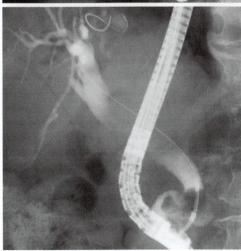

結石はすべて除去.

総胆管結石（積み上げ結石）

胆管 限局性

透亮・陰影欠損像　多発

40代, 男性

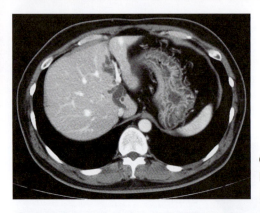

CT（平衡相）
限局的な肝内胆管拡張を認めるが，閉塞起点は同定できない．

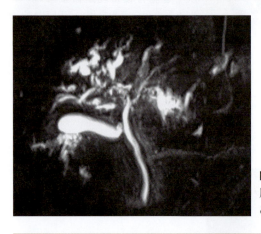

MRCP
肝 S1, S4, S5 の限局的な肝内胆管の拡張が認められる．

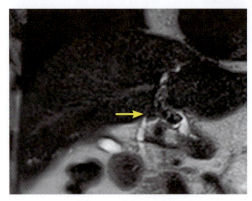

MRI（T2 強調画像）
肝 S1 の肝内胆管に，肝内結石と思われる無信号域が多数認められる（→）．

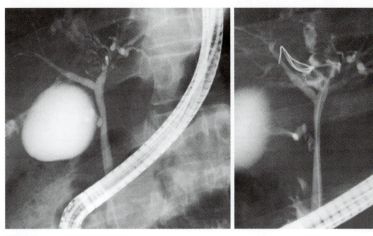

ERCP
胆管造影にて右後区域枝は著明に拡張し，内部に透亮像を認める．吸引すると透明な粘稠液である．

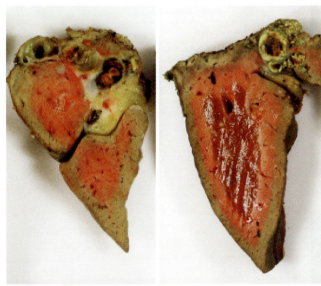

病理
肉眼所見：拡張した肝内胆管内に結石を認める．

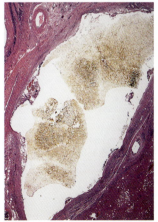

組織所見：肝内胆管内にコレステロール結石を認める．

肝内結石

透亮・陰影欠損像　多発

60代, 男性

胆管　限局性

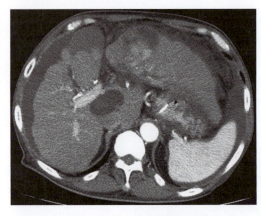

CT（動脈相）
胆嚢や胆道に血腫を認める．
肝S3の肝細胞癌のRFA治療部位に造影効果を有する腫瘍がみられる．同部位からの出血が疑われる．

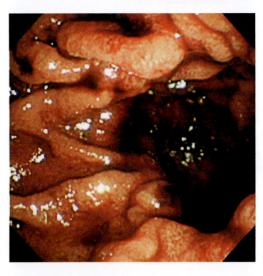

内視鏡
十二指腸乳頭から血性胆汁の排出がみられる．
傍乳頭憩室を認める．

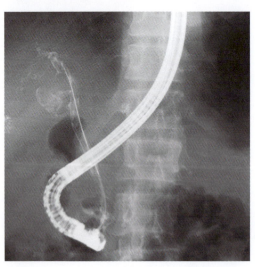

ERCP
肝門部から肝外胆管にかけて多発する透亮像がみられる．

症例 34

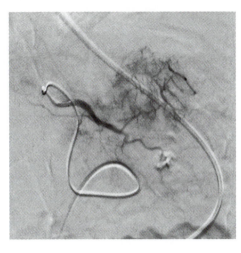

血管造影
肝 S3 の RFA 治療部位に一致して濃染を認める．

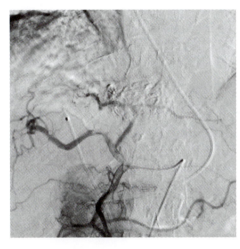

動脈塞栓術
塞栓物質を注入し，腫瘍濃染がないことを確認し止血．

胆道出血

Column 胆道出血 hemobilia

疾患概念 何らかの原因により胆道（胆嚢・胆管）内に出血が生じ，血液が十二指腸乳頭に達した状態とされる．原因としては，医原性，炎症性（胆嚢炎，胆管炎，肝膿瘍），腫瘍性（肝細胞癌，胆嚢癌，胆管癌）がある．特に現在においては各種インターベンション手技の発達・普及により胆道出血の大半がこうした手技に伴う医原性のものとなっている．

臨床像 主症状は上腹部疝痛，消化管出血，黄疸であり，Quincke の 3 徴と呼ばれている．

診断 直接所見は，内視鏡での十二指腸乳頭部からの出血を確認することである．US では，胆道内の出血はややエコーレベルの高い流動物として描出される．単純 CT では，胆道内の高吸収域として観察され，造影 CT では，活動性の出血があれば造影剤の漏出としてとらえられ，出血源の同定に有用となる．

治療 凝血塊による閉塞性黄疸もしくは胆管炎を起こしている場合には，内視鏡的乳頭切開術（EST）もしくは胆道ドレナージを行う．出血量が多く緊急止血を要する場合は，血管造影にて出血部位を同定し，動脈塞栓術を行う．出血部位が同定できない場合には外科的治療が必要になる場合もある．

胆管 限局性 — 透亮・陰影欠損像　多発

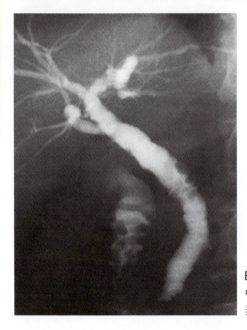

ERCP
中部胆管に多発する陰影欠損像がみられる．
表面は整である．

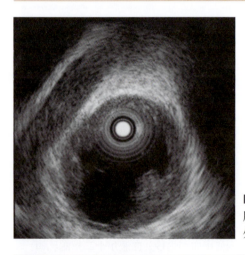

IDUS
胆管内に多発する低エコー腫瘤がみられる．
外側高エコー層は保たれている．

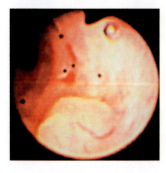

POCS
表面整の腫瘤像がみられる．

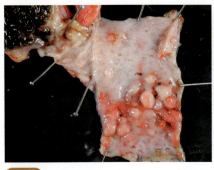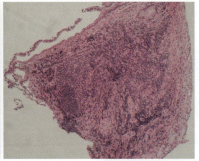

> [病理]

肉眼所見：中部胆管を中心に上部胆管，胆嚢管に多発する表面整の隆起性病変である．

組織所見：粘膜下層にリンパ球浸潤とリンパ濾胞の増生がみられる．胆管上皮に異型はみられない．リンパ濾胞性胆管炎である．

> リンパ濾胞性胆管炎

Column 経口胆道鏡 peroral cholangioscopy：POCS

　経口胆道鏡（POCS）は十二指腸鏡（親スコープ）を介して経乳頭的に細径の胆道鏡（子スコープ）を直接胆管内に挿入し，胆道病変の診断・治療を行う．1976年より臨床応用され，近年は内視鏡技術の進歩により画質・操作性も向上している．

> [診断] US，CT，MRIなどの他のモダリティーにて確定診断困難な胆管狭窄の良悪性の鑑別や胆管癌の水平進展度評価の診断に用いられる．悪性疾患を疑う所見としては不整に拡張・蛇行した腫瘍血管，乳頭状隆起であり粘膜変化を逃さずに注意して観察する．また経口胆道鏡では，透視下生検と比べると1回の検体量は少ないものの，直視下での狙撃生検が可能となるため診断能が向上する．

> [治療] 通常のERCPでの結石除去困難な症例（巨大結石やconfluence stone）に対し，経口胆道鏡下で電気水圧衝撃波破砕装置（electrohydraulic lithotripsy：EHL）とホルミウムYAGレーザー（YAG）を使用した治療の有用性が報告されている．また，胆管内の腫瘍に対してPOCS下のPDT（photo dynamic therapy），Nd-YAG laser photoablation，アルゴンプラズマ焼灼療法による腫瘍の焼灼療法が報告されている．焼灼治療は姑息的ではあるが腫瘍の増大による胆管閉塞の予防や腫瘍出血の止血効果が期待される．

拡張

胆管 限局性　　　50代, 男性

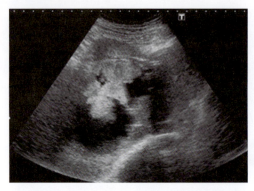

US
肝右葉に90 mm大の囊胞性病変を認め, 内部に不均一な乳頭状の充実性成分を認める.

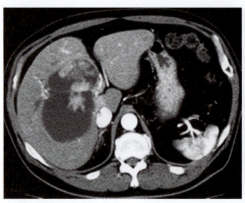 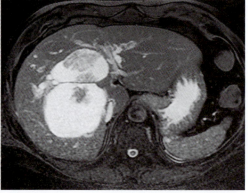

CT（動脈相, 左）/MRI（T2強調画像, 右）
囊胞性病変内の充実性成分は, 動脈相から造影効果を認める（左）. 右肝内胆管の末梢は軽度拡張している. 高信号を示す囊胞性病変内に充実性成分を認める（右）. 囊胞性病変と胆管の連続性がみられる.

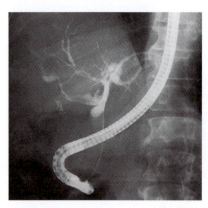

ERCP
胆管造影にて右後区域枝は著明に拡張し, 内部に透亮像を認める. 吸引すると透明な粘稠液である.

症例36

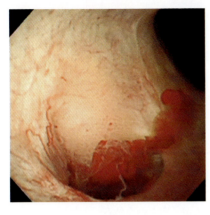

POCS
右後区域枝分岐部に乳頭状粘膜を認める．

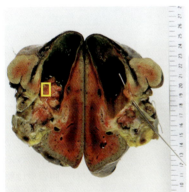
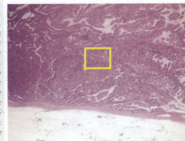
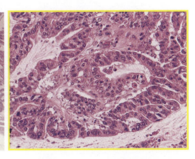

[病理]
胆管右後区域枝に粘液貯留と拡張を認め，異型腺上皮細胞が乳頭状に増殖している．

IPNB（胆管内乳頭状腫瘍）

Column　胆管内乳頭状腫瘍　intraductal papillary-mucinous neoplasm of the bile duct：IPNB

[疾患概念] 胆管内腔に乳頭状増殖を示す胆管上皮性腫瘍をまとめた新たな概念として提唱され，2010年のWHO分類では肝内外の前癌病変あるいは癌病変として記載された．現在では膵管内乳頭粘液性腫瘍（intraductal papillary-mucinous neoplasm：IPMN）のカウンターパートと考えられている．約30％に粘液の過剰産生がみられるとされる．組織学的には血管結合織の芯を伴う異型胆管上皮の乳頭状増殖を特徴としている．

[臨床像] 腹痛，黄疸，胆管炎，膵炎などが主な症状であるが，偶然発見される症例も少なくない．特に胆管炎症状は粘液を多く産生する症例で診断契機となることがある．

[診断] US，MDCT，MRIなどは胆管拡張と管腔内の腫瘍像を捉えられる．ERCは十二指腸乳頭部も観察でき，乳頭開口部の開大と粘液排出を認めた場合にはIPNBの存在を間接的に証明することができる．胆道鏡（経口，経皮経肝）は直接腫瘍を観察でき，かつ生検も可能なため，局在診断，質的診断に有用である．

[治療] 原則は外科切除であるが，術前の進展度診断を十分に施行したうえで切除術式を決める必要がある．

胆管 限局性 — 拡張

60代，男性

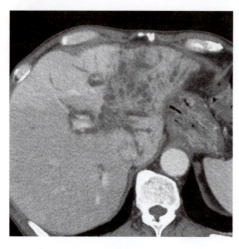

CT（平衡相）
左肝内胆管が拡張しているが，明らかな結石や腫瘍性病変は指摘できない．

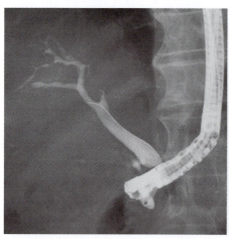
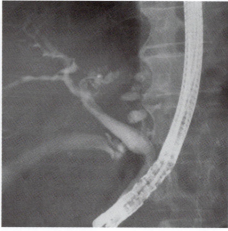

ERCP
左胆管にV字型の狭窄を認める（左）．胆管壁は整である．造影剤を圧入すると，狭窄部より末梢胆管が造影され，拡張している（右）．

Column　peribiliary cyst

疾患概念　肝門部を中心に発症する多発嚢胞性疾患である．病理組織学的には肝内大型胆管周囲に分布している胆管周囲付属腺の拡張したものと考えられている．嚢胞の大きさは2〜20 mmであり，嚢胞と胆管との交通は認めないとされている．発生機序は不明であるが，臨床的には肝硬変や慢性肝炎などの肝疾患や門脈圧亢進症でしばしば発見され，原因は門脈系の循環障害による分泌経路の閉塞と推察されている．その他の原因として，敗血症や胆管炎などの感染やadult polycystic diseaseを背景疾患に認められるとする報告もあり，先天的素因の関与も考えられている．

臨床像　無症状で経過することが多く，臨床的に遭遇することはまれな疾患ではあるが，画像診断の向上とともに臨床例の報告が増えている．その一方，嚢胞が胆管に沿って並んで存在するため，径5 mm程度の小嚢胞でも胆管を圧排し狭窄，閉塞を生じさせて胆管炎や閉塞性黄疸をきたすこともある．

診断　特徴的な胆管周囲に集簇する胆管との交通のない嚢胞を証明することが必要とな

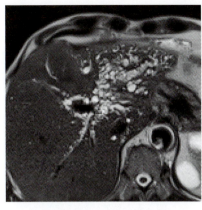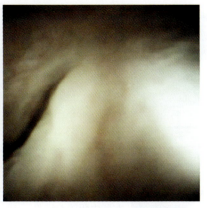

MRI(T2強調画像，左)/POCS(右)
左末梢胆管は拡張している．また肝内胆管に沿うようにして多発する嚢胞性病変を認める(左)．狭窄部の胆管粘膜は整で，瘢痕様変化や腫瘍血管は認めない．壁外圧排による立ち上がりなだらかな膨隆がみられる(右)．peribiliary cystによる壁外性の胆管狭窄と診断する．

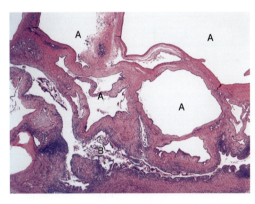

病理

組織所見：肝門部胆管周囲に嚢胞状に拡張した胆管付属腺(A)が多発し，それにより胆管は圧排されている(B)．

peribiliary cyst（胆管周囲嚢胞）

る．DIC-CTは，胆管のみを描出し胆管と交通のない嚢胞は描出されないのでperibiliary cystと肝内胆管拡張との鑑別に有用である．MRCPは，嚢胞と胆管が同時に描出されることから胆管の走行を確認しながら嚢胞分布を把握することができるため，peribiliary cystなどの胆管周囲に病変が局在する疾患では診断に役立つ．ERCPは，嚢胞が描出されないため，嚢胞と胆管の交通がないことを確認でき診断に有用である．IDUSは，胆管狭窄部に一致した周囲嚢胞の圧排所見や肝内胆管周囲に多発する嚢胞が胆管内腔との交通がないことがより明瞭に描出される．胆道鏡は，嚢胞による圧排性の狭窄部位をSMT様の所見として直接観察できる．時に圧排性の胆管狭窄が肝内胆管癌との鑑別に苦慮することもあるため，上記の画像診断の特徴を十分理解し診断する必要がある．

治療 無症状であれば一般的には経過観察が基本であるが，胆管癌疑診例や繰り返す胆管炎のために手術が選択されることもある．

胆管 限局性　拡張

70代，女性

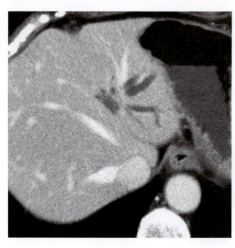

CT（平衡相）
左肝内胆管が拡張しているが，明らかな結石
や腫瘍性病変は指摘できない．

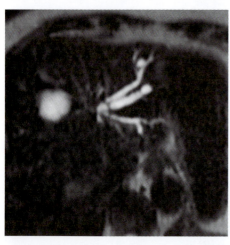

MRI（T2強調画像）
CT同様，左肝内胆管が拡張している．

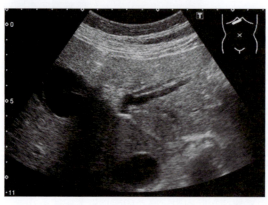

US
左肝内胆管が拡張しているが，明らかな結石
や腫瘍性病変は指摘できない．

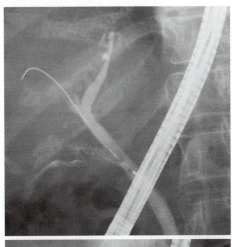

ERCP
左胆管にV字型の狭窄を認める．
胆管壁は整である．

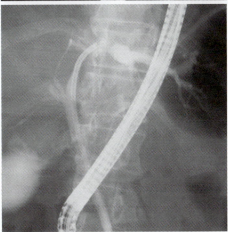

造影剤を圧入すると，狭窄部より末梢胆管が
造影され，拡張している．

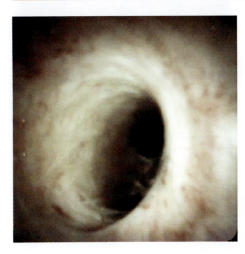

POCS
狭窄部の胆管粘膜は整で，瘢痕様変化や腫瘍
血管は認めない．

胆管屈曲・蛇行

胆管 限局性　破綻　　60代，男性

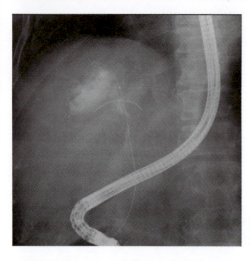

ERCP
右胆管より造影剤が漏出している．

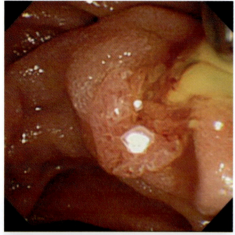

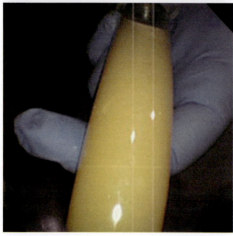

内視鏡
乳頭より黄褐色の胆汁が流出している．

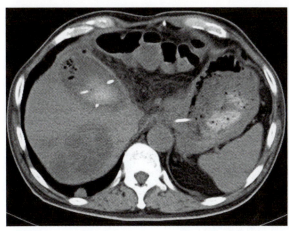
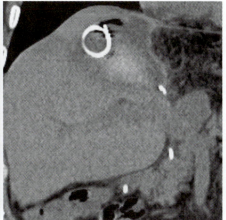

CT
肝右葉の肝細胞癌に対してTACEを施行した際にbilomaを指摘．
経乳頭的にプラスチックステントを留置．

biloma（肝外胆汁性嚢胞）

Column　外傷による胆管狭窄

疾患概念　古くから胆嚢や十二指腸など，上腹部手術の合併症の1つとして知られている．最近では，腹腔鏡下胆嚢摘出術の合併症の頻度が高い（1.7％）ことが報告されている．他の原因としては，交通事故によるハンドル外傷や上腹部殴打がある．

診断　手術に起因する場合には，術中に判明するか術後に判明するかで大きく異なる．術後に発見されるほうが症状は重い．交通事故や殴打による外傷では，事故後7〜14日後に黄疸で発症することが多い．事故後の場合，胆管癌などと誤診し過大な手術になることもあるため，注意深く病歴を聴取しなければならない．なかでも鈍的な腹部外傷後の膵上縁胆管狭窄は，遅発性に発症することから診断に難渋する場合があるので注意を要する．USで肝内胆管の拡張，MRCPで胆管狭窄として診断される．

治療　腹腔鏡下胆嚢摘出後ではクリップによる胆管閉塞となることが多く，経皮経肝的治療や経乳頭的治療が困難な場合には胆管腸管吻合術を要する．ガイドワイヤーが狭窄部を通過できれば，術後や事故後の胆管狭窄でもバルーンカテーテルなどによる拡張術，ブジーや一時的な胆管ステントの留置により胆管狭窄を改善できる．狭窄が強い場合は，胆管ステントの複数本留置や大口径金属ステントの留置の有効性も報告されている．

破綻

10代，男性

胆管　限局性

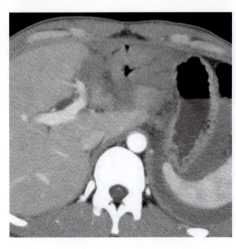

CT（動脈相）
肝左葉に肝膿瘍を認める．

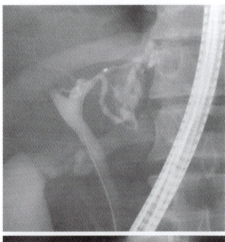

ERCP
交通外傷により肝損傷を発症．
左胆管（B2）が破綻し，造影剤の漏出がみられる．

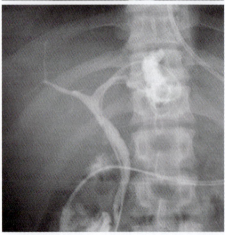

ENBDを留置．

症例 40

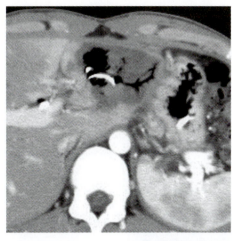

CT（動脈相）
ENBD チューブ留置後も膿瘍は縮小せず．

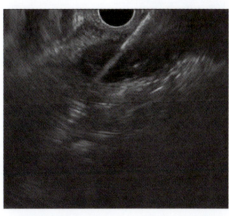
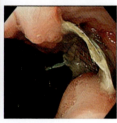

EUS 下膿瘍ドレナージ
胃体上部小弯より肝膿瘍を FNA 針で穿刺し，金属ステントを留置．

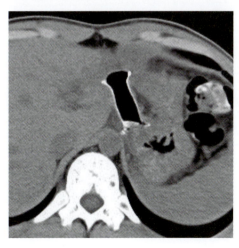

CT
金属ステント留置後，膿瘍腔は消失．

外傷性肝損傷・肝膿瘍

充実　表面整

70代, 男性

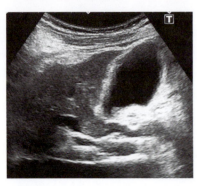

US
肝S5から左肝管内に浸潤する腫瘤を認める.

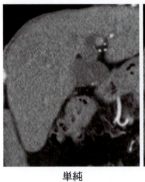 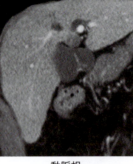 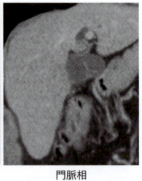

単純　　　　　　動脈相　　　　　　門脈相

CT（冠状断）
左肝管内の腫瘤は漸増性に濃染される.

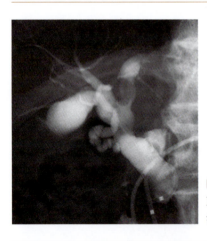

ENBD
ENBD造影では，左肝管内に表面がほぼ平滑な腫瘤を認める.

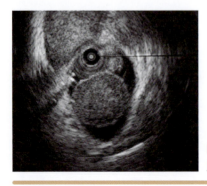

IDUS
腫瘤は辺縁高エコー帯を認める.

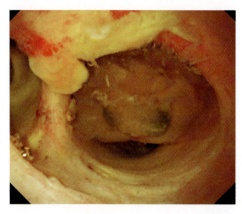

POCS
左肝管内に表面がほぼ平滑な腫瘤があり，一部黒色調の部位を認める．

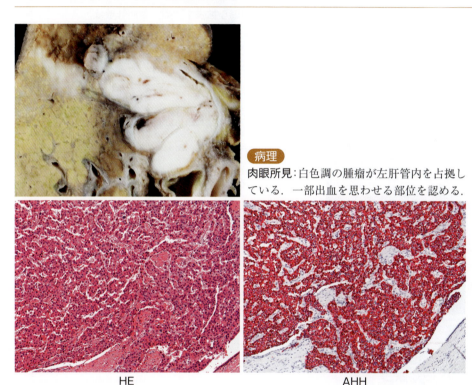

HE　　　　　　　　　　　AHH

病理
肉眼所見：白色調の腫瘤が左肝管内を占拠している．一部出血を思わせる部位を認める．

組織所見：病理組織学的に大小不同の異型な核と好酸性の細胞質を有する腫瘍細胞が細索状構造を呈し，増殖している．免疫染色では，anti-human hepatocyte（AHH）とサイトケラチン 18 が陽性であることより，肝細胞癌の胆管内腫瘍栓と診断する．

胆管　びまん性　狭窄

60代, 男性

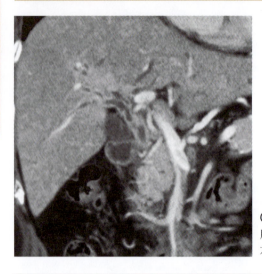

CT（動脈相）
肝内胆管に不規則な拡張を認め，総胆管壁は不整に肥厚している．

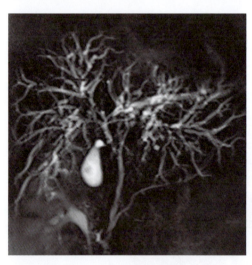

MRCP
肝内胆管に狭窄分節が多発し，枯れ枝状である．

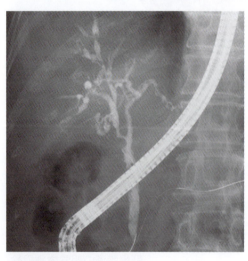

ERCP
肝内に多発する狭窄像がみられる．
一部突出した憩室様変化を認める．

症例 42

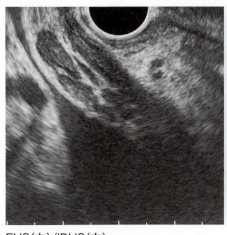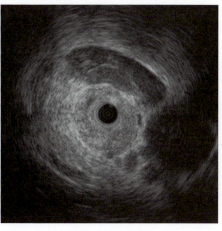

EUS(左)/IDUS(右)
胆管壁内側低エコー層は不均一に肥厚し，外側高エコー層に変化はみられない．胆管内腔の拡張はなく，表面は不整である(左)．胆管壁は全周性に不整に肥厚している．周囲のリンパ節が腫大している(右)．

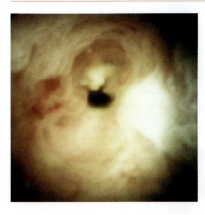

POCS
胆管壁に潰瘍瘢痕，偽憩室がみられる．
血管増生は認めない．

PSC（原発性硬化性胆管炎）

Column　原発性硬化性胆管炎　primary sclerosing cholangitis：PSC

疾患概念　肝内・肝外胆管に原因不明の線維性狭窄をきたす進行性の慢性肝内胆汁うっ滞である．胆汁性肝硬変を経て肝不全に至る予後不良な炎症性疾患である．潰瘍性大腸炎（ulcerative colitis：UC）などの炎症性腸疾患（inflammatory bowel disease：IBD）を合併することが多く，免疫異常や遺伝的異常の関与が推定されている．

臨床像　わが国における PSC は IBD 合併頻度が約 40％と欧米に比較して低率であること，男性に多く，発症年齢に 2 峰性（20 代と 60 代）がみられることが特徴である．また胆管癌を合併する．

診断　わが国独自の診断基準はなく，歴史的に Mayo clinic のグループが提案した診断基準が国際的に用いられている．現在の診断基準では病理組織学的所見が外され，直接胆道造影が重視される基準となっている．

治療　肝移植が唯一の根本的治療である．

拡張

胆管 びまん性

40代，男性

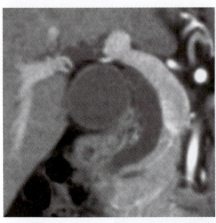
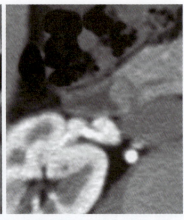

CT（動脈相）
十二指腸乳頭部にやや造影効果を伴う腫瘤が認められ，胆管は拡張している．

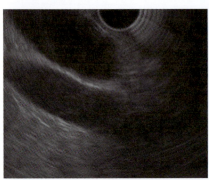
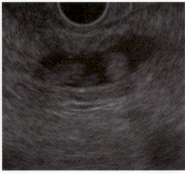

EUS
十二指腸乳頭直上に腫瘤性病変を認め，胆管は12 mm大に拡張している．また総胆管内にデブリが多数みられる．

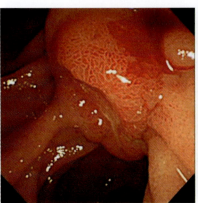
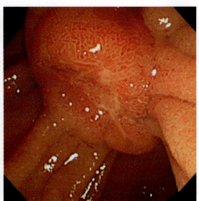

内視鏡
十二指腸乳頭開口部は不整な陥凹を呈し，潰瘍を形成している．

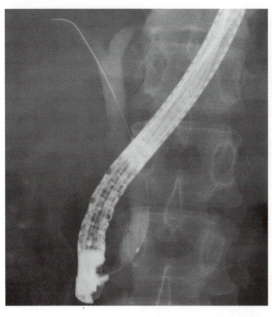

ERCP
胆管造影では乳頭直上で先細りし，狭窄を呈する．上流の胆管は拡張している．

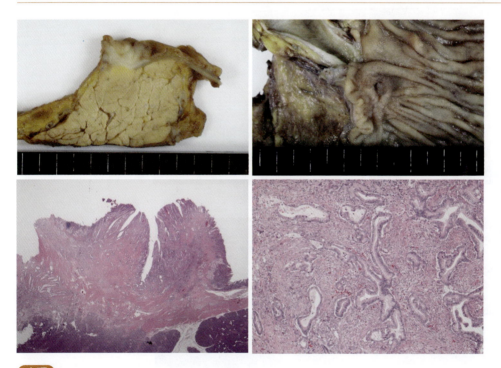

> 病理

肉眼所見：十二指腸乳頭部に潰瘍性病変を認める．
組織所見：異型細胞が不整腺管構造を形成しながら増殖している．
中分化型管状腺癌の像である．

乳頭部癌

胆管 びまん性

拡張

70代，女性

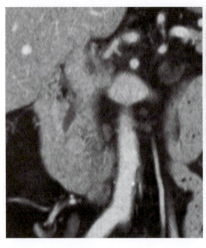
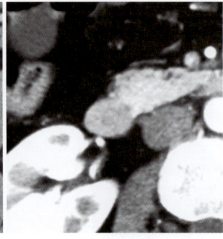

CT（動脈相）
不明瞭ながら主乳頭部に腫瘤性病変が示唆される．軽度胆管拡張がみられる．

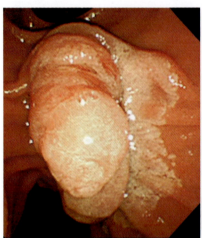
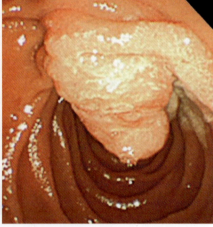

内視鏡
白色調の乳頭部腫瘍が側方や肛門側に広範囲に進展している．

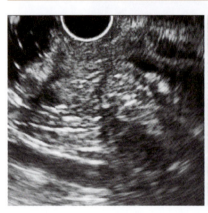
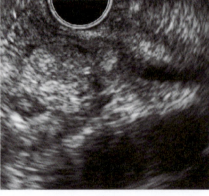

EUS
膵管への明らかな進展は認めないが，胆管内への腫瘍進展を疑う．

症例 44

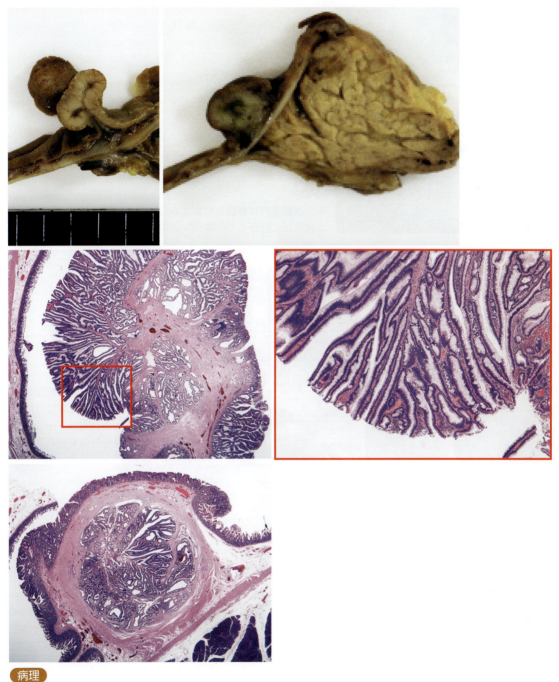

病理

肉眼・組織所見：核のクロマチン濃染を呈する異型円柱上皮細胞が管状構造や絨毛構造を示し，密に増殖している．高度異型を示す管状絨毛腺腫の所見である．腫瘍は乳頭開口部で折り返し，乳頭部共通管〜乳頭部胆管内に水平進展している．

乳頭部腺腫

胆管 びまん性 拡張

70代，女性

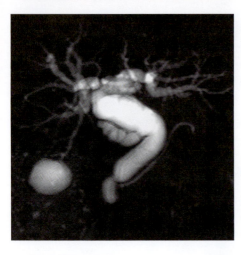

MRCP
十二指腸壁内に囊胞性病変がみられ，総胆管は囊胞状に拡張している．

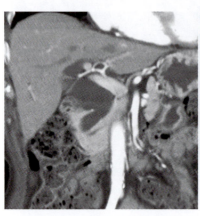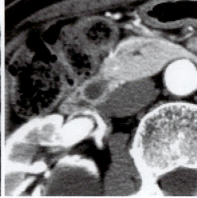

CT（動脈相）
総胆管はびまん性に拡張しているが，明らかな腫瘍性病変はみられない（左）．十二指腸壁内に囊胞性病変がみられる（右）．

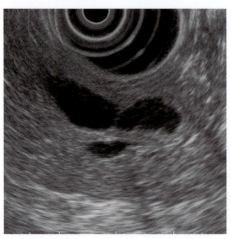

EUS
囊胞性病変が十二指腸壁内にあることがわかる．

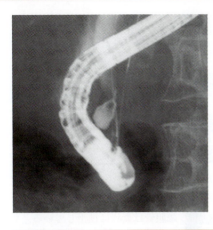

ERCP
乳頭部胆管に限局性の拡張がみられ，総胆管もびまん性に拡張している．

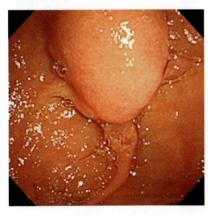

内視鏡
乳頭口側隆起の膨隆がみられる．
choledochocele と診断する．

choledochocele

| Column | 先天性胆道拡張症　congenital bile duct dilatation |

疾患概念　『先天性胆道拡張症の診断基準 2015』が作成され，「先天性胆道拡張症とは，総胆管を含む肝外胆管が限局性に拡張する先天性の形成異常で，膵・胆管合流異常を合併するものをいう」と定義された．具体的には 1995 年に提唱された戸谷分類のうち Ia 型，Ic 型，IV-A 型が対象となる．そして，胆管拡張と膵・胆管合流異常により，胆汁と膵液の流出障害や相互逆流，胆道癌など肝，胆道および膵にさまざまな病態を引き起こす．成人の先天性胆道拡張症例の検討において胆道癌発生率は 21.6％とされている．

臨床像　黄色人種の女性に多い．腹痛，黄疸，腹部腫瘤が三主徴といわれてきたが，すべて揃うことは少なく，無症状で検診で発見される例が増えている．

診断　胆道拡張を侵襲性のない腹部エコーで拾い上げ，合流異常を MDCT，MRCP，ERCP などで適切に診断する．MDCT や MRCP は低侵襲性ではあるが，主膵管や合流部の描出能は ERCP に劣る．成人例においては EUS や IDUS を行うことで膵・胆管合流異常の診断はより確実になり，胆道癌の除外にも寄与する．

治療　胆嚢を含めた肝外胆管切除を行う．

拡張

40代，女性

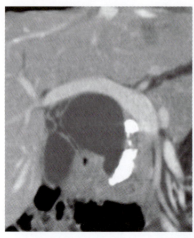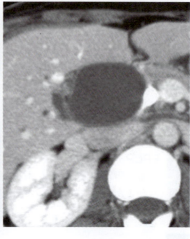

CT（平衡相）
総胆管は囊状に拡張している．膵頭部に粗大な石灰化を認める．

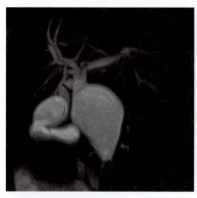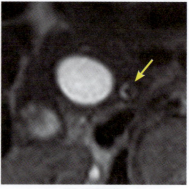

T2強調画像

MRCP（左）/MRI（右）
総胆管囊腫が認められる．T2強調画像で主膵管内に膵石と思われる陰影欠損を認める（→）．

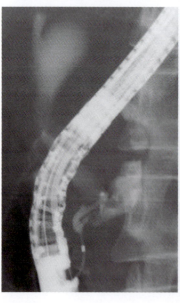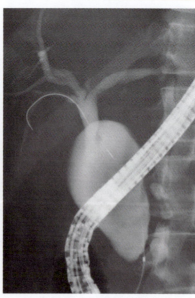

ERCP
胆管と膵管が同時に造影され，膵・胆管合流異常と考えられる．合流部より肝側の胆管は紡錘状に拡張している．胆汁中アミラーゼは高値である．

症例 46

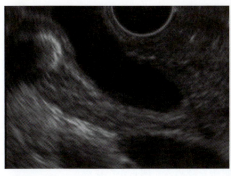
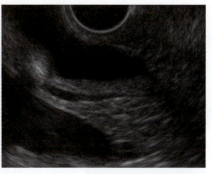

EUS
十二指腸球部より描出．膵頭部周囲内に音響陰影を呈する膵石を多数認める．膵管胆管合流部は不明瞭である．

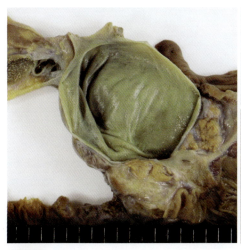
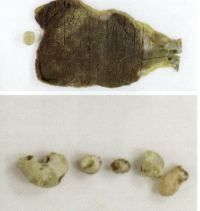

病理
6.5 cm 長にわたって総胆管の著明な囊状拡張がみられる（戸谷分類 I 型）．主膵管は十二指腸固有筋層より遠位で胆管から分枝している．膵管内に膵石が充満している．胆嚢粘膜にコレステローシスが認められる．

先天性胆道拡張症，膵・胆管合流異常

Column 膵・胆管合流異常 pancreaticobiliary maljunction

疾患概念 膵・胆管合流異常とは，解剖学的に膵管と胆管が十二指腸壁外で合流する先天性の形成異常をいい，機能的に十二指腸乳頭部括約筋（Oddi 筋）の作用が膵胆管合流部に及ばないため，膵液と胆汁の相互逆流が起こり，胆汁や膵液の流出障害や胆道癌など胆道ないし膵にさまざまな病態を引き起こす．

診断 従来の診断基準では，直接胆道造影で乳頭部括約筋作用が膵胆管合流部に及ばないことを確認することを基本としていたが，近年の画像診断の発展により，MDCT，MRCP，EUS などの検査法で，膵管と胆管の壁外合流が確認できた場合には，合流異常と診断できるようになった．

胆管 びまん性

拡張

50代, 女性

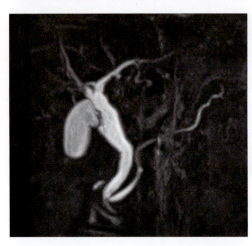

MRCP
肝外胆管は12 mm大に軽度拡張, 主膵管は6 mm大に軽度拡張を認める. 明らかな狭窄や結石は認めない. 肝機能障害と原因不明の膵炎の既往あり. 幼少期に沖縄への滞在歴あり.

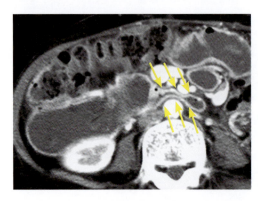

CT（動脈相）
十二指腸の3rd portionで全周性に壁肥厚を認め, 狭窄を呈する（→）. 口側の胃・十二指腸は拡張している. 狭窄部周囲に明らかな腫瘍性病変は認めない.

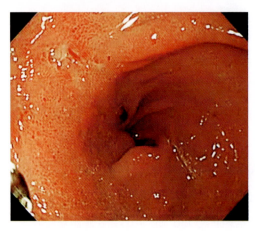

内視鏡
主乳頭開口部周囲の粘膜は粗糙である. 水平脚の十二指腸に粘膜浮腫, びらん, 瘢痕狭窄を認める. 潰瘍や腫瘍性病変は認めない.

症例 47

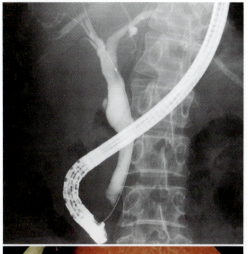

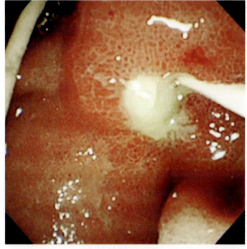

ERCP
胆管造影にて肝外胆管狭窄を認めるが，明らかな透亮像を認めない．主乳頭開口部に粘稠度の高い膿が付着していたが，胆汁は黄褐色透明である．

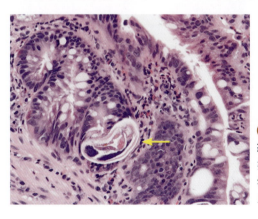

病理
組織所見：十二指腸や主乳頭からの生検で，好中球や好酸球を主体とした高度炎症細胞浸潤を認め，上皮内に好塩基性の顆粒を有する虫体の集簇を認める（→）．

糞線虫感染

胆管　びまん性　拡張　　70代, 女性

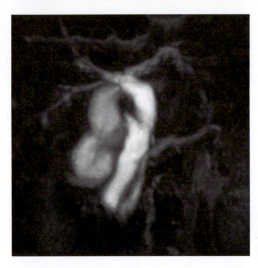

MRCP
胆管のびまん性拡張がみられ, 膵管も軽度拡張している.

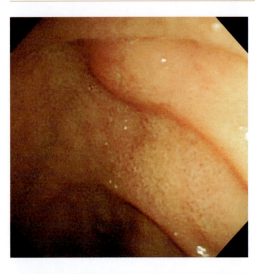

内視鏡
十二指腸乳頭は正常であり, 腫瘍性病変はみられない.

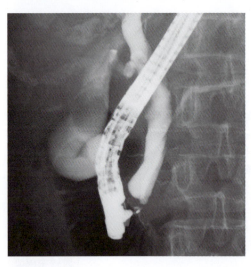

ERCP
胆管のびまん性拡張がみられる.

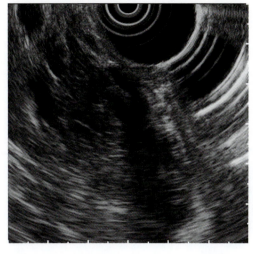

EUS
膵・胆管合流異常や閉塞起点となるような腫瘤は認めない．

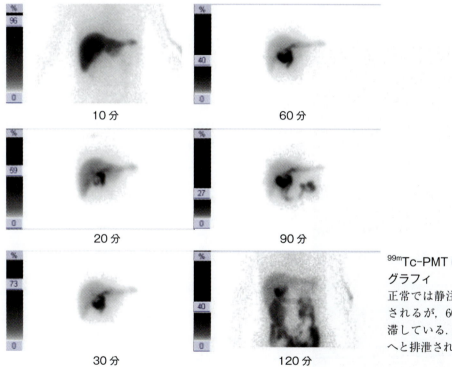

10分 60分
20分 90分
30分 120分

^{99m}Tc-PMT による肝胆道シンチグラフィ
正常では静注30分で腸管へ排泄されるが，60分後も総胆管に停滞している．静注90分より腸管へと排泄されている．

乳頭機能不全に伴う胆管拡張

胆管　びまん性　拡張

70代，男性　症例49

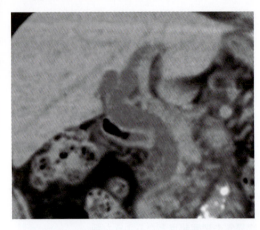

CT
胆嚢摘出術後．肝内胆管から総胆管までびまん性に拡張している．

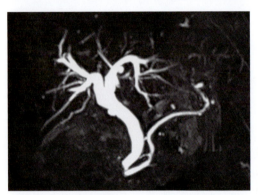

MRCP
胆管がびまん性に拡張しているが，明らかな胆管狭窄や結石を疑う陰影は認めない．

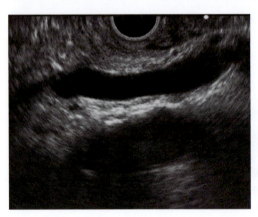

EUS
総胆管は13mm大に拡張しているが，内部に結石や胆管壁肥厚は認めない．乳頭部にも腫瘤は認めない．

胆嚢摘出術後の胆管拡張

拡張

症例 50

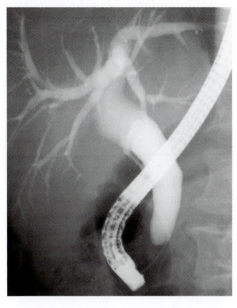

ERCP
胆管のびまん性拡張がみられる．

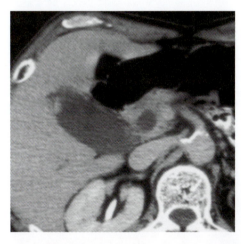

CT
胆管は末端までびまん性に拡張している．

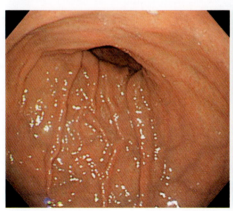
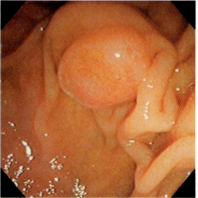

内視鏡
Billroth I 法による切除胃である．乳頭は軽度に腫大している．胃切除術後の胆管拡張である．

胃切除術後の胆管拡張

膵

膵病変の所見からみた診断へのアプローチ

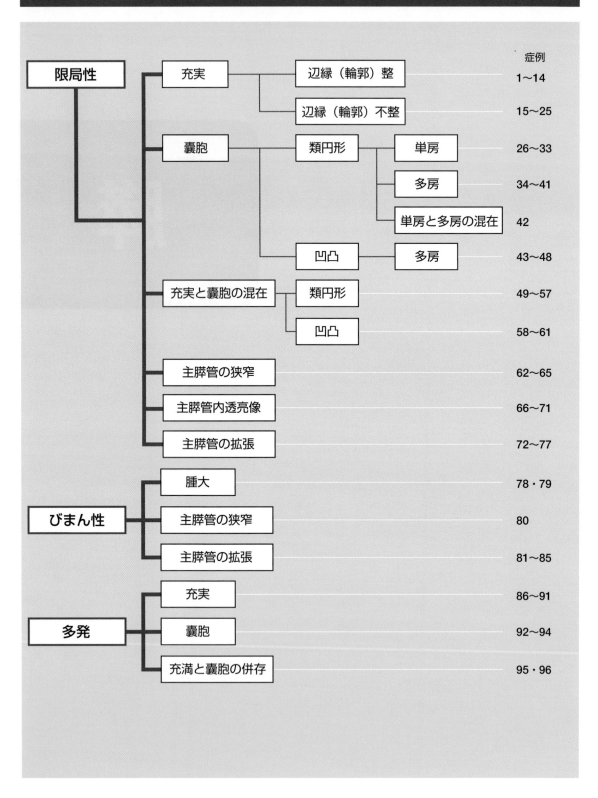

膵病変の所見へのアプローチ

膵病変の診断を進める際には，まず異常所見が限局性か，びまん性か，あるいは多発か，に着目する．

1. 限局性病変

限局性病変の場合には，腫瘍性か，主膵管の変化が主体であるか，を判断する．腫瘍性では充実性か，囊胞性か，両者の混在か，をチェックする．主膵管の変化では，狭窄・閉塞か，内部に透亮像があるか，拡張か，に注目する．

1) 充実性

充実性病変の場合には，病変の辺縁（整，不整），境界（明瞭，不明瞭），内部血流の状態（血流豊富，乏血性），主膵管や周囲膵実質の変化にも着目する．

2) 囊胞性

囊胞全体の形状（類円形，凹凸），内部の構造（単房，多房，隔壁や壁在結節，内容液の性状），膵管との関係（狭窄，拡張，透亮像，交通の有無），膵実質の変化，に着目する．

3) 充実と囊胞部分の混在

両者が混在してみられる場合には，上記1)2)のほかに，両者の位置関係（充実部分が中心にあるか，辺縁か，乳頭側か，尾側か）に着目する．

4) 主膵管の狭窄

狭窄部の性状，分枝膵管の変化，尾側膵管の状態，膵実質の変化に着目する．

5) 主膵管内透亮像

透亮像の形状（類円形，凹凸），石灰化や可動性の有無，主膵管や膵実質の変化に着目する．

6) 主膵管の拡張

拡張の形態，内部の性状，拡張の部位や範囲，膵実質の変化に着目する．

2. びまん性病変

膵全体の腫大や萎縮，主膵管が全長にわたり狭窄あるいは拡張を呈する場合がある．膵全体の腫大やびまん性の主膵管狭窄の主な原因には膵炎と膵癌があり，膵実質および主膵管の変化に着目し鑑別する必要がある．びまん性の主膵管拡張には膵管内乳頭粘液性腫瘍のほか，乳頭部，あるいは乳頭近傍に病変が存在する場合があり，注意する．

3. 多発病変

成因が同じものか，異なったものか，慎重に診断する．

診断のポイント

◆ 充実性病変

①単発か，多発か，②発生部位が頭・体・尾部のどこか，をまずチェックする．次に腫瘤自体の性状をチェックする．すなわち，③境界が明瞭か，不明瞭か，④辺縁が整か，不整か，⑤形状が類円形か，不整形か，⑥内部は均一か，不均一か，嚢胞や石灰化があるか否か，⑦血流が豊富か否か，⑧膵管の形状や腫瘤との関係，などに着目し診断する．

【単発】

	頻度の高いもの	頻度の低いもの
良性	神経内分泌腫瘍 neuroendocrine tumor 慢性膵炎（腫瘤形成型）chronic pancreatitis (tumor-forming type) 自己免疫性膵炎 autoimmune pancreatitis (AIP) 副脾 accessory spleen	充実性偽乳頭状腫瘍 solid-pseudopapillary neoplasm (SPN) 漿液性嚢胞腫瘍 serous cystic neoplasm (solid variant) Castleman病 Castleman's disease GIST gastrointestinal stromal tumor パラガングリオーマ paraganglioma 膵膿瘍 pancreatic abscess 限局性脂肪沈着 lipomatosis 過誤腫 hamartoma
悪性	膵癌 pancreas carcinoma	腺房細胞癌 acinar cell carcinoma 神経内分泌細胞癌 neuroendocrine carcinoma 未分化癌 undifferentiated carcinoma 退形成性膵管癌 anaplastic carcinoma 悪性リンパ腫 malignant lymphoma 転移性腫瘍 secondary tumor

【多発】

膵癌 pancreas carcinoma
神経内分泌腫瘍 neuroendocrine neoplasm
膵癌と膵管内乳頭粘液性腫瘍 pancreas carcinoma and intraductal papillary-mucinous neoplasm (IPMN)
膵癌と神経内分泌腫瘍 pancreas carcinoma and neuroendocrine neoplasm
漿液性嚢胞腫瘍 serous cystic neoplasm
膵管内乳頭粘液性腫瘍と漿液性嚢胞腫瘍 intraductal papillary-mucinous neoplasm (IPMN) and serous cystic neoplasm
転移性腫瘍 secondary tumor
慢性膵炎（腫瘤形成型）chronic pancreatitis (tumor-forming type)

◆ 囊胞性病変

充実性病変と同様に，①単発か，多発か，②発生部位がどこか，をまずチェックする．次に囊胞自体の性状をチェックする．すなわち③辺縁が整か，不整か，④全体の形状が類円形か，不整形か，⑤囊胞壁の性状（肥厚や結節の有無），⑥囊胞内部や内容液の性状，⑦膵管の変化や主膵管との交通の有無，に着目する．

【単発】

	頻度の高いもの	頻度の低いもの
良性	膵管内乳頭粘液性腫瘍 intraductal papillary-mucinous neoplasm（IPMN） 粘液性囊胞腫瘍（腺腫）mucinous cystic neoplasm（MCN） 漿液性囊胞腫瘍 serous cystic neoplasm 仮性囊胞 pseudocyst 単純性囊胞 simple cyst	充実性偽乳頭状腫瘍 solid-pseudopapillary neoplasm（SPN） 類上皮囊胞 epidermoid cyst 神経内分泌腫瘍の囊胞変性 neuroendocrine tumor with cystic degeneration 奇形腫 teratoma 膵膿瘍 pancreatic abscess 動脈瘤 aneurysm 脾囊胞 splenic cyst
悪性	膵管内乳頭粘液性腫瘍（腺癌）intraductal papillary-mucinous neoplasm（IPMN） 粘液性囊胞腫瘍（腺癌）mucinous cystic neoplasm（MCN）	退形成性膵管癌 anaplastic carcinoma 転移性腫瘍 secondary tumor

【多発】

膵管内乳頭粘液性腫瘍 intraductal papillary-mucinous neoplasm（IPMN）
von Hippel-Lindau 病 von Hippel-Lindau's disease
漿液性囊胞腫瘍 serous cystic neoplasm

◆ 充実と囊胞の混在

充実と囊胞の混在する腫瘍においては，充実部分と囊胞部分の関係をまずチェックする．すなわち，充実性腫瘤の内部に囊胞が存在するのか，逆に囊胞性病変の一部に充実部分が存在するのか，に着目する．どちらであるかが判断できれば，前述した充実性病変，囊胞性病変の診断のポイントに従い鑑別診断を行う．

【単発】

	頻度の高いもの	頻度の低いもの
良性	膵管内乳頭粘液性腫瘍 intraductal papillary-mucinous neoplasm (IPMN) 漿液性囊胞腫瘍 serous cystic neoplasm 神経内分泌腫瘍の囊胞変性 neuroendocrine tumor with cystic degeneration	膵管内乳頭粘液性腫瘍と炎症性腫瘤 intraductal papillary-mucinous neoplasm (IPMN) and inflammatory mass 類上皮囊胞 epidermoid cyst リンパ上皮囊胞 lymphoepithelial cyst
悪性	膵癌 pancreas carcinoma 膵管内乳頭粘液性腫瘍（腺癌）intraductal papillary-mucinous neoplasm (IPMN)	膵癌と貯留囊胞 pancreas carcinoma and retention cyst

◆ 画像検査の選択

膵病変に対する検査はUSから始めるが，膵全体を描出することが困難な場合がある．次にCTを行うが，単純および造影CTを併用する．MRCPを含むMRIも有用である．詳細な診断にはEUSやERCPを要する．

略語表

ENPD Endoscopic Naso-Pancreatic Drainage
FNA Fine Needle Aspiration
IDUS Intraductal Ultrasonography
PanIN Pancreatic Intraepithelial Neoplasia
POPS Peroral Pancreatoscopy
SPACE Serial Pancreatic juice-Aspiration Cytologic Examination

膵 限局性

充実　辺縁（輪郭）整　　　　　　　　　　　　　　　　　　　　80代，女性

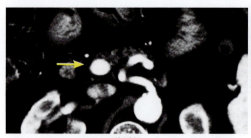

動脈相　　　　　　　　　　　門脈相

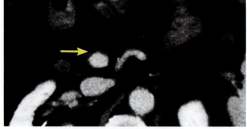

平衡相

CT
膵頭部に動脈相で均一な強い造影効果を伴う，境界明瞭な高吸収域を認める．膵実質は脂肪浸潤を認める．

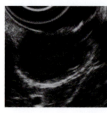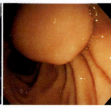

EUS
膵頭部に境界明瞭な被膜を伴う，内部均一な低エコー腫瘤を認める．
十二指腸内腔からは粘膜下腫瘍様である．

Column　膵神経内分泌腫瘍　neuroendocrine tumor of the pancreas

概念　膵神経内分泌腫瘍は，神経内分泌系細胞への分化を示す比較的まれな腫瘍で，頻度は剖検例で0.5〜1.5％と報告されている．ホルモン過剰症状がみられるものを症候性（機能性），そうでないものを非症候性（非機能性）腫瘍と呼ぶ．機能性の場合，産生されるホルモンは必ずしも1種類ではないことがある．頻度の高い腫瘍として，インスリノーマ，ガストリノーマ，グルカゴノーマ，VIPoma，ソマトスタチノーマが挙げられる．

臨床像　常染色体優性遺伝で，下垂体腫瘍，副甲状腺機能亢進症，膵神経内分泌腫瘍（ガストリノーマが多い）を合併する multiple endocrine neoplasia（MEN）1型を除くと，70〜90％は単発性である．腫瘍は膵内のどこにでも発生し，膵内外に発育する．多くが2〜3 cm であり，10 cm 以上で発見されることはまれである．

診断　特異的な症状と過剰産生されたホルモンの測定，画像検査で診断される．ホルモンの測定は，末梢血のほかに，腫瘍の局在診断のためカルシウムやセクレチンを選択的に動脈内に注入し，右肝静脈からホルモン濃度を測定する選択的動脈内刺激薬注入法（SASI Test）が行われている．画像検査では，MDCT，EUS，PET-CTなどで主に多血性腫瘍として特定される．まれではあるが，膵管内に発育進展する症例もある．最近，本邦においてもソマトスタチン受容体シンチグラフィ（SRS）が保険収載され，腫瘍の局在・転移診断に用いられている．

病理　一般に線維性被膜を有する比較的境界明瞭な充実性腫瘍で，膨張性に発育するが，

症例 1

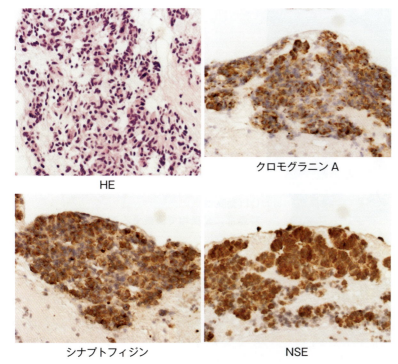

HE / クロモグラニン A / シナプトフィジン / NSE

病理

組織所見：胞巣状構造を認めており，神経内分泌マーカーおよび神経腫瘍マーカーは陽性である．神経内分泌腫瘍（NET）である．

NET

周囲膵組織との境界が不明瞭なものや囊胞変性をきたすものもある．病理学的には，典型例では毛細血管に接して索状，リボン状，敷石状など類器官構造を示して増殖する．2017 年の WHO 分類では，病理学的に高分化型と低分化型に分類し，Ki-67 指数と核分裂像で細分化している（表）．低分化型は肺小細胞癌に類似した病理像を呈する．

表　膵神経内分泌腫瘍 WHO 分類 2017

特徴	分類/グレード	Ki-67 指数	核分裂像数 (/10 HPF)
高分化型	PanNET G1 PanNET G2 PanNET G3	<3% 3〜20% >20%	<2 2〜20 >20
低分化型	PanNEC G3 小・大細胞型	>20%	>20

治療　切除術は神経内分泌腫瘍に対して最も有効な治療法で，根治を望むことができる唯一の治療である．他の臓器転移例でも，減量手術による機能性症状の緩和や予後の延長が期待できる場合がある．一方，多くの他臓器転移例や高度浸潤癌では薬物療法が行われる．症状緩和や抗腫瘍効果を目的としたソマトスタチンアナログ，エベロリムス，スニチニブ，殺細胞薬のストレプトゾシンが投与されている．神経内分泌癌（NEC）に対しては肺小細胞癌に準じてシスプラチンとエトポシドの併用療法，あるいはシスプラチンとイリノテカンの併用療法が行われている．

充実　辺縁（輪郭）整

50代，女性

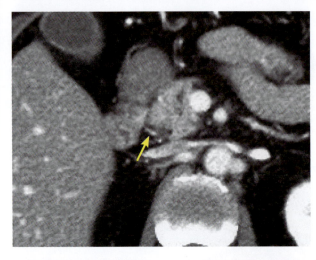

CT（動脈相）
膵頭部に動脈相で濃染する10 mm大の腫瘤を認める（→）．

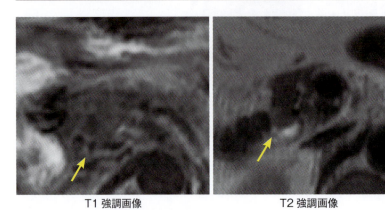

T1強調画像　　　　T2強調画像

MRI
膵頭部腫瘍はT1強調画像で低信号，T2強調画像で高信号を示す（→）．

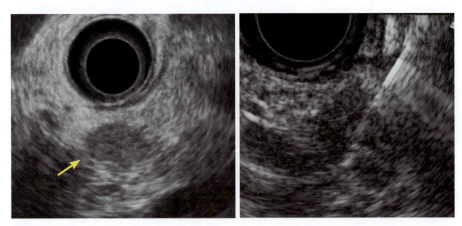

EUS
膵頭部腫瘍は類円形，境界明瞭，内部均一な低エコー腫瘤として描出される（→）．
EUS-FNAを行い神経内分泌腫瘍と診断．

症例2

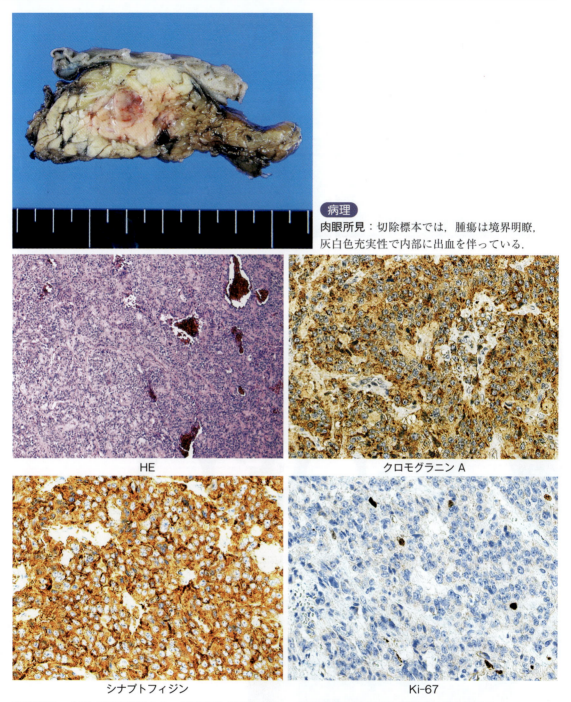

病理
肉眼所見：切除標本では，腫瘍は境界明瞭，灰白色充実性で内部に出血を伴っている．

組織所見：小型で類円形核をもつ腫瘍細胞が間質を伴って充実性胞巣を形成し増殖する像を認める．クロモグラニンA陽性，シナプトフィジン陽性，Ki-67 ラベリングインデックス＜1％であり，神経内分泌腫瘍（NET G1）である．

NET

膵 限局性　充実　辺縁（輪郭）整

30代，男性

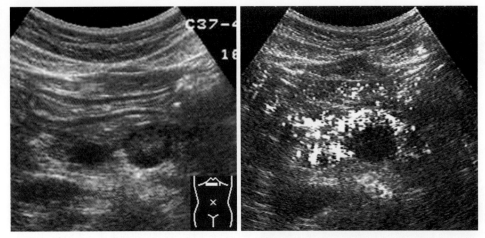

US
膵体部に径20 mmの類円形で輪郭整な低エコー腫瘤がみられ，内部に高エコー域を伴っている（左）．造影US（右）では腫瘤は造影されない．

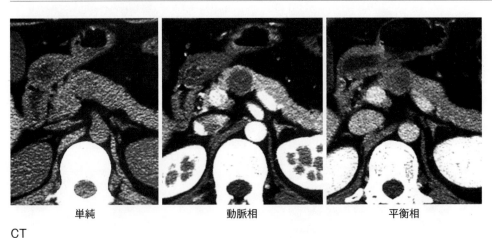

単純　　　　　　動脈相　　　　　　平衡相

CT
膵体部の腫瘤は淡く漸増性に濃染される．尾側膵管の拡張はみられない．

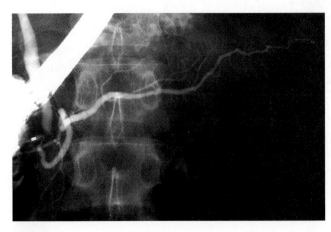

ERCP
膵体部主膵管は圧排されているが，尾側膵管の拡張はない．

症例 3

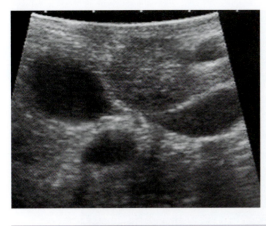

術中 US
膵体部の病変は輪郭整で，中心部に淡い高エコー域を有する低エコーの腫瘤である．

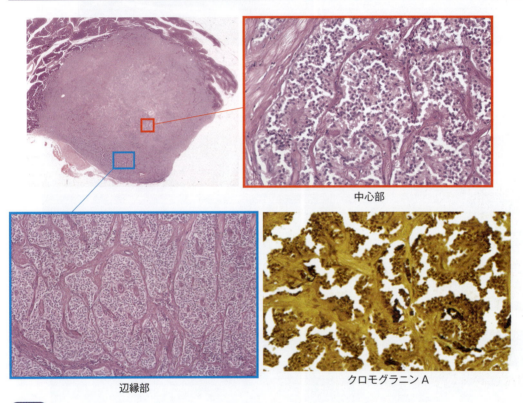

中心部

辺縁部

クロモグラニン A

病理
ルーペ像：中心部に疎な部分を有する細胞に富んだ表面整の腫瘍である．
組織所見：腫瘍細胞は辺縁が索状，中心部はリボン状構造を呈している．クロモグラニン A が陽性で，神経内分泌腫瘍（NET）である．

NET

充実　辺縁（輪郭）整　　　50代，男性

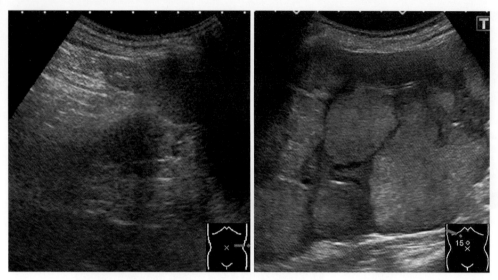

US
膵尾部に類円形で輪郭が整な径30mmの低エコー腫瘤あり．肝内には高エコー腫瘤が多発している．

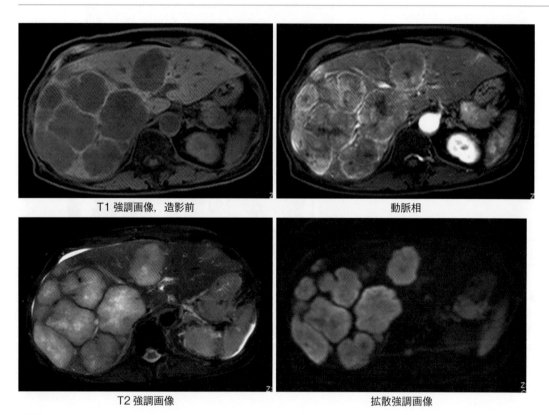

T1強調画像，造影前　　　動脈相

T2強調画像　　　拡散強調画像

MRI
T1強調画像で膵尾部腫瘤は軽度低信号，多発性肝腫瘤は低信号を呈している．dynamic-MRの動脈相では，膵尾部腫瘤は造影不良で，多発性肝腫瘤は不均一に造影される．拡散強調画像では，膵尾部や肝腫瘤は拡散能が低下している．

症例 4

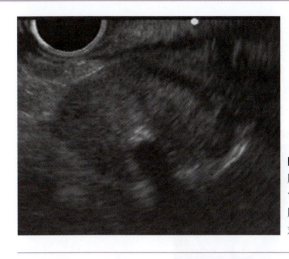

EUS
膵尾部の低エコー腫瘤は輪郭は整，類円形で，中心部に石灰化を伴っている．
膵腫瘤に対してはEUS-FNAを，肝腫瘤に対しては経皮的肝生検を施行．

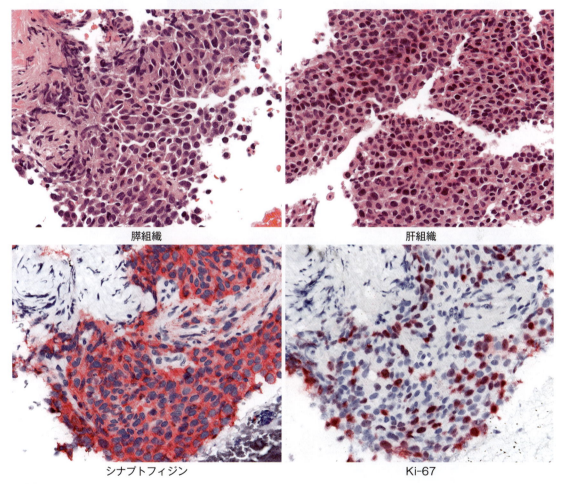

膵組織　　　　　　　　　　　　　肝組織

シナプトフィジン　　　　　　　　Ki-67

> 病理

組織所見：膵・肝組織とも敷石状の類器官構造を呈して増殖している．核分裂像が多い（46個/10 HPF）．異型細胞はクロモグラニンA，シナプトフィジン，CAM 5.2，CD56が陽性で，Ki-67ラベリングインデックスは60%であり，神経内分泌癌（NEC）の肝転移である．

肝転移を伴ったNEC

充実　辺縁（輪郭）整　　　　　　　　　　　　60代，男性

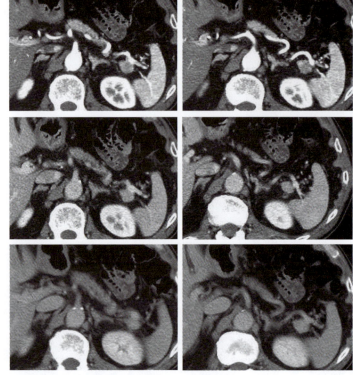

動脈相

門脈相

平衡相

CT
膵尾部に境界明瞭な 10 mm 大の腫瘤性病変がみられ，造影効果に乏しく，平衡相で周囲と同程度に造影される．

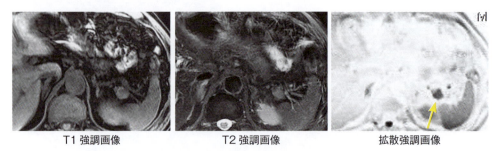

T1 強調画像　　　　　T2 強調画像　　　　　拡散強調画像

MRI
腫瘤は T1 強調画像および T2 強調画像で淡い高信号を示し，拡散強調画像では拡散低下を認める（→）．

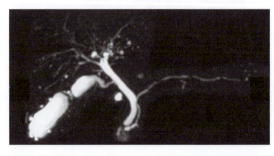

MRCP
主膵管の口径不同を認めるが，拡張はみられない．

症例 5

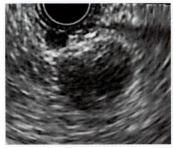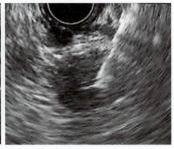

EUS
膵尾部に 12 mm 大の境界明瞭な類円形の低エコー性腫瘤を認め，EUS-FNA を施行．

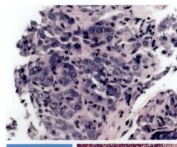

病理
EUS-FNA の組織所見
明らかな異型細胞は認めない．

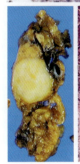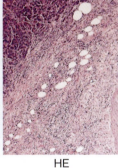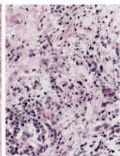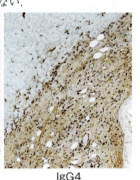

HE　　　　HE（強拡大）　　　　IgG4

切除標本の腫瘍部の HE 染色では高度な線維化と形質細胞の浸潤を認める．同部位の IgG4 は陽性を示す．

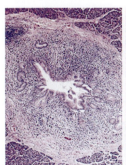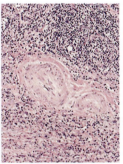

主膵管周囲　　閉塞性静脈炎

主膵管周囲に高度の形質細胞やリンパ球の浸潤を認めるが，主膵管上皮は正常に保たれている．
線維化の強い部分に動脈と伴走する閉塞性静脈炎の像を認める．1 型自己免疫性膵炎（AIP）である．

1 型 AIP（自己免疫性膵炎）

膵 限局性 — 充実　辺縁（輪郭）整

10代, 女性

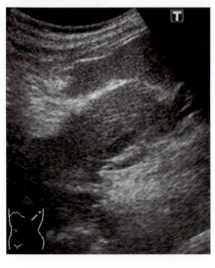

US
膵尾部は腫大し，輪郭整，内部エコーは軽度低エコーで膵管が描出される．

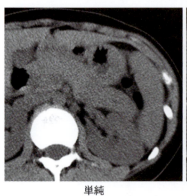
単純

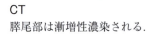

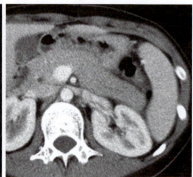
動脈相　　　　平衡相

CT
膵尾部は漸増性濃染される．

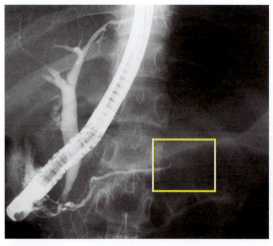

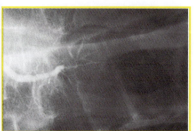

ERCP
膵尾部主膵管は限局性に狭細化している．

症例 6

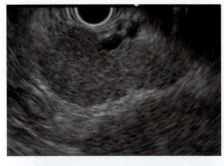

EUS
膵尾部は限局性に腫大し，膵内エコーは均一である．

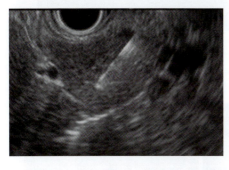

EUS-FNA
膵尾部の腫瘍性病変に対し，EUS-FNA を施行．

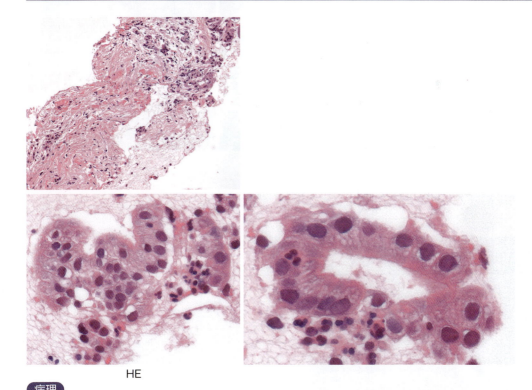

HE

> 病理

著明な線維化と細胞浸潤があり，小葉間膵管上皮とその周囲に好中球の浸潤があり，2 型自己免疫性膵炎（AIP）である．

2 型 AIP（自己免疫性膵炎）

充実　辺縁（輪郭）整

膵　限局性

60代，女性

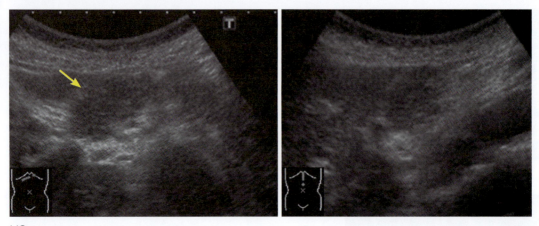

US
膵頭部に境界が不明瞭な径23 mmの低エコー腫瘤あり．

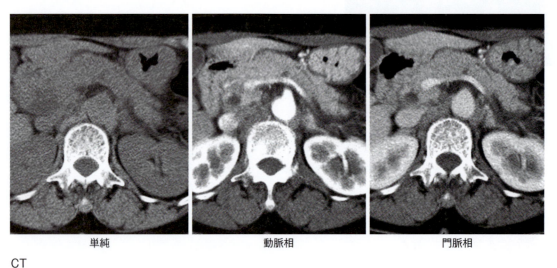

単純　　　　　　　動脈相　　　　　　　門脈相

CT
膵体部の腫瘤は周囲膵と同程度の造影態度を示す．尾側膵管は軽度拡張している．

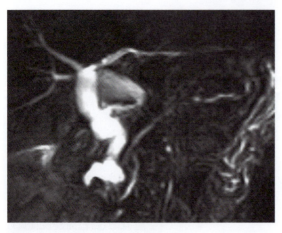

MRCP
膵管癒合不全があり．膵体部になだらかな限局性狭窄を認める．尾側膵管は軽度拡張している．

症例 7

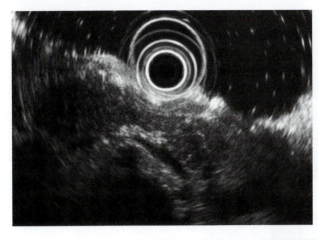

EUS
膵体部の低エコー腫瘤の境界は不明瞭で，内部に索状エコーがあり，尾側膵にも認める．

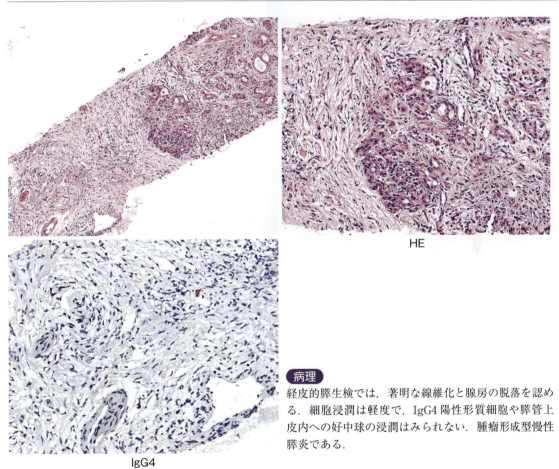

HE

IgG4

病理
経皮的膵生検では，著明な線維化と腺房の脱落を認める．細胞浸潤は軽度で，IgG4陽性形質細胞や膵管上皮内への好中球の浸潤はみられない．腫瘤形成型慢性膵炎である．

慢性膵炎（腫瘤形成型）

充実　辺縁（輪郭）整

膵 限局性

40代，女性

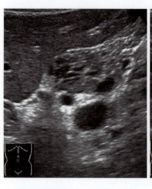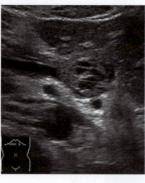

US
膵体部に径20 mmの類円形で，輪郭は整で内部に無エコー域を伴う低エコー腫瘤を認める．

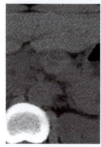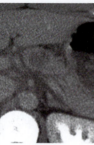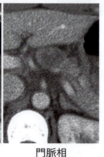
単純　　　　動脈相　　　　門脈相

CT
腫瘍辺縁は漸増性濃染されるが，中心部は造影されない．

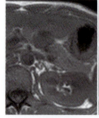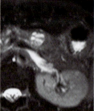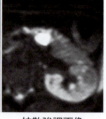
T1強調画像　　T2強調画像　　拡散強調画像

MRI
T1強調画像では腫瘍は低信号，T2強調画像では高信号で，隔壁構造を認めた．拡散強調画像では高信号である．

Column　退形成性膵癌　anaplastic carcinoma of the pancreas

疾患概念・病理　退形成癌は，浸潤性膵管癌の一亜型で，まれな癌腫で，未分化癌（undifferentiated carcinoma）と同義語である．細胞分化が不明瞭で，多くは一部に膵管成分があり，腫瘍細胞の形態により，多形細胞型，紡錘細胞型，非腫瘍性の破骨型巨細胞を伴う退形成癌に分類される．紡錘型腫瘍細胞など肉腫様を呈する腫瘍細胞にサイトケラチンやEMAなどの上皮性マーカーが陽性になり，破骨型巨細胞はCD68が陽性で，サイトケラチンが陰性である．腫瘍は周囲への浸潤傾向が著明で，壊死，出血を伴うことが多く，囊胞化もみられる．

臨床像　男性は女性の約2倍で，平均年齢は64歳である．腫瘍が増大した状態で発見されることが多く，平均腫瘍径は約7 cmである．臨床症状は通常の膵管癌と同様で，特異的な症状はなく，腹痛，背部痛，体重減少，食欲不振，黄疸，腹部腫瘤などで，黄疸例

症例 8

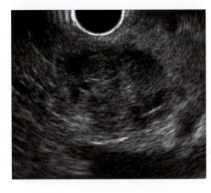

EUS
輪郭は整で，境界明瞭な低エコー腫瘤で，内部に無エコー域を伴っている．

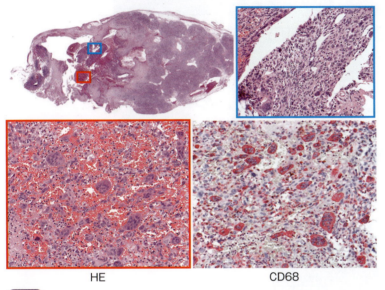

HE　　　　　　　　　　　CD68

病理

組織所見：腫瘍内部は広範に出血があり，辺縁に一部白色調の部分がみられる．未分化な腫瘍部と腺管構造を呈した腫瘍と巨細胞を認め，CD68，ビメンチン，βカテニン（細胞質に陽性），$α_1$アンチトリプシンが陽性であり破骨細胞様巨細胞型退形成性膵癌である．

退形成性膵癌

は通常の膵管癌より少ない．腫瘍内部の出血，壊死などによる炎症性変化，あるいは腫瘍細胞がG-CSFを産生するため白血球増多や発熱を合併することが多い．

診断 本症の特徴的画像所見はないが，腫瘍径が小さい場合は，比較的均一な造影効果のある腫瘍として描出される．腫瘍の急速な増殖に伴い，内部が壊死に陥りやすいが，腫瘍辺縁では血流が比較的保たれているため，造影CTでは腫瘍辺縁部に増強効果を認め，中心部は不均一で，囊胞変性を呈する．MRIではT1強調画像で低信号，T2強調画像で高信号を呈し，大きな腫瘍では内部は著明な高信号を呈する．

治療 外科切除が原則であるが，多くの症例で診断時にすでに高度に進展しているため，他臓器の合併切除を要する．また，転移様式として術後早期の肝転移が最も多く，生存期間の中央値は5.5か月ときわめて不良である．

膵 限局性

充実 辺縁（輪郭）整 60代，女性

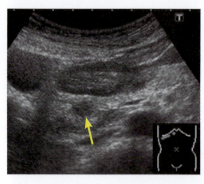

US
膵頭部に径10 mmの低エコー性腫瘤を認める（→）．

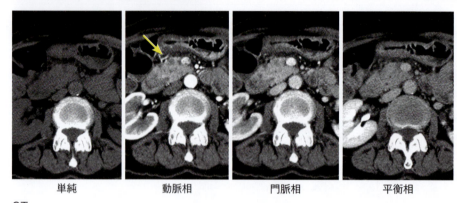

単純　　動脈相　　門脈相　　平衡相

CT
腫瘤は門脈相から平衡相にかけて淡く造影される．

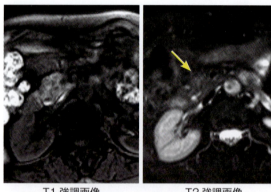

T1強調画像　　T2強調画像

MRI
T1強調画像で淡い高信号，T2強調画像で高信号である．

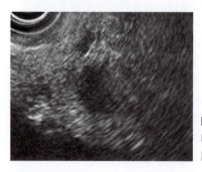

EUS
輪郭が軽度不整のある低エコー腫瘤があり，内部はほぼ均一である．

症例 9

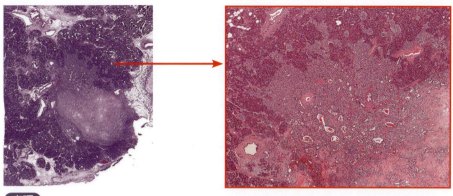

病理

ルーペ像：薄い被膜を有する腫瘍性病変がみられ，細胞が密な部位と疎な部位を認める．一部に被膜を有する．

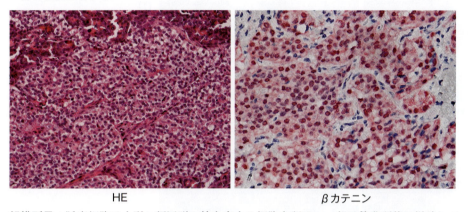

HE　　　　　　　　　　　　　　βカテニン

組織所見：腫瘍細胞は小型の類円形の核を有する細胞を認め，一部は偽乳頭状に増殖している．βカテニンは核と細胞質に陽性であることより充実性偽乳頭状腫瘍（SPN）である．

SPN

Column　充実性偽乳頭状腫瘍　solid-pseudopapillary neoplasm：SPN

　若年女性に好発する比較的予後良好な疾患であるが，まれに肝転移や局所再発がみられ，基本的に悪性のポテンシャルをもつ疾患である．膵腫瘍全体の0.17〜2.7%と報告されている．線維性の被膜で覆われた壊死傾向の強い充実性の腫瘍で，腫瘍内部に出血，変性壊死を伴うことが多い．出血壊死部分には細い血管間質を中心にした偽乳頭状構造がみられる．US，CT，MRIでは高率に腫瘍内部に出血壊死を反映した所見がみられる．腫瘍径が1cm以下の場合，被膜の形成，内部出血が目立たず，神経内分泌腫瘍との画像上の鑑別に苦慮する．腫瘍径が数cm以上の場合，被膜形成，内部出血，石灰化などがみられることが多い．MRIのT1強調画像では出血を反映して高信号に，T2強調画像では低〜高信号が混在することが多い．近年，EUS-FNAが診断に有用との報告が増加している．病理組織学的には，偽乳頭状構造のほかに，コレステリン肉芽腫の形成，ヘモジデリンの沈着，泡沫状組織球の集簇などが特徴で，免疫染色ではビメンチン，CD10，核内のβカテニンが陽性となる．治療は外科的切除が第1選択である．

充実　辺縁（輪郭）整

60代, 男性

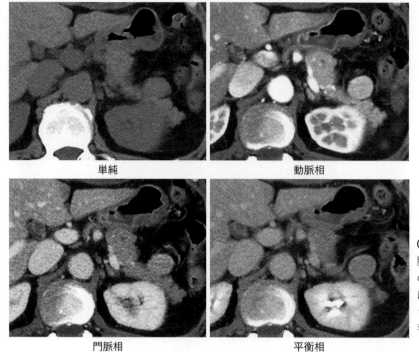

単純　　　動脈相

門脈相　　平衡相

CT
膵尾部に境界明瞭，類円形の腫瘤を認める．動脈相では膵実質よりやや強く濃染され，造影効果は門脈相・平衡相まで遷延する．

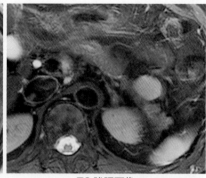

T1強調画像　　T2強調画像

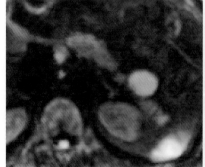

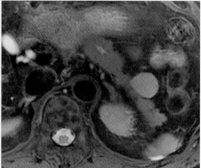

拡散強調画像　　SPIO造影MRI

MRI
膵尾部腫瘤はT1強調画像で低信号，T2強調画像で高信号，拡散強調画像で高信号を示す．SPIO造影MRIでは信号低下は認めない．

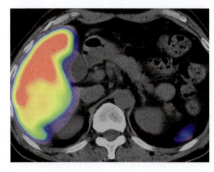

99mTc-スズコロイドシンチグラム
肝臓,脾臓にはスズコロイドの取り込みがみられるが,膵尾部腫瘤には認めない.

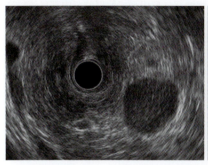 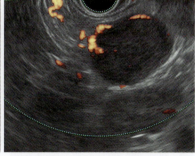

EUS
膵尾部腫瘤は内部均一な低エコー腫瘤として描出され,カラードプラ法にて豊富な血流シグナルを認める.

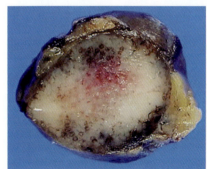

肉眼像

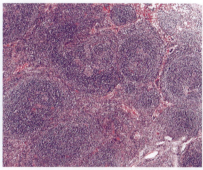

HE(×40)

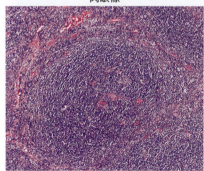

HE(×100)

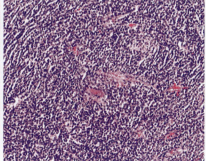

HE(×200)

病理
腫瘍は線維性被膜に被包化され,皮質から髄質にわたるリンパ濾胞を形成している.胚中心の発達は悪く,マントル層の同心円状の配列が目立つ.マントル層の周囲には壁の硝子化した血管の増生が目立ち,同様の血管が胚中心に入る像を認める.Castleman病(hyaline vascular type)である.

Castleman 病(hyaline vascular type)

膵 限局性　充実　辺縁（輪郭）整

10代, 男性

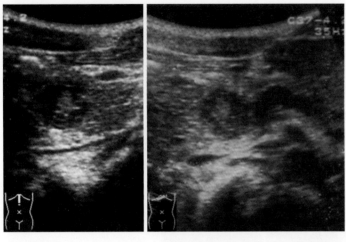

US
膵頭部に類円形で輪郭整で内部に淡い高エコー域を伴う低エコー腫瘤があり，尾側膵管は拡張している．

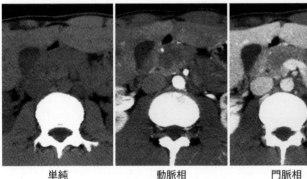

単純　　　動脈相　　　門脈相

CT
膵頭部の腫瘤は遅延性に濃染されている．

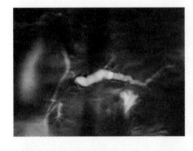

MRCP
膵頭部主膵管に高度の狭窄があり，尾側膵管は著明に拡張している．狭窄膵管に走行偏位はなく，分枝膵管は一部描出されている．

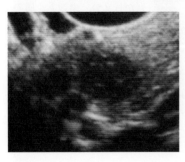

EUS
輪郭は整で，境界明瞭な低エコー腫瘤で，内部に高エコースポットを伴っている．

症例 11

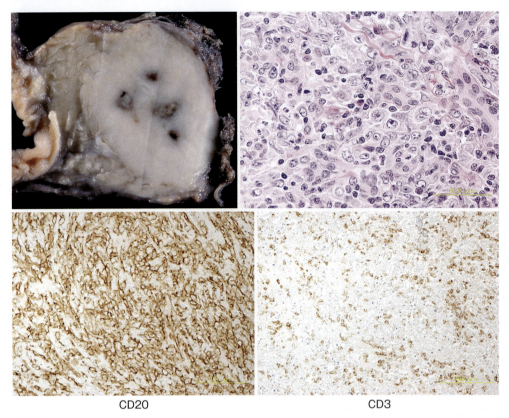

CD20　　　　　　　　　　　　CD3

病理

切除標本割面像と組織所見：比較的境界明瞭で，均質な象牙色の腫瘍で，異型リンパ球がびまん性に増殖している．CD20とCD3がびまん性に陽性であることより，びまん性大細胞性のB細胞型悪性リンパ腫である．

膵悪性リンパ腫

Column　悪性リンパ腫　malignant lymphoma

　リンパ節以外の臓器が原発と考えられる悪性リンパ腫を節外性リンパ腫と呼び，腹部領域では消化管，特に胃に多くみられ，膵臓に発生するものは0.6〜2.2％と少ない．USでは低エコー腫瘤で，造影CT上造影効果の少ない均一な充実性腫瘤を呈することが多い．MRIのT2強調画像では低信号から高信号で一定の傾向はない．^{67}Gaシンチグラムでは腫瘤への強い集積を認める．ERPでは平滑な主膵管狭窄を呈し，尾側膵管の拡張の程度は軽度である．組織型では，60％がB細胞リンパ腫で，そのうち約半数がdiffuse large B cellで，T細胞リンパ腫は非常にまれである．組織診断が得られれば，治療の主体は化学療法である．

膵　限局性

充実　辺縁（輪郭）整

50代, 男性

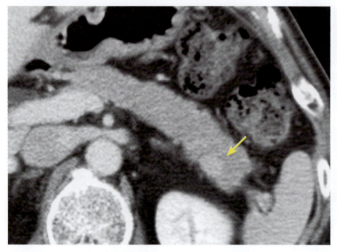

CT（門脈相）
膵尾部に10 mm大の脾臓と同程度の造影効果を有する類円形腫瘤を認める．

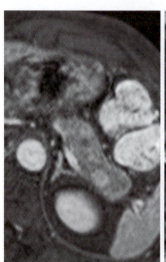 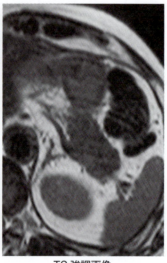

T1強調画像　　　T2強調画像

MRI
腫瘤は脾臓と同様の信号強度を示す．

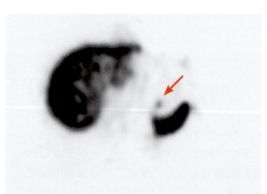

99mTc スズコロイドシンチグラム
膵尾部の結節に一致して集積がみられる．

症例 12

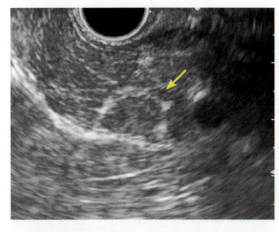

EUS
膵尾部に 10 mm 大の境界明瞭な類円形腫瘤を認める．周囲膵実質よりはやや低エコーを呈する．

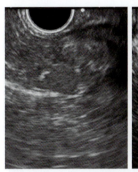 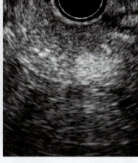

造影 EUS
ソナゾイドを用いて造影を行うと，周囲膵実質と同じタイミングで造影され，均一に濃染される．

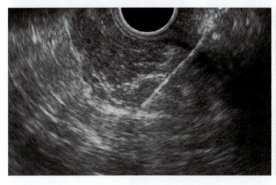 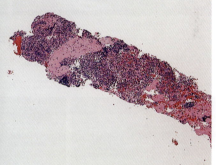

EUS-FNA
小型〜中型のリンパ球を主体とした炎症細胞浸潤とともに，多数の赤血球を容れた密な脈管構築（赤脾髄）がみられ，膵内副脾である．

膵内副脾

膵　限局性

充実　辺縁（輪郭）整　　　　　　　　　　　　　　　　　　　70代, 女性

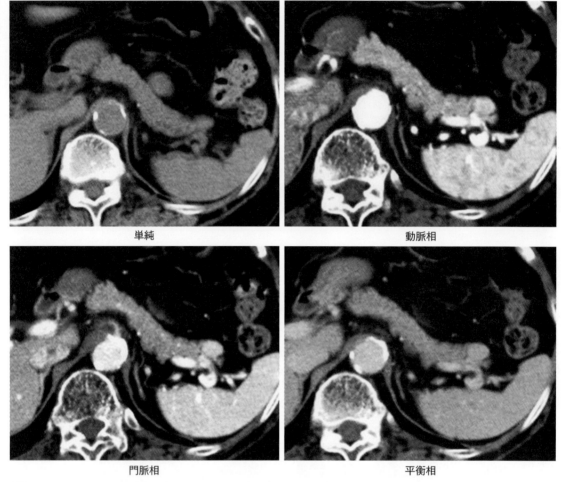

単純　　　　　　　　動脈相

門脈相　　　　　　　平衡相

CT
膵尾部に造影効果を伴う類円形の腫瘤性病変を認める．

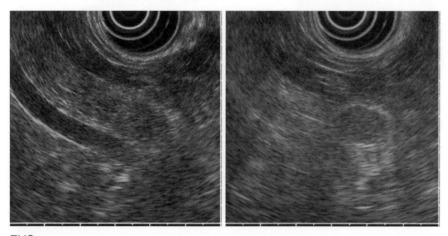

EUS
膵尾部の膵実質内径15 mm大の境界が比較的明瞭で，内部がやや不均一な類円形の腫瘤性病変を認める．同病変に対してEUS-FNAを施行．

症例 13

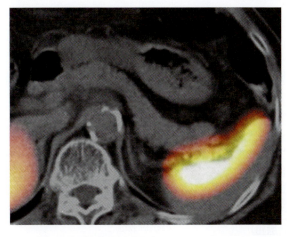

SPECT-CT
副脾が疑われたが，明らかな集積は認めない．

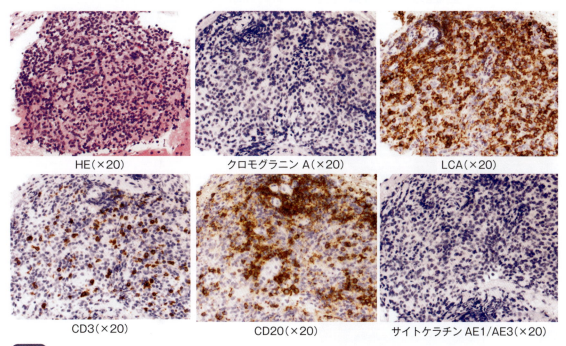

HE(×20)　　　クロモグラニン A(×20)　　　LCA(×20)

CD3(×20)　　　CD20(×20)　　　サイトケラチン AE1/AE3(×20)

病理

膵管上皮に混在して，小型リンパ球が多数混在している．リンパ球には核異型もみられず，脾臓を示唆する類洞構造は認めない．クロモグラニン A 陰性，LCA 陽性，CD3，CD20 陽性，サイトケラチン AE1/AE3 が陰性であり，膵内リンパ腫である．

膵内リンパ腫

充実　辺縁（輪郭）整

70代，女性

膵　限局性

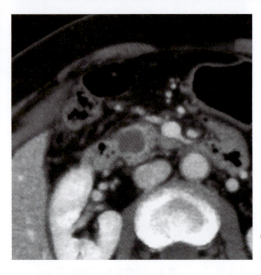

CT（動脈相）
膵頭部に20mm大の乏血性腫瘤を認める．

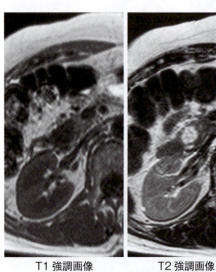

T1強調画像　　T2強調画像

MRI
膵頭部に20mm大のT1強調画像でやや低信号，T2強調画像でやや高信号を呈する腫瘤を認める．

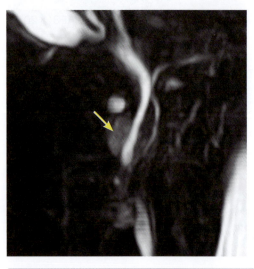

MRCP
膵頭部腫瘤は類円形の淡い高信号領域として認識される（→）．

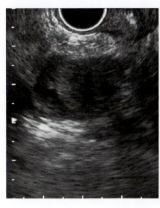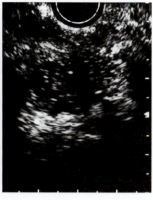

EUS
膵頭部に比較的境界明瞭でやや内部不均一な低エコー腫瘤を認める(左).
ソナゾイド造影では,腫瘍内に淡いバブルの取り込みを認める(右).

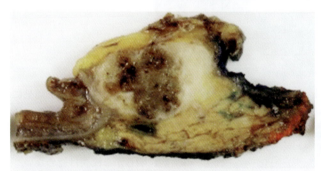

病理
肉眼所見:膵頭部に20 mm大で中心に出血を伴う結節状病変を認める.

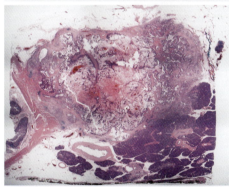

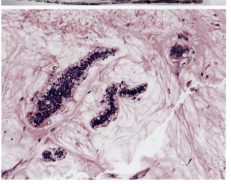

組織所見:結節状病変では,著明な細胞外液産生により粘液湖を形成して管状,乳頭状構造を示す腫瘍腺管が増生しており,管状腺癌由来の膵粘液癌と診断する.

膵粘液癌

膵 限局性

充実　辺縁（輪郭）不整　　　　　　　　　　70代，男性

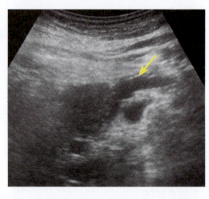

US
膵頭部に輪郭不整な低エコー腫瘤あり，主膵管は途絶し，尾側膵管は拡張している（→）．

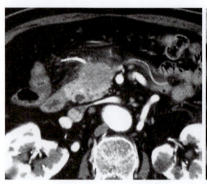 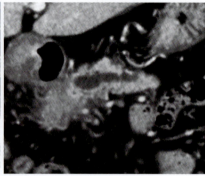

CT（動脈相）
膵頭部の腫瘤は造影効果に乏しく，体部〜尾部の主膵管は拡張がみられる．膵周囲の胆管，動脈，門脈には明らかな浸潤は認めない．

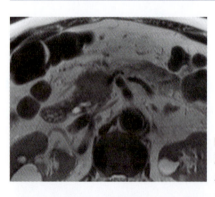

MRI（T2強調画像）
膵頭部の腫瘤はT2強調画像で淡い高信号を呈する．

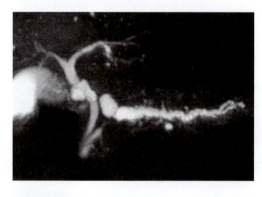

MRCP
膵頭部で主膵管の途絶を認め，体部〜尾部の主膵管は数珠状に拡張している．

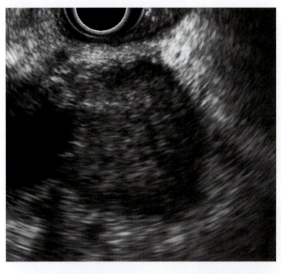

EUS
膵頭部に輪郭不整な低エコー腫瘤がみられる．

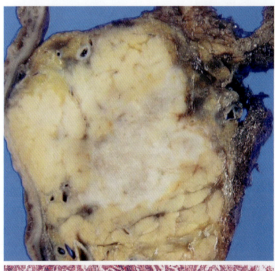

病理
肉眼所見：割面像は腫瘍白色充実性で，輪郭不整である．

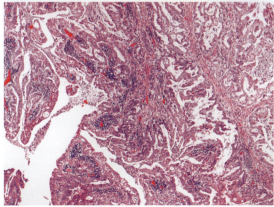

組織所見：高分化型腺癌であり，周囲に浸潤性に増殖している．

膵癌

膵 限局性

充実　辺縁（輪郭）不整

60代，男性

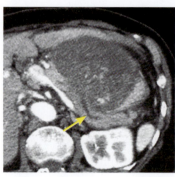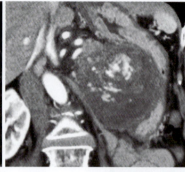

CT（動脈相）
膵体部に境界不明瞭な腫瘤性病変がみられ，海綿状の血管が強く濃染している．一部に出血を認め，尾側膵管の拡張（→）を伴う．

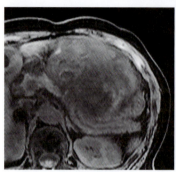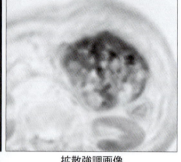

T1強調画像　　T2強調画像　　拡散強調画像

MRI
膵体部に境界不明瞭な腫瘤性病変がみられる．内部はT1強調画像で低信号で一部高信号，T2強調画像で高信号で一部低信号のモザイク状構造を示す．拡散強調画像で一部に拡散能の低下を認める．

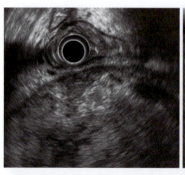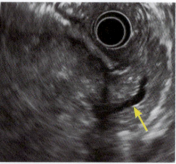

EUS
膵体部に被膜を伴う境界明瞭な円形の腫瘍性病変がみられる．内部はモザイク状で乳頭状構造を認める．腫瘍と膵体部の境界は不明瞭．尾側膵管の拡張を伴う（→）．

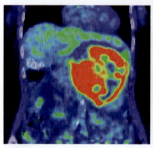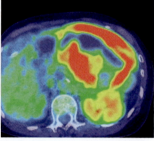

PET-CT
膵体部に腫瘤がみられ，内部に集積がみられる．腫瘤の辺縁を主体に強い集積が認められる．

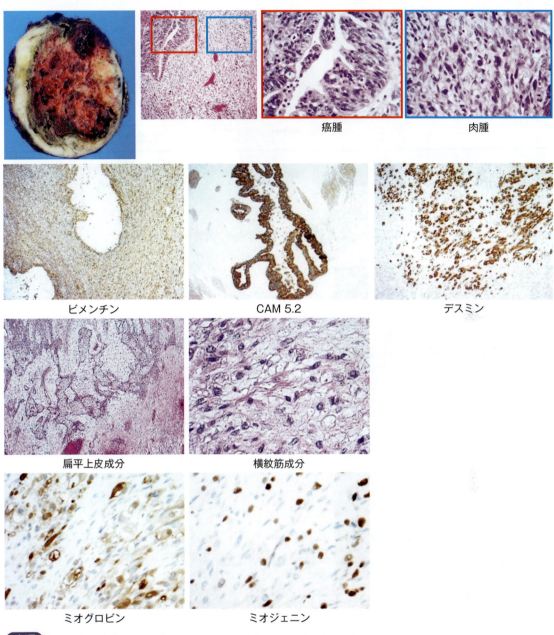

癌腫　　　　　　　肉腫

ビメンチン　　　CAM 5.2　　　デスミン

扁平上皮成分　　　横紋筋成分

ミオグロビン　　　ミオジェニン

> 病理

紡錘型細胞の錯綜性増殖からなる間質を伴い，円柱状の腫瘍細胞がpapillo-tubular structure を示して増殖する像や，また間質において核異型や核分裂像を認める．
免疫染色ではサイトケラチンのCAM 5.2 は腺細胞由来の腫瘍細胞では強陽性であるが，間質は染色されない．逆にビメンチンは間葉系由来の細胞で強陽性である．デスミンが陽性であり筋原性と考えられる腫瘍細胞も認める．ミオグロビン，ミオジェニンが一部陽性である．一部には扁平上皮成分を認める．退形成性膵癌である．

退形成性膵癌

充実 辺縁（輪郭）不整

70代，男性

膵 限局性

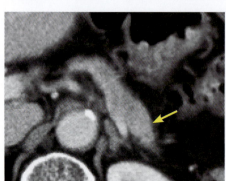 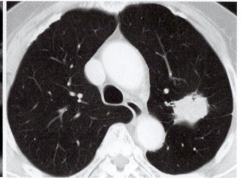

CT（門脈相，左）／胸部CT（右）
膵尾部に境界不明瞭な低吸収域を認める（→）．
左肺野にリンパ節腫大・肺動脈浸潤を伴う不整形の結節影を認める．肺腺癌の診断である．

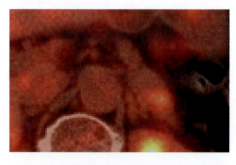

FDG-PET-CT
膵尾部に異常集積を認める．

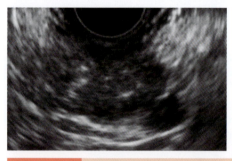

EUS
膵尾部に辺縁やや不整で内部が低エコーの腫瘤を認める．

Column　膵腫瘍病変のFDG-PET　FDG-PET evaluating solid pancreatic lesions

　FDG-PETは2002年に保険適用になり，普及しつつある．膵腫瘍性病変におけるFDG-PETの臨床的意義は，良悪性の鑑別，病期診断，生命予後予測，治療効果判定，再発診断などである．現在の保険適用は，悪性腫瘍に限定されている．
　一般に膵癌原発巣診断において，CTと組み合わせたPET-CTが行われ，当初，PET-CTは，US，EUSやERCPと比較して遜色ないことが報告されたが，炎症の強い腫瘤形成性膵炎ではFDGの集積（SUVmax）が強くなり，線維成分が多い膵癌ではFDGの集積が低くなる症例もあることから，PET-CT単独では両者の鑑別は困難である．一方，PET-CTでは小さなリンパ節転移の診断は困難であるが，遠隔転移や再発診断には有用で，特に再発診断の陽性的中率は90％以上である．したがって，腫瘍マーカーや他の画像検査と組み合わせて治療方針を決定することが重要である．

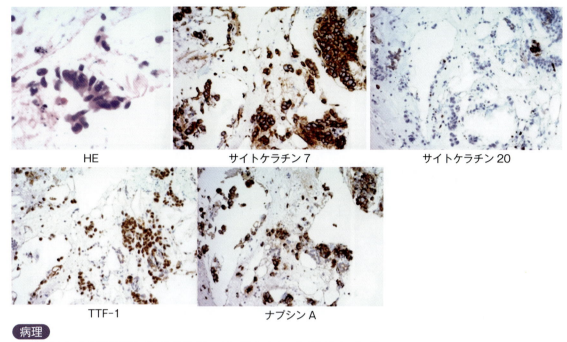

HE　　　サイトケラチン 7　　　サイトケラチン 20

TTF-1　　　ナプシン A

> 病理

EUS-FNA による組織所見では免疫染色にてサイトケラチン 7，TTF-1，ナプシン A が陽性．サイトケラチン 20 は陰性であり，肺腺癌の膵転移である．

> 転移性膵癌（肺腺癌）

　膵管内乳頭粘液性腫瘍（IPMN）において経過観察中に充実成分が増大し，FDG の集積が亢進すれば悪性を強く示唆するが，腺腫と癌症例では SUVmax 値がオーバーラップすることも少なくなく，正確な良悪性の鑑別診断は困難である．

　膵神経内分泌腫瘍（NEN）では，SUVmax 値と病理組織学的悪性度が乖離することがあり，WHO 分類，腫瘍径，転移病変の有無，腫瘍の機能性などを評価して総合的に評価して悪性度を判断する必要がある．

　膵充実性偽乳頭状腫瘍（SPN）は，腫瘍の細胞密度が高く，ミトコンドリアや腫瘍の血流が豊富であることが FDG の集積の亢進の理由とされている．SPN は SUVmax 値が 3.5〜18.3 を示し，膵癌や NEN と同様に亢進することから，それらとの鑑別は困難である．

充実　辺縁（輪郭）不整

膵　限局性

80代, 男性

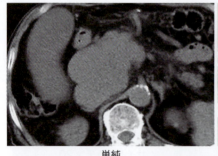
単純　　　　　　　　　動脈相

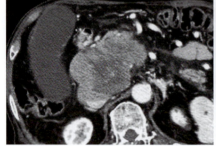 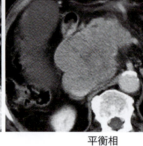
門脈相　　　　　　　　平衡相

CT
膵頭部に100 mm大の境界明瞭でモザイク状の造影効果を示す充実性病変がみられ，門脈，上腸間膜動脈，下大静脈を内包化し，胆嚢腫大を認める．

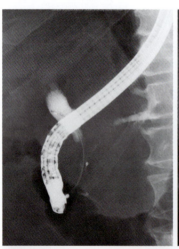 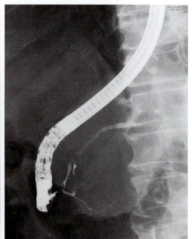

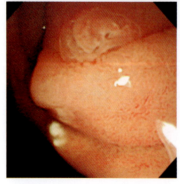

ERCP
胆管造影では下部胆管に急峻な狭窄を認め，膵管造影では膵頭部主膵管の狭小化および体尾部主膵管の膵管拡張を認める．十二指腸乳頭に不整な粘膜は認めず，胆汁細胞診は陰性である．

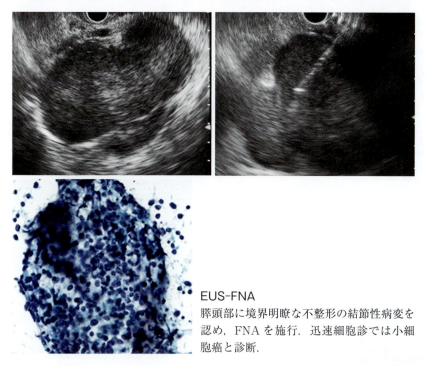

EUS-FNA
膵頭部に境界明瞭な不整形の結節性病変を認め，FNA を施行．迅速細胞診では小細胞癌と診断．

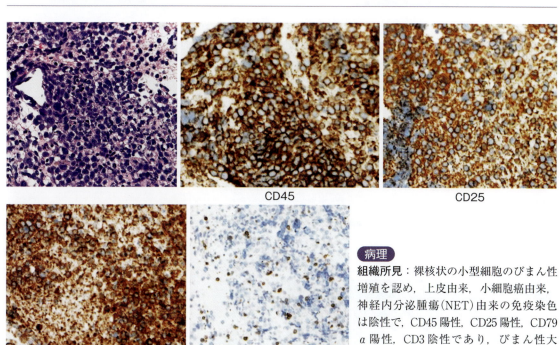

CD45

CD25

CD79α

CD3

病理

組織所見：裸核状の小型細胞のびまん性増殖を認め，上皮由来，小細胞癌由来，神経内分泌腫瘍（NET）由来の免疫染色は陰性で，CD45 陽性，CD25 陽性，CD79α 陽性，CD3 陰性であり，びまん性大細胞性 B 細胞型リンパ腫である．

膵悪性リンパ腫

膵 限局性 — 充実 辺縁（輪郭）不整　　60代, 女性

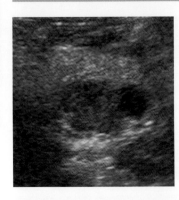

US
膵頭部に輪郭がやや不整な低エコー腫瘤を認める．

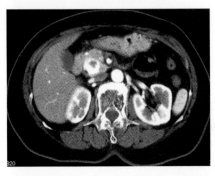

CT（動脈相）
ほぼ全体が強く濃染される類円形の腫瘤がみられ，中心部に造影不良域がある．

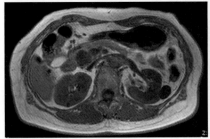
T1強調画像

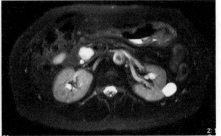
T2強調画像

MRI
T1強調画像では，全体が低信号．T2強調画像はほぼ全体が著明な高信号で一部低信号域を認める．

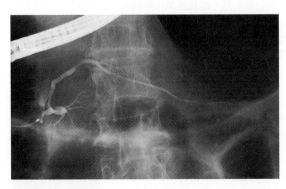

ERCP
主膵管拡張はないが，頭部から頸部にかけて頭側に圧排されている．

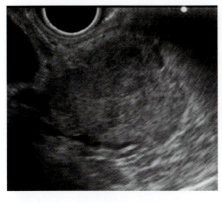

EUS
輪郭がやや不整な低エコー腫瘤があり，内部により低エコー域を有する．

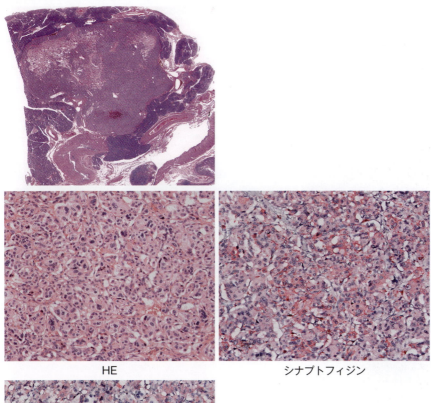

HE　　　　シナプトフィジン

グルカゴン

> **病理**
>
> **ルーペ像**：薄い被膜を有する腫瘤があり，細胞が密な部位と疎な部位を認める．
> **組織所見**：腫瘍細胞は索状，腺房状構造を呈している．シナプトフィジンが陽性で，Ki-67が1.5％であることより神経内分泌腫瘍（NET G1）と診断する．グルカゴンが陽性である．

膵 限局性

充実　辺縁（輪郭）不整　　　　　　　　　　　30代，男性

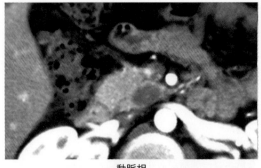
動脈相

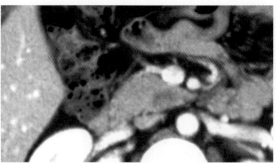
門脈相

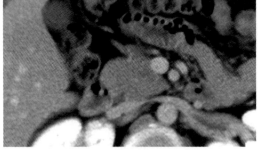
平衡相

CT
膵頭部に辺縁不整，類円形の門脈相から平衡相にかけて造影される腫瘍性病変を認める．

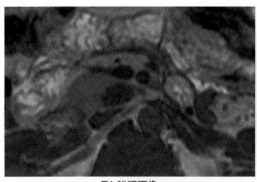
T1強調画像

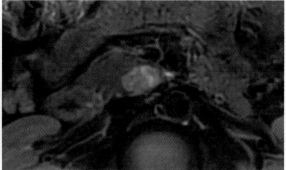
T2強調画像

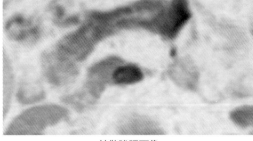
拡散強調画像

MRI
膵頭部の病変はT1強調画像で低信号，T2強調画像で高信号，拡散強調画像で拡散低下を認める．

症例 20

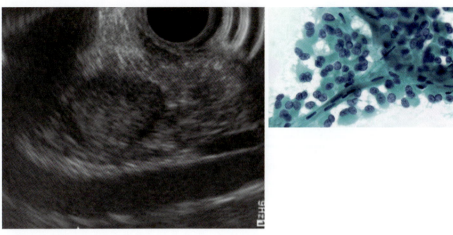

EUS および EUS-FNA
膵頭部に充実性で辺縁不整な低エコー性の腫瘍性病変がみられる(左).
EUS-FNA の結果,細胞診では乳頭状構造を伴う細胞集塊を認め(右),充実性偽乳頭状腫瘍(SPN)と診断.

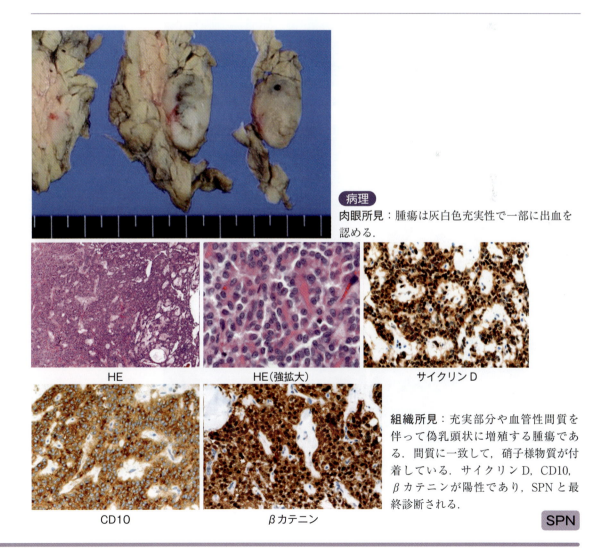

病理

肉眼所見:腫瘍は灰白色充実性で一部に出血を認める.

HE　　HE(強拡大)　　サイクリン D

CD10　　βカテニン

組織所見:充実部分や血管性間質を伴って偽乳頭状に増殖する腫瘍である.間質に一致して,硝子様物質が付着している.サイクリン D,CD10,βカテニンが陽性であり,SPN と最終診断される.

SPN

膵 限局性

充実　辺縁（輪郭）不整　　30代，女性

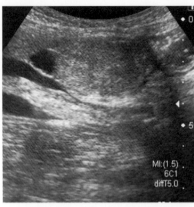
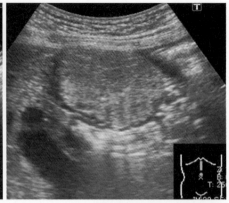

US
膵体部に高エコーを呈する充実性腫瘍を認める．

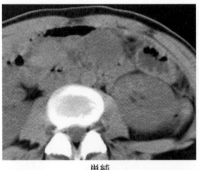
単純

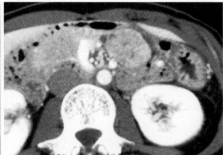
動脈相

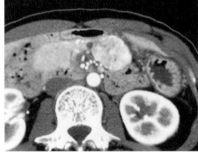
門脈相

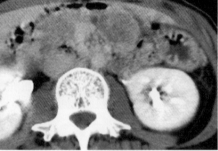
平衡相

CT
腫瘤は動脈相で造影され，比較的早期にwash outされる．

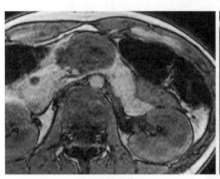
T1強調画像

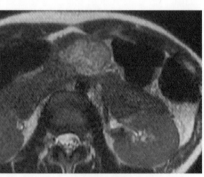
T2強調画像

MRI
T1強調画像では低信号，T2強調画像では高信号を呈する．

症例 21

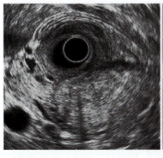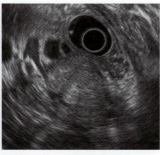

EUS
比較的高エコーを呈する腫瘤性病変を認める．一部石灰化を伴っている充実性腫瘤にみえるが，一部，低エコーを呈する部位も存在する．

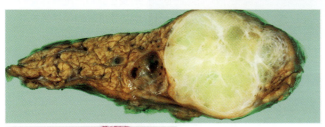

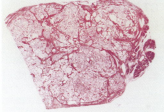

病理
肉眼所見：淡明色を呈する腫瘤で囊胞性病変である．
組織所見：小囊胞が集簇している．漿液性囊胞腫瘍（SCN）の腺腫である．

SCN（腺腫）

Column 漿液性囊胞腫瘍　serous cystic neoplasm：SCN

　中年女性の体尾部に好発し，全膵腫瘍の1～2％と比較的まれな疾患で，悪性例の報告はきわめて少数である．グリコーゲンに富む淡明な立方上皮細胞で構成され，大小不同の囊胞が集簇し，被膜で覆われた上皮性腫瘍である．まれに von Hippel-Lindau 病に伴って発生する場合がある．SCN は肉眼形態から microcystic type（58～70％），macrocystic type（20％），mixed type（7～16％），solid type（2～3％）の4つに分類される．無症状例が多く，検診などの画像検査で偶然発見される場合が多い．腫瘍が大型の症例では，圧迫症状がみられる場合がある．画像診断は，CT では境界明瞭な腫瘤として描出され，共通の被膜と内部隔壁が造影早期から濃染される honeycomb pattern，中心部の石灰化や線維化を反映する central stellate scar がみられる．solid type は造影早期から濃染されるため，神経内分泌腫瘍との鑑別が困難な場合がある．
　MRI では，T2 強調画像で囊胞部分が高信号を呈する．免疫染色では多くが MUC1，MUC6 陽性である．治療は大半が良性であり，腹部症状を有する場合に外科的手術が検討されるが，国内からは 40 mm 以上の場合切除を提案している報告もみられる．

膵 限局性 — 充実　辺縁（輪郭）不整　70代，男性

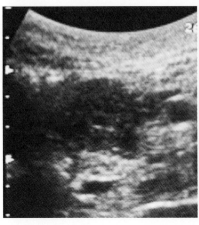
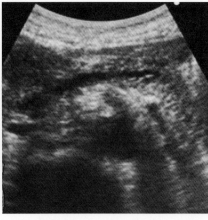

US
膵頭部に辺縁不整な腫瘍性病変を認め，尾側膵管の拡張を伴う．内部は低エコーで不均一である．

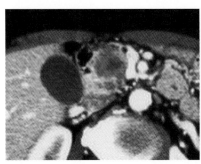
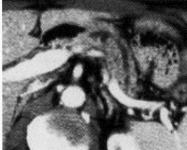

CT（動脈相）
膵頭部の腫瘍辺縁部は動脈相で造影されるが，中心部には低吸収域がみられる(左)．腫瘍の尾側膵管は拡張している(右)．

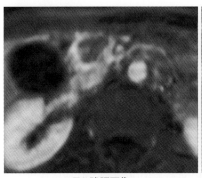
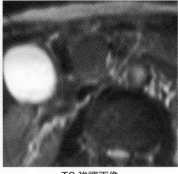

T1強調画像　　　T2強調画像

MRI
T1強調画像では，膵頭部の腫瘍辺縁部は造影効果がみられ，内部は一部高信号である．T2強調画像では内部はやや低信号である．

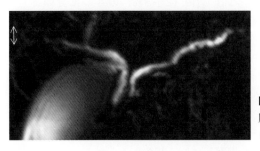

MRCP
膵頭部の膵管は狭窄し，尾側膵管は拡張がみられる．

症例 22

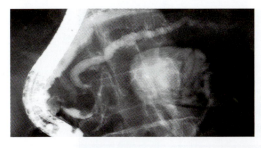

ERCP
膵頭部の主膵管に閉塞を認め，尾側膵管は拡張がみられる．

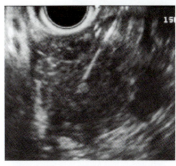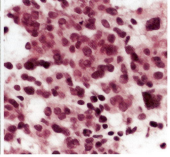

EUS-FNA
索状構造を呈する異型の強い腫瘍細胞を認める．

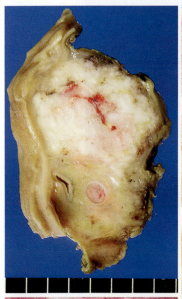

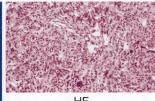
HE

クロモグラニン A

シナプトフィジン

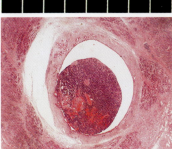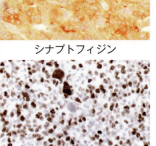

Ki-67

病理

肉眼所見：内部に出血を伴う白色調不整形の腫瘍である．

組織所見：主膵管内に浸潤，進展を伴う，低分化型の神経内分泌癌(NEC)である．クロモグラニン A，シナプトフィジン陽性で，Ki-67 のラベリングインデックスは 70% 以上である．

NEC

膵 限局性

充実　辺縁（輪郭）不整　　　　　　　　　　70代, 女性

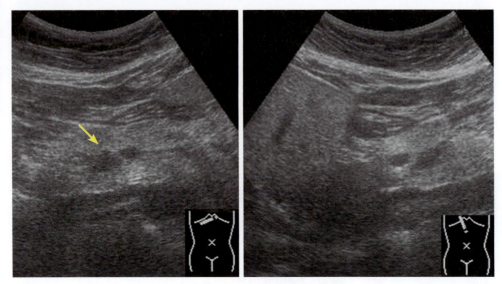

US
膵頭部に径15 mmの辺縁不整で不整形の低エコー腫瘤がみられる．

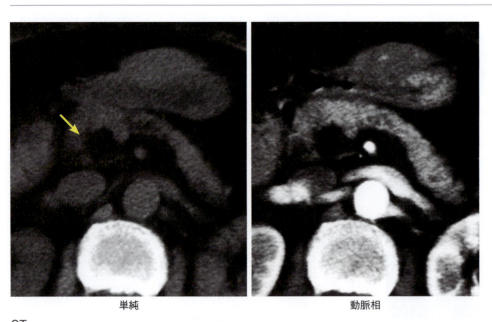

単純　　　　　　　　　　動脈相

CT
膵頭部の腫瘤は低吸収域として認められ，ほとんど造影されない．

症例 23

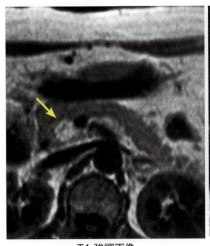
T1 強調画像

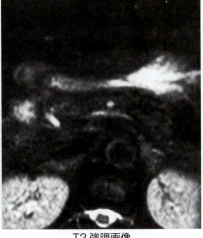
T2 強調画像

MRI
腫瘤は T1 強調画像で高信号, T2 強調画像で低信号である.

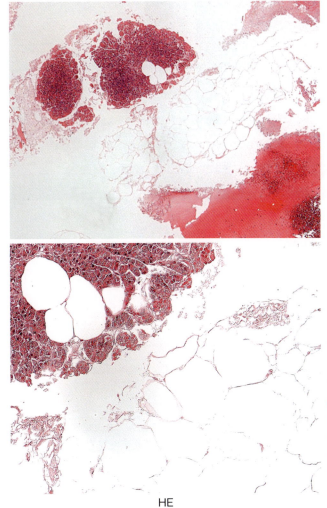
HE

病理
経皮的膵生検で膵腫瘤の組織を採取.
組織所見：正常膵組織内に大型の脂肪滴の沈着があり, 近傍に同様の脂肪組織を認める. 脂肪滴に腫瘍性変化はない. 膵限局性脂肪沈着である.

限局性脂肪沈着

膵 限局性

充実　辺縁（輪郭）不整　　　　　　　　　　　　　60代，男性

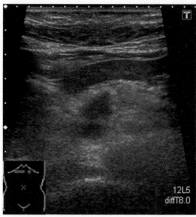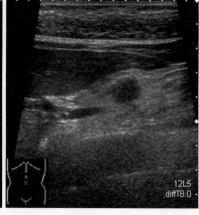

US
膵体部に類円形で輪郭が不整な径10 mmの低エコー腫瘤を認める．

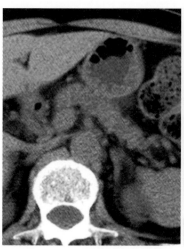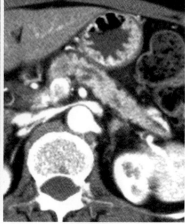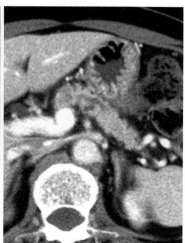

単純　　　　　　　　　動脈相　　　　　　　　　門脈相

CT
腫瘤は漸増性濃染され，尾側膵管は軽度拡張している．

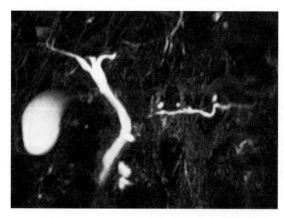

MRCP
膵体部主膵管に限局性狭窄がみられ，尾側膵管は軽度拡張している．頭部に拡張した分枝膵管（分枝型IPMN）と狭窄部近傍に囊胞性病変があり，他にも数個の小囊胞性病変を認める．

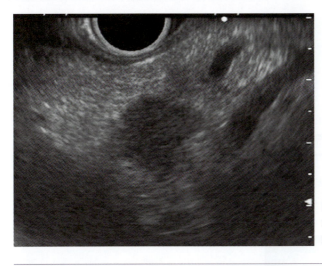

EUS
輪郭が不整な低エコー腫瘤があり，尾側膵管は軽度拡張している．

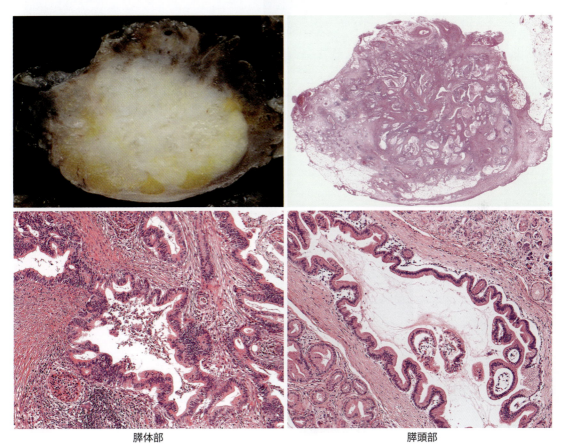

膵体部　　　　　　　　　　　　　膵頭部

> [病理]
> 肉眼所見・ルーペ像：膵体部の腫瘍は白色調で，種々の程度の腺腔形成がみられる．
> 組織所見：間質に富む高分化腺癌である．膵頭部の囊胞性病変は，低異型度の腺腫である．以上より分枝型膵管内乳頭粘液性腫瘍（IPMN）に併存する通常型膵癌と診断する．

分枝型 IPMN 併存膵癌

充実　辺縁（輪郭）不整

50代，女性

膵　限局性

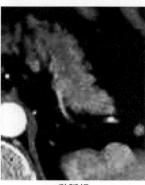
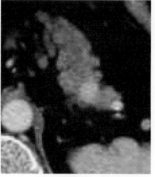

動脈相　　　　　　　平衡相

CT
膵尾部に平衡相で境界明瞭な高濃度域を認める．
動脈相では不明瞭である．

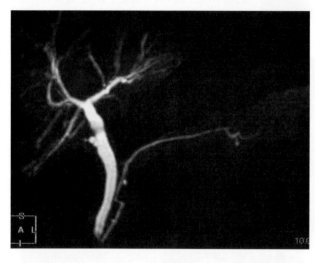

MRCP
主膵管は明らかな異常を認めない．

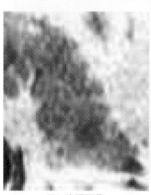
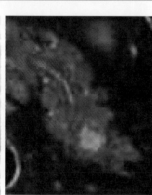

T1強調画像　　　　　T2強調画像

MRI
膵尾部にT1強調画像では低信号，T2強調画像では高信号な腫瘤を認める．

症例 25

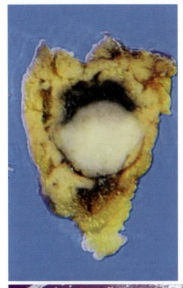

病理
肉眼所見：白色で境界明瞭な充実性の腫瘍性病変である．

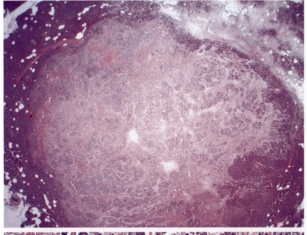

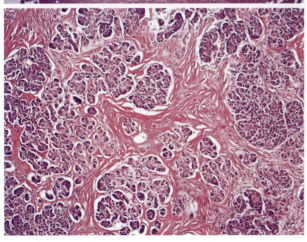

組織所見：腫瘍の境界は明瞭で，分葉状の増殖を認める．豊富な線維性間質がみられる．細胞異型は認めない．過誤腫である．

膵過誤腫

膵 限局性

囊胞　類円形　単房

50代，女性

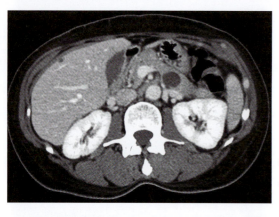

CT（門脈相）
膵体部に類円形の囊胞あり．内部には隔壁様の構造を認める．

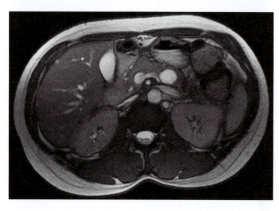

MRI（T1強調画像）
膵体部の類円形の単房性囊胞はT1強調画像で高信号である．

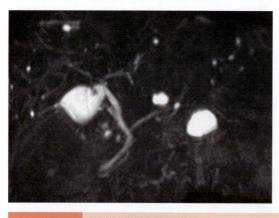

MRCP
膵体部に類円形の高信号を呈する囊胞性病変がみられる．

Column　粘液性囊胞腫瘍　mucinous cystic neoplasm：MCN

中年女性の体尾部に多く，2010年のWHO分類では粘液を産生する上皮で構成される囊胞性の腫瘍で特徴的な卵巣様間質（ovarian-type stroma：OS）を有すると定義されている．線維性の厚い共通被膜を有する類円形の囊胞を形成し，内腔に凸の囊胞内囊胞（cyst in cyst）を認め，多房性の形態を呈することが多い．小型囊胞内囊胞の描出にはEUSが有用である．構造異型と細胞異型からlow・intermediate・highの3段階に分類される．浸潤癌の頻度は国内では約4％，海外では12～16％と報告されている．大半は

症例 26

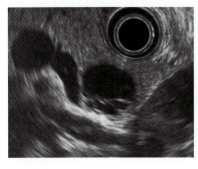

EUS
膵体部に類円形の単房性嚢胞がみられ，内部にはmural cystを認める．

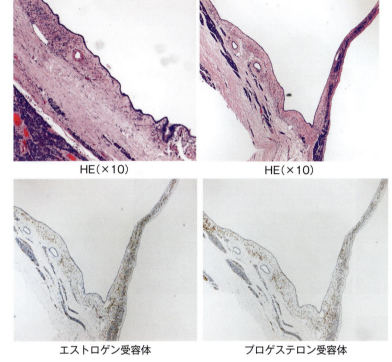

HE(×10)　　　　　　HE(×10)
エストロゲン受容体　　プロゲステロン受容体

病理

組織所見：嚢胞壁は一層の粘液産生性の上皮で覆われており，上皮下に卵巣様間質を認める．免疫染色ではエストロゲン受容体とプロゲステロン受容体はともに陽性である．粘液性嚢胞腫瘍(MCN)の腺腫である．

MCN(腺腫)

膵管との交通はみられず，異型度が高いと壁在結節や内腔に乳頭状成分を認めることが多い．免疫染色ではプロゲステロンやエストロゲン受容体に陽性を示す．鑑別診断に関して，欧米ではEUS-FNAによる細胞診，内容液の膵酵素，CEAの測定が報告されているが，国内では腹膜播種の可能性を考慮して施行に慎重な意見が多い．予後に関しては，全体の10年生存率は96.6％と良好であるが，浸潤癌では62.5％と報告されており，浸潤癌に至る前の外科的治療が重要である．

膵 限局性

嚢胞　類円形　単房　　　　　　　　　　　　50代，女性

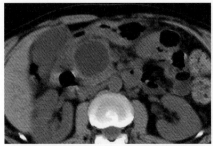
単純　　　　　　　　　　　動脈相

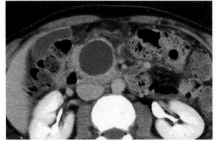
平衡相

CT
膵頭部に35 mm大の単房性の嚢胞性病変を認める．嚢胞壁にはわずかに凹凸を認める．嚢胞と主膵管との交通は明らかではない．

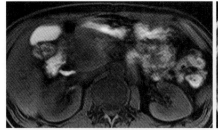
T1強調画像

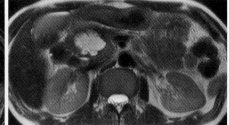
T2強調画像

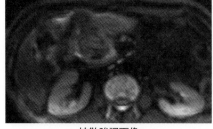
拡散強調画像

MRI
嚢胞はT2強調画像で高信号を呈し，拡散強調画像では嚢胞内部に一部拡散低下を認める．

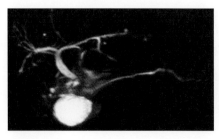

MRCP
膵体部から尾部にかけての主膵管は正常形態であるが，嚢胞付近の描出は不良である．

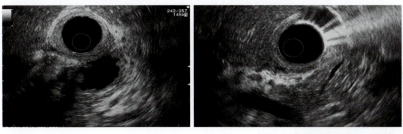

EUS
膵頭部周囲に高エコーの被膜を有する囊胞性病変を認める．囊胞内には乳頭状の結節を認める．
囊胞と主膵管との交通はなく，膵管拡張も認めない．

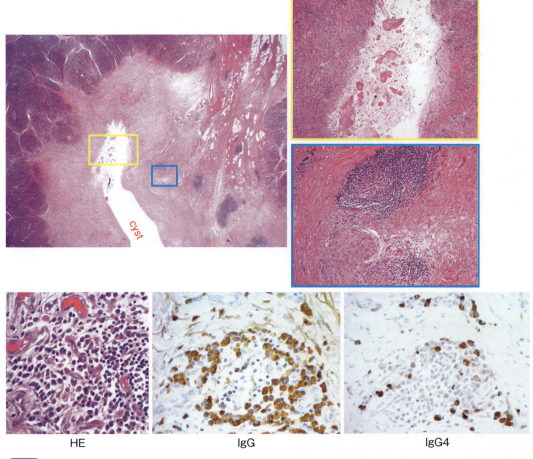

病理

組織所見：膵頭部に囊胞を認め，囊胞壁は硝子化膠原線維の増生に伴う厚い線維性結合組織よりなり，形質細胞，リンパ球，好酸球の浸潤を認める．一部閉塞性動脈炎の像を呈する．浸潤する形質細胞は IgG4 陽性である．囊胞形成を伴った自己免疫性膵炎（AIP）と診断する．

囊胞形成を伴う AIP（自己免疫性膵炎）

囊胞　類円形　単房

80代，男性

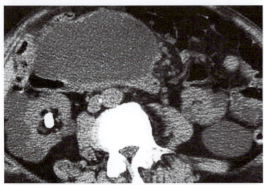
単純

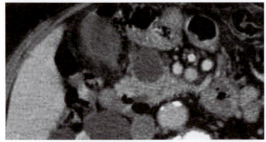
門脈相

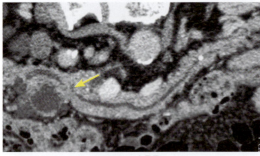
curved PR

CT
膵頭部の巨大な単房性囊胞を経過観察中（上），4か月後急速に縮小傾向がみられ（中），curved PR（下）では，膵頭部主膵管の狭窄が疑われた（→）．
狭窄の近傍に縮小した膵囊胞性病変がみられる．

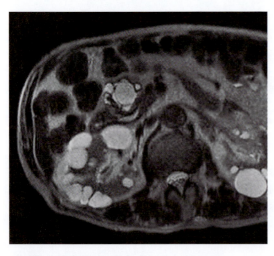

MRI（T2強調画像）
膵頭部の類円形囊胞性病変は内部が均一な高信号を示す．

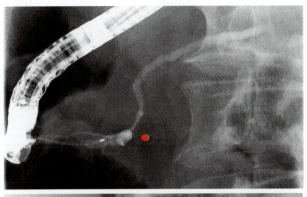
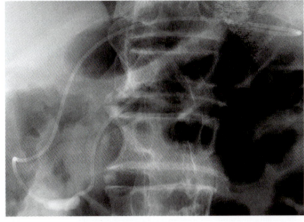
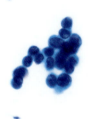

ERP
膵頭部の主膵管の不整な狭窄が認められ，囊胞は描出されない（上段）．ENPD を留置し（下段），複数回の連続膵液細胞診（SPACE）の結果，腺癌と診断．赤点は上皮内癌の位置を示す．

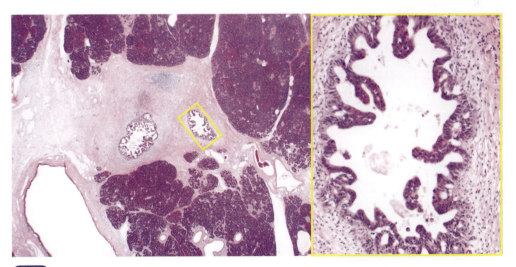

病理
組織所見：膵上皮内癌と診断．癌周囲の膵実質には腺房の脱落，線維化が認められる．膵頭部の囊胞性病変は，膵管内乳頭粘液性腫瘍（IPMN）である．

IPMN に併発した膵上皮内癌

膵　限局性

囊胞　類円形　単房

50代, 男性

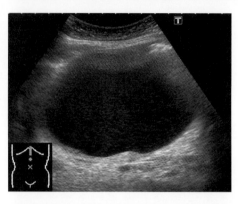

US
膵体部に径13 cmの類円形の単房囊胞あり．

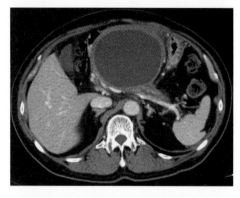

CT（門脈相）
囊胞の尾側膵は萎縮し，膵管は軽度拡張している．

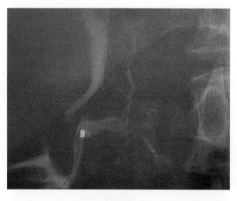

ERCP
膵頭部主膵管内に陰影欠損があり，尾側膵管は描出されない．

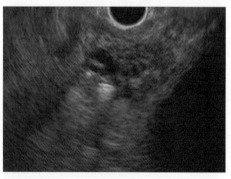

EUS
膵頭部主膵管内に小結石を認める．

症例 29

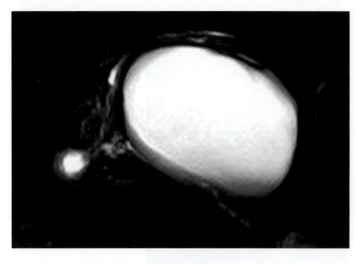

MRCP
膵体部に類円形の巨大な単房性囊胞があり，体部主膵管は圧排され，尾側は拡張している．

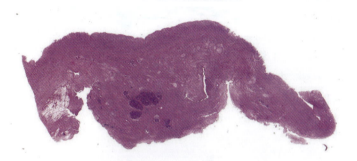

膵管狭窄部のルーペ像

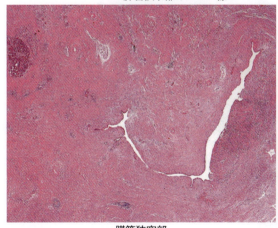

膵管狭窄部

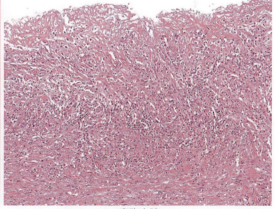

囊胞内腔

病理
ルーペ像・組織所見：狭窄部の膵管上皮に異型はなく，腺房の脱落と著明な線維化を認める．巨大な囊胞内腔に上皮はなく，肉芽組織である．以上より慢性膵炎に合併した仮性囊胞と診断する．

慢性膵炎に合併した仮性囊胞

囊胞　類円形　単房

60代, 男性

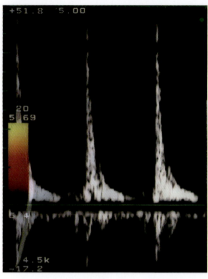
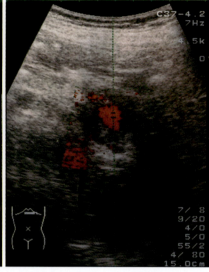

US
膵尾部に類円形の囊胞性病変を認める．ドプラ法では，内部にドプラ信号があり，動脈血である．

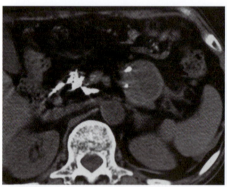
単純

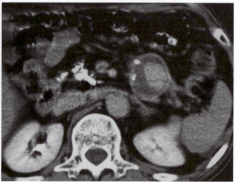
門脈相

CT
膵頭部に石灰化があり，尾部の囊胞壁にも認める．囊胞壁は造影され，囊胞内に造影される類円形の病変を認める．

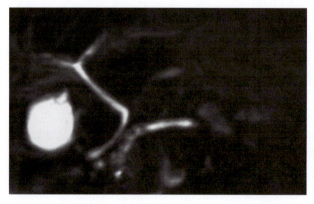

MRCP
膵頭部主膵管内に小さな陰影欠損があり，尾部に囊胞性病変と尾側膵管の拡張を認める．

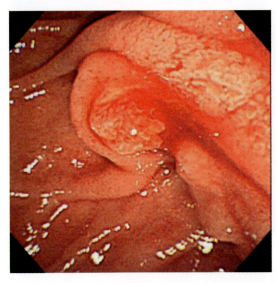

十二指腸内視鏡検査
主乳頭の開口部から出血を認める.

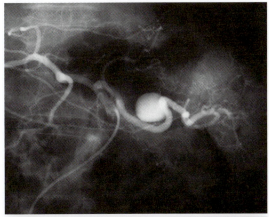

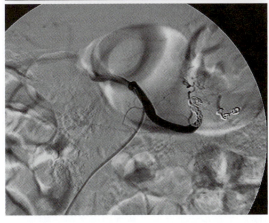

血管造影
膵尾部に脾動脈から連続する類円形の動脈瘤を認める.脾動脈をコイルで塞栓後の脾動脈造影では動脈瘤は描出されない.

仮性動脈瘤

囊胞　類円形　単房

50代，女性

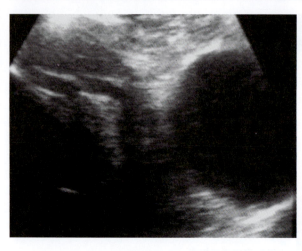

US
膵尾部に囊胞性病変がみられる．類円形，単房である．内部に隔壁構造は認めない．

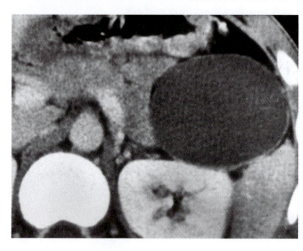

CT（門脈相）
造影により被膜が明瞭化する．内部に隔壁や壁在結節はみられない．

Column　膵リンパ上皮囊胞　lymphoepithelial cyst of the pancreas

概念　膵および膵領域のリンパ上皮囊胞（lymphoepithelial cyst：LEC）は，1985年にLuchtrathらにより膵に発生した鰓弓囊胞類似病変として初めて報告され，1987年にTruongらによりlymphoepithelial cyst of the pancreasと命名されたまれな非腫瘍性囊胞性疾患である．Adsayらは，扁平上皮で裏打ちされた膵囊胞のうち，その囊胞壁が皮脂腺で覆われるものをepidermoid cyst，リンパ濾胞を含む密集したリンパ組織で覆われているものをLECと分類している．LECの発生機序については，①胎生期の鰓溝（branchial cleft）が膵に迷入したとする説，②膵周囲のリンパ節における異所性膵内の膵管上皮が扁平上皮化生したとする説，③拡張した膵管の一部が扁平上皮化生し傍膵リンパ節へ突出したとする説，④膵管組織由来の真の膵囊胞とする説などがある．多くの症例で術前に高値を示した血清CA19-9値が，術後に正常化すること，免疫組織染色で囊胞壁の扁平上皮にCA19-9が染色されることから，膵管上皮の扁平上皮化生を支持する意見が多い．

臨床像　中年の男性に多く，囊胞の大きさは15～100 mmで，平均50 mm程度である．

症例 31

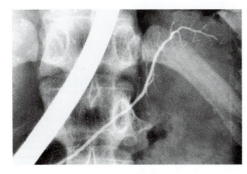

ERP
膵管像に異常所見はみられない．

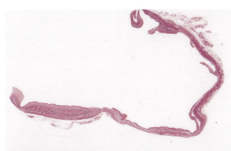

病理
固定標本：囊胞壁は薄く，単房である．

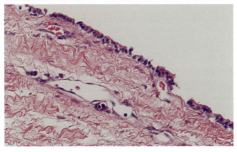

組織所見：線維性結合織と単層の立方上皮，
扁平上皮で構成されている．先天性囊胞である．

先天性囊胞（単純性囊胞）

　形態的には多房性が多く，血清 CA19-9 値は多くの症例で上昇する．腹痛，背部痛，腹部不快感などの症状が出現するが，半数以上が無症状である．

　診断　境界明瞭な囊胞性病変で，比較的膵体部に好発し，膵外に突出することが多い．造影 CT では厚い線維性被膜や造影効果のある充実性成分がないこと，MRI は，T1 強調画像で高信号に，拡散強調画像で拡散の低下（高信号）を認めることがあり，フェーズシフト法は脂質の検出にも有用である．EUS では，角化物などを反映する echogenic structure を認める．

　病理　重層扁平上皮に被覆された内層と間質内にリンパ球の集簇やリンパ濾胞を認める．囊胞内にはケラチン様物質を含有し，コレステリン結晶が存在する．

　治療　術前に診断が確定できれば経過観察が可能であるが，多くの症例が悪性腫瘍を否定できず切除術が行われている．播種の危険性はあるが，悪性腫瘍が否定的な症例に限り，超音波内視鏡ガイド下の吸引生検も検討する．

膵 限局性

嚢胞　類円形　単房

80代, 女性

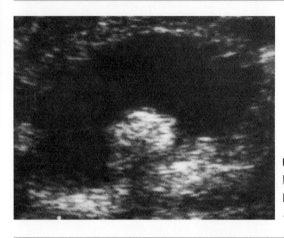

US
膵頭部に類円形, 単房性の嚢胞がみられる. 内部に音響陰影を伴う strong echo を認める.

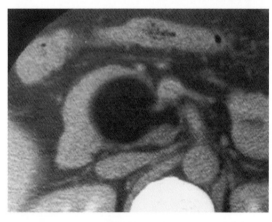

CT（平衡相）
嚢胞内容液の CT 値は低い. 脂肪の CT 値と同等である.

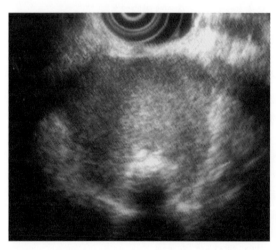

EUS
嚢胞内は点状高エコーで満たされ, 音響陰影を伴う strong echo もみられる.

症例 32

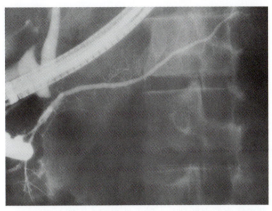

ERCP
頭部主膵管に圧排所見がみられる．

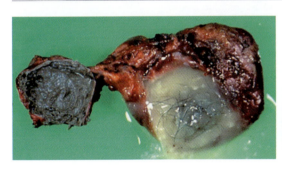

病理
肉眼所見：囊胞内に毛髪がみられた．内容液は油脂であり，奇形腫と診断する．

奇形腫

Column　奇形腫　teratoma

　膵の奇形腫はきわめてまれな腫瘍であり，報告数は20例に満たない．性差はなく，主に20歳以下にみられる．症状は腹痛，背部痛，左上腹部腫瘤などである．境界明瞭で被膜を有し，内部には充実部分と囊胞部分が混在する．毛髪，脂肪，骨，歯などが観察される．病理組織学的には種々の分化した組織（軟骨，骨，脂肪，歯および円柱上皮，扁平上皮など）が認められる．

囊胞　類円形　単房

30代, 男性

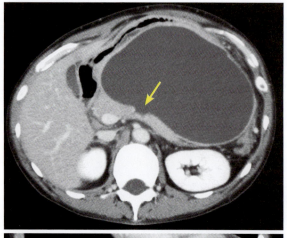

CT（門脈相：横断像）
腹部打撲後に腹痛が増悪し，受診した．膵体部の膵実質が断裂し，膵仮性囊胞を形成している．

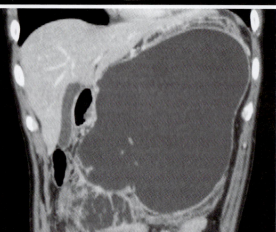

CT（門脈相：冠状断像）
膵仮性囊胞は膵周囲から骨盤腔まで広がり，周囲の消化管を圧排している．

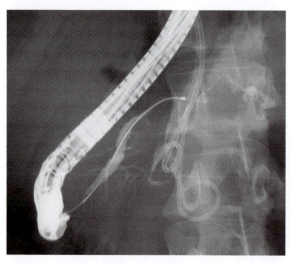

ERP
膵体部で主膵管が断裂し，造影剤は仮性囊胞内に漏出する．尾側の主膵管は造影されない．

症例33

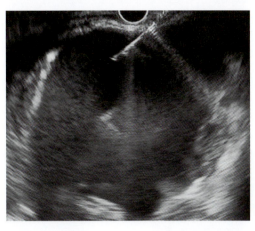

EUS
胃体部より類円形で内部は比較的均一な液体成分で形成される膵仮性囊胞を描出．

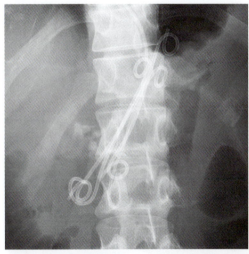

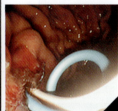

EUS-guided cyst drainage
19G針で穿刺し，通電ダイレーターと拡張バルーンで瘻孔拡張後に，両端ピッグテイル型プラスチックステントと経鼻ドレナージチューブを留置してドレナージを施行．

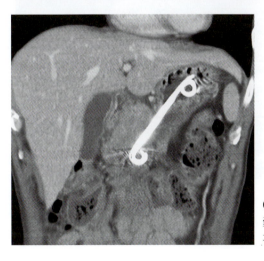

CT（治療後）
囊胞は著明に縮小し，留置したステントが残存している．

膵外傷・膵仮性囊胞

膵 限局性

囊胞　類円形　多房　　　　　　　　　　　　　　　　　　　　　　　　10代，女性

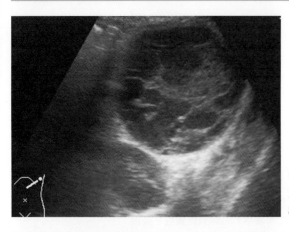

US
膵尾部に内部に隔壁構造を有する巨大な径80 mm大の囊胞性病変を認める．

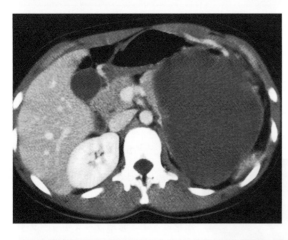

CT（門脈相）
囊胞内に充実部分を認めない．1か月の経過で径200 mm以上に急速に増大している．

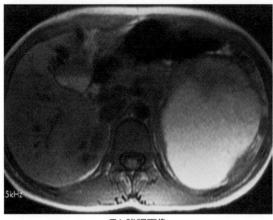
T1強調画像

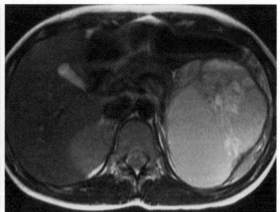
T2強調画像

MRI
T1強調画像で高信号，T2強調画像では高信号と低信号が不均一に混在する所見を示し，囊胞内部は出血の併発が示唆される．

症例 34

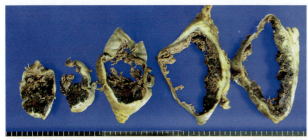

病理

肉眼所見：腫瘍の大部分は出血壊死がみられ，線維性被膜直下にのみ充実性部分を認める．

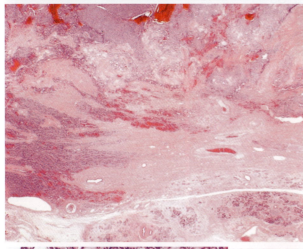

組織所見：充実性部分と出血壊死性の囊胞部分が混在している．HE 染色では，細胞質の乏しい小型細胞が毛細血管を中心にびまん性に増殖し，出血部では偽乳頭状構造を示す．ビメンチン陽性，シナプトフィジン弱陽性，アミラーゼ陰性である．solid-pseudopapillary neoplasm（SPN）と診断する．

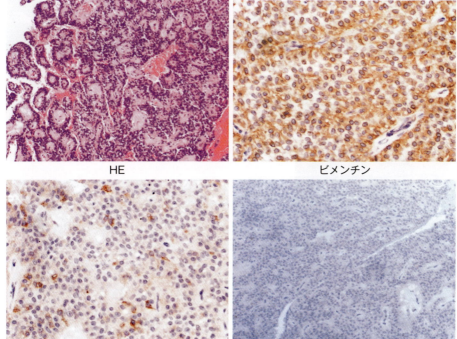

HE　　　　　　　　　　ビメンチン

シナプトフィジン　　　　アミラーゼ

急速に増大した SPN

膵 限局性

囊胞　類円形　多房
50代，女性

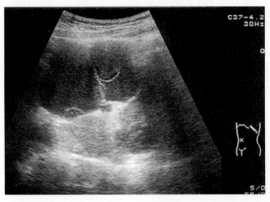

US
膵尾部に類円形の多房性囊胞を認める．隔壁構造を呈し，それぞれの内腔のエコーレベルが異なり，デブリ様である．

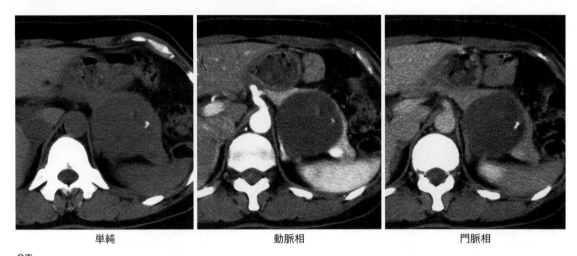

単純　　　　　　　動脈相　　　　　　　門脈相

CT
膵尾部に厚い被膜と辺縁に石灰化を有する囊胞性腫瘤を認める．囊胞内のCT値はやや高い．隔壁構造を有する．

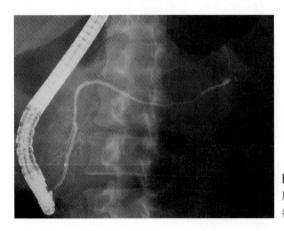

ERP
膵尾部主膵管は圧排されているが，囊胞性腫瘤との交通はない．

症例 35

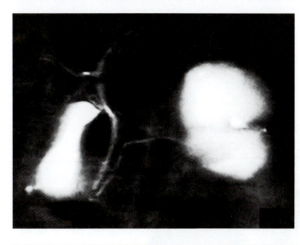

MRCP
膵尾部に多房性嚢胞があり，それぞれの嚢胞の信号強度はやや異なる．一部強い高信号を呈する．

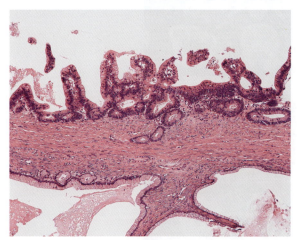
HE

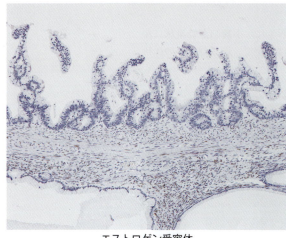
エストロゲン受容体

> 病理

組織所見：嚢胞を裏打ちする上皮は円柱上皮で豊富な粘液を有している．核異型があり，腺癌と診断した．癌は上皮に限局している．卵巣様間質があり，エストロゲン受容体（ER）が陽性であることより粘液性嚢胞腫瘍（MCN）の腺癌と診断する．

MCN（腺癌）

膵 限局性

囊胞　類円形　多房

70代, 女性

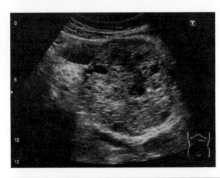

US
膵体部に 80 mm 大の腫瘍性病変を認める．腫瘍内部には高エコーの隔壁と小囊胞を有する．

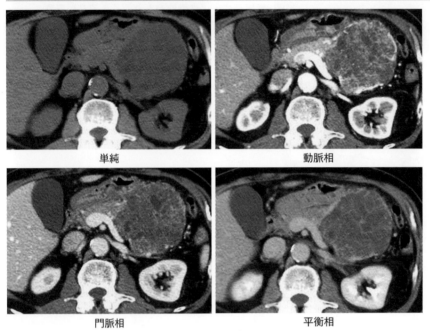

単純　動脈相
門脈相　平衡相

CT
膵体部に 90 mm 大の辺縁が整で，内部が不均一に造影され，小囊胞が蜂巣状に集簇する，腫瘍性病変を認める．周囲の消化管との境界は明瞭で，脾動静脈への圧排を認める．

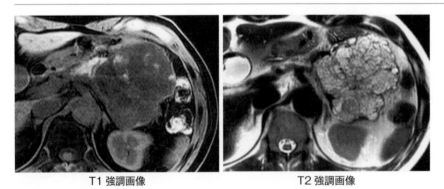

T1強調画像　T2強調画像

MRI
腫瘍は T1 強調画像で低信号，T2 強調画像で高信号を示し，腫瘍内に集簇する小囊胞はほぼ同じ信号を示す．

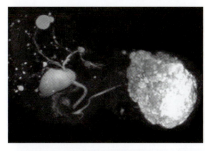

MRCP
腫瘍と主膵管との関係は不明瞭である.

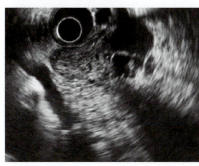 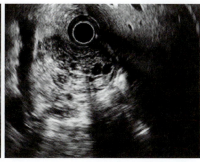

EUS
膵体部に 80 mm 大の，隔壁が高エコーを呈し，内部に小囊胞を有する腫瘍性病変を認める.

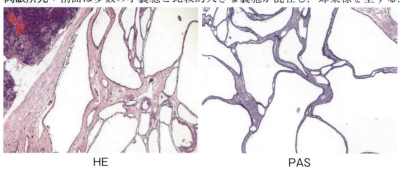

病理
肉眼所見：割面は多数の小囊胞と比較的大きな囊胞が混在し，蜂巣様を呈する.

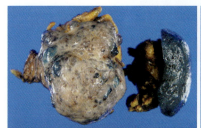 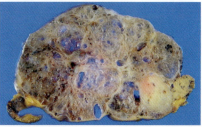

HE　　　　　　　　　　　　PAS

組織所見：立方状の腫瘍細胞が腺管を形成して増殖し，腫瘍細胞の細胞質は淡明，核は小型の類円形を呈する．膵の正常組織との境界は明瞭である．PAS 染色陽性であり，グリコーゲンの存在を認める．mixed type の膵漿液性囊胞腺腫（SCN）である.

SCN（腺腫）

膵 限局性

囊胞　類円形　多房　　　　　　　　　　　　　　　　　60代，女性

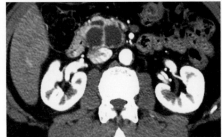
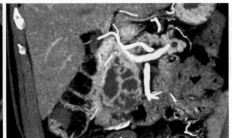
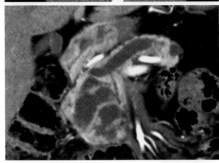

CT（動脈相）
膵頭部に内部に隔壁を伴う多房性の類円形
囊胞を認め，尾側の主膵管拡張を認める．

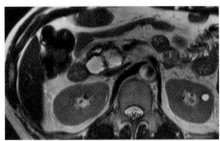
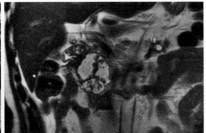

T2強調画像　　　　　　　　　　　T2強調画像

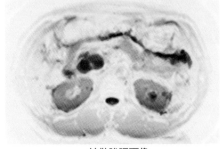

MRI
囊胞は壁在結節を伴い，T2強調画像で高信
号，拡散強調画像で拡散低下を示す．

拡散強調画像

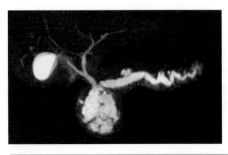

MRCP
囊胞より膵尾側の主膵管にも拡張を認め，分
枝にも一部拡張がみられる．

症例 37

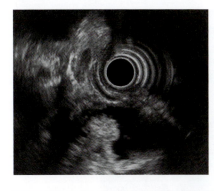

EUS
膵頭部に 50 mm 超の多房性嚢胞性病変を認める．内部に乳頭状隆起を伴っており，隔壁の肥厚が目立つ．嚢胞の形態はいびつで，充実部周囲のエコーレベルの低下を認め，浸潤癌の合併の可能性を否定できない．

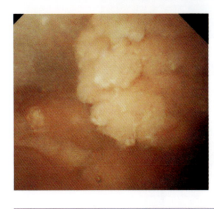

POPS
膵頭部の主膵管に分枝膵管と交通する全周性の乳頭状腫瘍が認められる．表面には血管の不整な走行が目立つ．

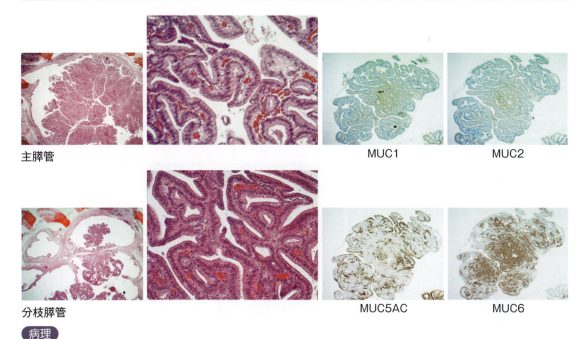

主膵管　　　　　　　　　　　　　　　　　　MUC1　　　MUC2

分枝膵管　　　　　　　　　　　　　　　　　MUC5AC　　MUC6

病理
組織所見：細胞質内の粘液が減少し，N/C 比の大きい腫瘍細胞を認め，核には軽度の大小不同，核形不整を伴う．膵管内乳頭粘液性腫瘍（IPMN）の腺癌（非浸潤性）の像である．

IPMN（腺癌，非浸潤性）

膵 限局性

囊胞　類円形　多房　　　　　　　　　　　　　　　　　30代，女性

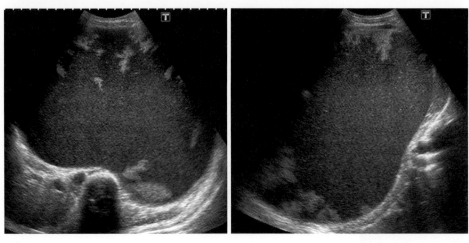

US
脾内に径25 cm以上の巨大な囊胞性病変があり，内部に淡いエコーを伴っている．デブリ様エコーを認める．

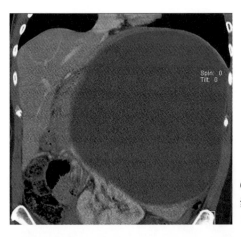

CT（門脈相）
囊胞は薄い被膜を有しているが，壁在結節はない．

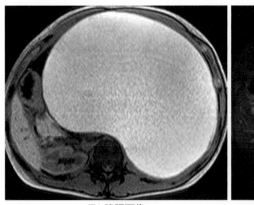
T1強調画像

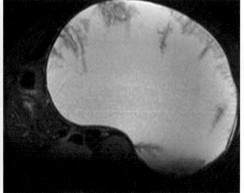
T2強調画像

MRI
T1強調画像，T2強調画像とも高信号である．T2強調画像では内部に線状の低信号域を認める．

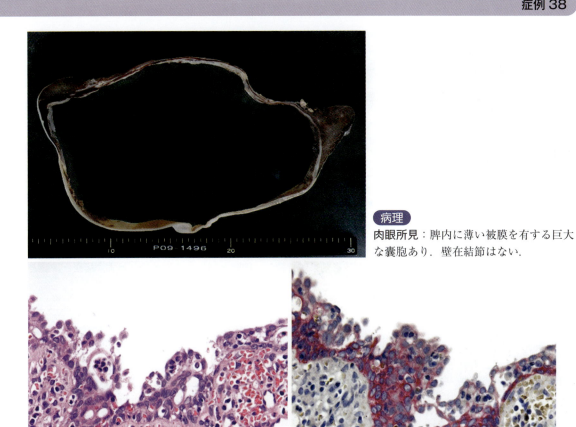

病理

肉眼所見：脾内に薄い被膜を有する巨大な囊胞あり．壁在結節はない．

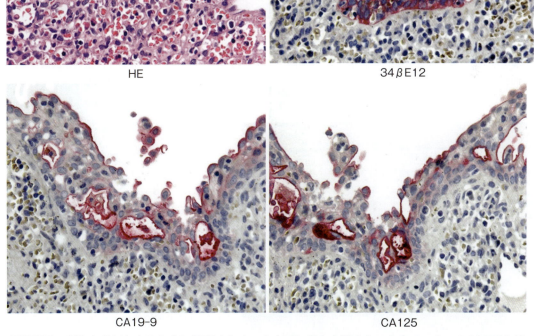

HE　　　　　　　　　　　　34βE12

CA19-9　　　　　　　　　　CA125

組織所見：囊胞を裏打ちする上皮に異型はなく，上皮下に出血を認める．上皮マーカーの34βE12が陽性であり，同部位にCA19-9，CA125が陽性であることより，脾類上皮囊胞と診断する．

脾類上皮囊胞

嚢胞　類円形　多房

40代，男性

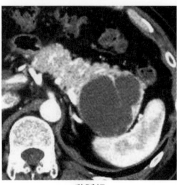
動脈相

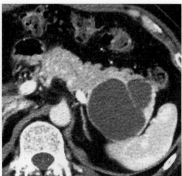
門脈相

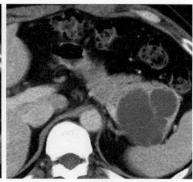
平衡相

CT
膵尾部に，60 mm 大の囊胞成分と辺縁に充実成分を有する腫瘍性病変を認める．病変の充実成分は動脈相から門脈相にかけて濃染し，平衡相においても造影効果が持続し，脾臓と同様の造影効果を示す．病変と脾臓とは距離があるが，膵臓との境界は不明瞭である．

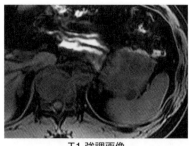
T1強調画像

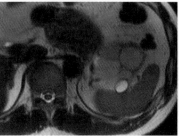
T2強調画像

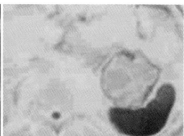
拡散強調画像

MRI
病変の囊胞成分は，T1強調画像で低信号，T2強調画像で淡い高信号を認める．充実成分は拡散強調画像で，脾臓と同程度の拡散低下を示す．

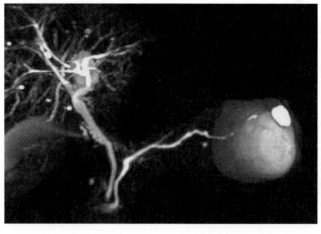

MRCP
主膵管は膵尾部で狭細化を認めるも尾側膵管の拡張は認めない．

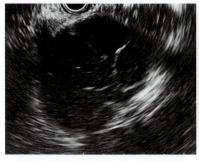 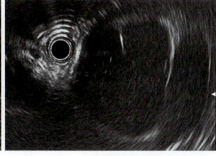

EUS
膵尾部に隔壁を有する嚢胞性病変を認め，嚢胞内はモザイクエコーパターンを示す．膵臓と病変との境界は不明瞭である．

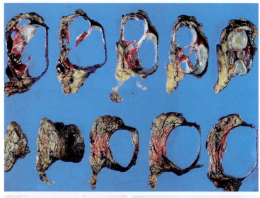

> 病理

肉眼所見：膵尾部に 65 mm 大の嚢胞を認め，嚢胞内容液は漿液性である．

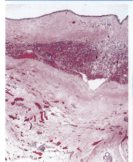 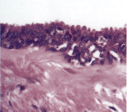

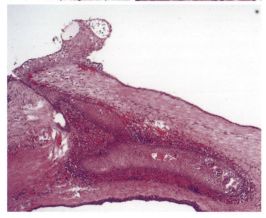

組織所見：HE 染色で嚢胞壁および間質を挟んで，脾髄組織とランゲルハンス細胞を認め，脾髄組織は膵組織に隣接すると判断．嚢胞は膵内副脾由来と診断．嚢胞壁は化生のない非角化重層扁平上皮，腺上皮で覆われ，上皮化にリンパ組織を認めない．類上皮嚢胞である．

膵内副脾の類上皮嚢胞

膵 限局性

嚢胞　類円形　多房

40代, 女性

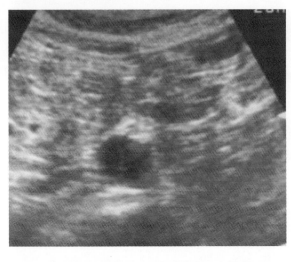

US
膵尾部に類円形，多房性の嚢胞性病変がみられる．

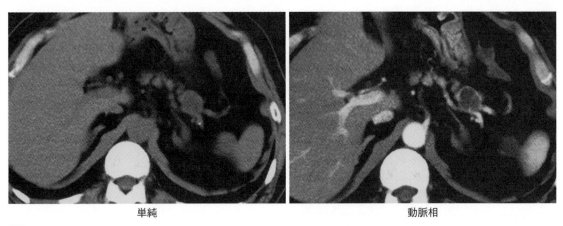

単純　　　　　　　　　　　　　　動脈相

CT
単純CTでは，膵尾部に類円形，多房性の嚢胞性病変がみられ，動脈相では嚢胞壁と隔壁に造影効果を認める．

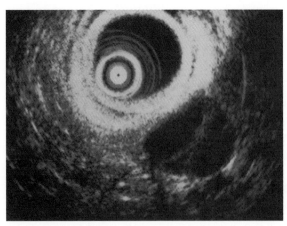

EUS
壁は不均一に厚く，内部に隔壁様構造がみられる．

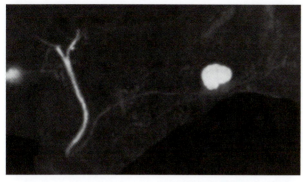

MRCP
内部に隔壁様構造をもつ嚢胞性病変である．

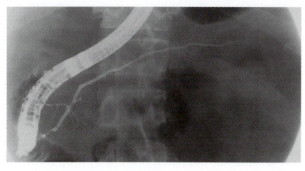

ERCP
膵管に異常所見はみられない．

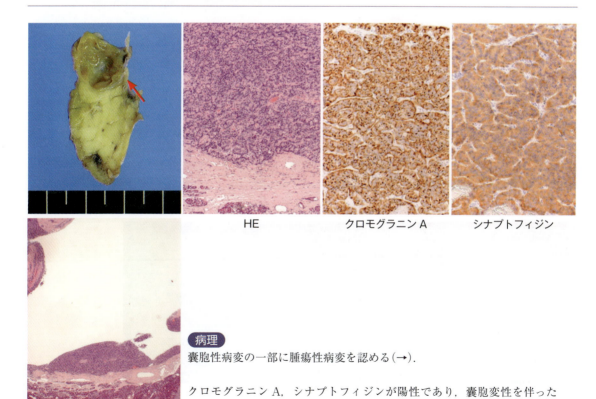

HE　　　クロモグラニンA　　　シナプトフィジン

病理
嚢胞性病変の一部に腫瘍性病変を認める(→)．

クロモグラニンA，シナプトフィジンが陽性であり，嚢胞変性を伴った膵神経内分泌腫瘍(NET)である．

NETの嚢胞変性

膵 限局性 — 嚢胞 類円形 多房

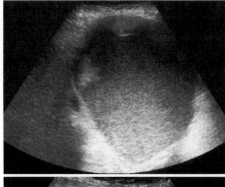

US
膵体尾部に類円形,多房性の巨大な嚢胞性病変がみられる.内部にデブリと結節がみられる.

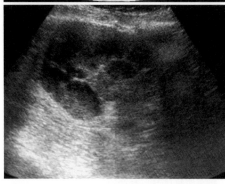

膵尾側の嚢胞には肥厚した隔壁がみられる.

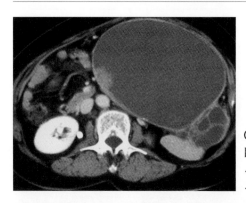

CT(門脈相)
巨大な嚢胞と比較的小さな2つの嚢胞からなる.嚢胞壁,隔壁,結節に造影効果がみられる.

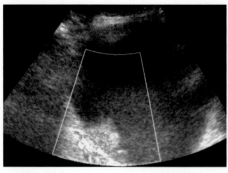
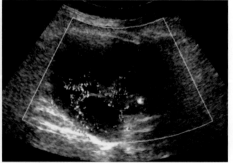

ドプラUS
造影剤使用により結節と隔壁に血流がみられる.

症例 41

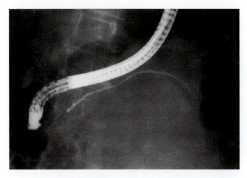

ERP
主膵管は圧排偏位を認める．囊胞との交通は認めない．

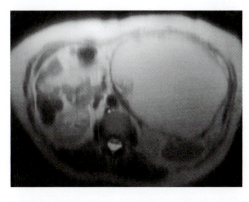

MRI（T2強調画像）
大きな囊胞の内部に低信号の結節がみられる．

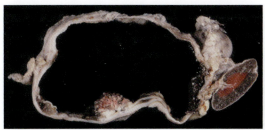

病理
肉眼所見：大きな囊胞内に乳頭状腫瘍がみられる．

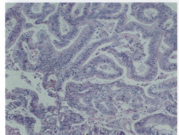 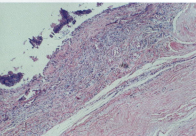

組織所見：高度の異型を伴う乳頭状腺癌で，上皮下に卵巣様間質がみられる．粘液性囊胞腫瘍（MCN）の腺癌である．

MCN（腺癌）

膵 限局性

嚢胞　類円形　単房と多房の混在　　70代, 男性

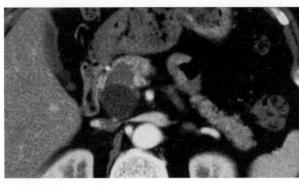
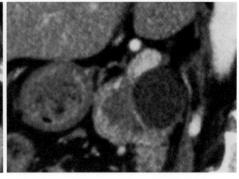

CT（動脈相）
膵頭部に内部に造影効果を有する隔壁様構造を伴う多房性の嚢胞性病変がみられ，その背側には単房性類円形の嚢胞性病変を認める．

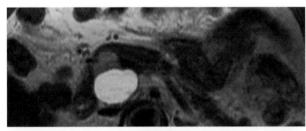

T1強調画像

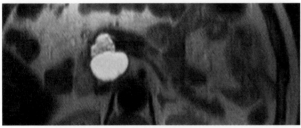

T2強調画像

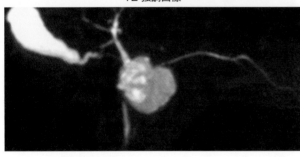

MRI（上・中）/MRCP（下）
T1強調画像にて腹側の病変はやや高信号，背側の病変は高信号に，T2強調画像では，腹側病変，背側病変ともに高信号である．腹側病変の内部には隔壁様構造がみられる．
MRCPでは腹側の多房性病変はやや高信号である．主膵管の異常はみられない．

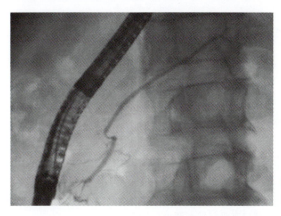

ERP
主膵管の走行に異常を認めない．

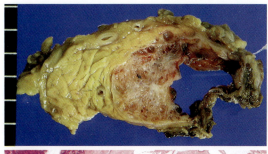

病理

肉眼所見：腫瘍は内部に隔壁様構造を有する囊胞性腫瘍であり，出血を伴う．

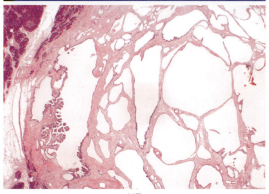

HE

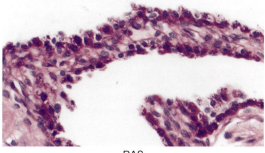

PAS

組織所見：microcystic type の漿液性囊胞腫瘍(SCN)の腺腫である．上皮は PAS 染色陽性である．

出血を伴う SCN(腺腫)

膵 限局性

囊胞　凹凸　多房　　　　　　　　　60代, 男性

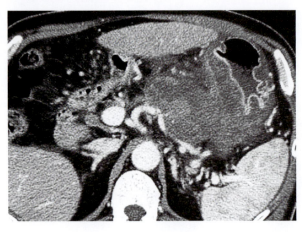

CT（動脈相）
膵体尾部は腫大し造影効果不良であるが，一部に高吸収域が認められる．

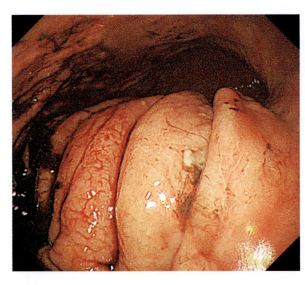

上部消化管内視鏡検査
胃内には凝血塊が貯留し，巨大な粘膜下腫瘍様隆起を認める．

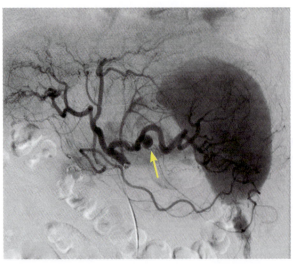

腹部血管造影
脾動脈に仮性動脈瘤を認める（→）．

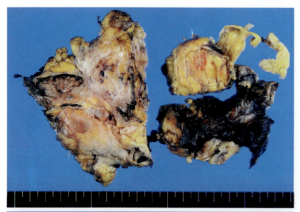

病理

肉眼所見：膵尾部は周囲壊死組織とともに胃壁と一塊となっており，胃内腔へ繋がる瘻孔を形成している．

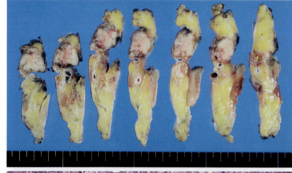

膵尾部には灰白色充実性の腫瘍性病変を認める．

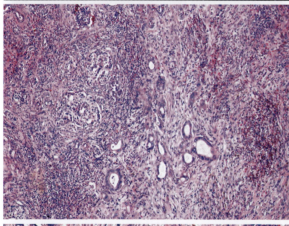

組織所見：膵実質の周囲を囲むように，異型上皮が腺管を形成して浸潤性に増殖する腫瘍を認める．浸潤性膵管癌である．
膵癌の浸潤により仮性動脈瘤を形成し，それが破綻した出血性嚢胞である．

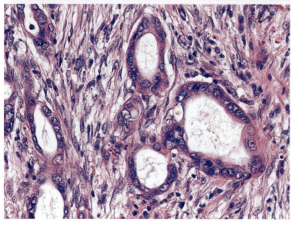

膵癌・出血性嚢胞

膵 限局性

囊胞　凹凸　多房　　　　　　　　　　　　　　60代, 女性

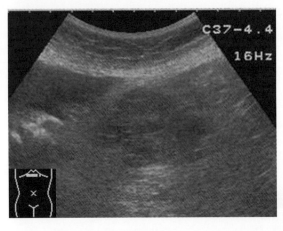

US
膵体部に類円形で内部に囊胞部を伴う腫瘤あり．

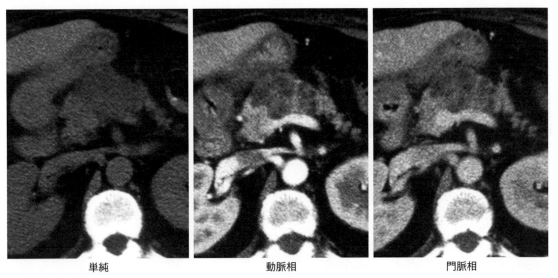

単純　　　　　動脈相　　　　　門脈相

CT
腫瘤中心部が動脈相で淡く濃染される．

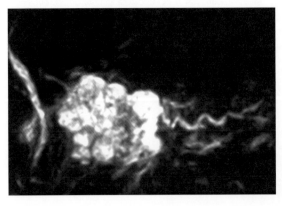

MRCP
腫瘤は全体が高信号で小囊胞の集簇で，1つひとつの囊胞の信号強度はほぼ均一である．

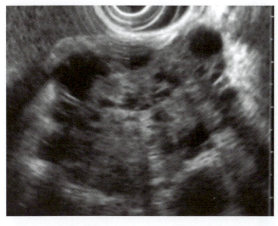

EUS
腫瘤辺縁に比較的大きな嚢胞が，中心部に小嚢胞が集簇している．

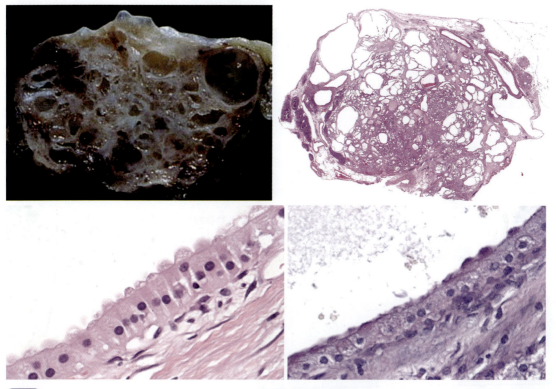

病理
切除固定標本割面像とルーペ像：比較的大きな嚢胞が辺縁に，小嚢胞が中心部に存在している．
組織所見：上皮は円柱状上皮で，PSA 陽性であることより，漿液性嚢胞腫瘍(SCN)の腺腫と診断する．

SCN(腺腫)

囊胞　凹凸　多房

膵　限局性

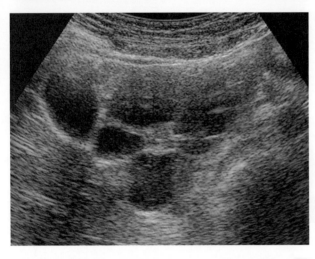

US
膵頭部に八つ頭状，多房性囊胞性病変がみられる．中心部に高エコーの結節を認める．

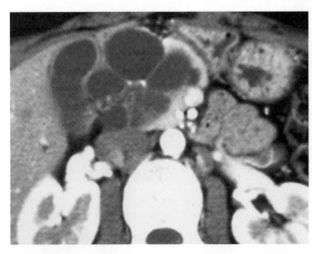

CT（動脈相）
隔壁部分に造影効果がみられる．中心部に石灰化を認める．

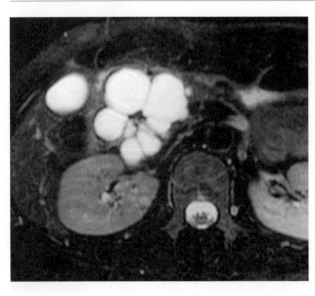

MRI（T2強調画像）
高信号の囊胞が集簇し，花弁状を呈している．

症例 45

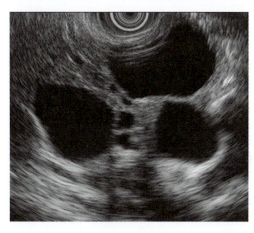

EUS
中心部に比較的小さな囊胞が，周辺に大きな
囊胞がみられる．

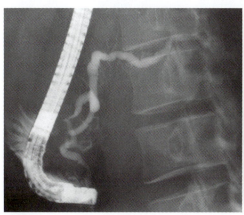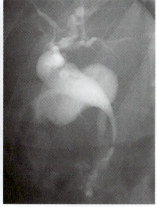

ERCP
頭部主膵管と下部胆管に滑らかな圧排像を認める．

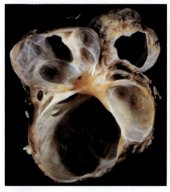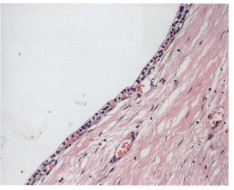

病理
肉眼所見：大小の囊胞が集簇し，花弁状を呈する．中心部に瘢痕を認める．
組織所見：囊胞壁は淡明な単層立方上皮と多数の毛細血管を有する線維性隔壁
により構成されている．macro cystic type の漿液性囊胞腫瘍(SCN)の腺腫で
ある．

SCN（腺腫）

嚢胞　凹凸　多房

70代，女性

膵　限局性

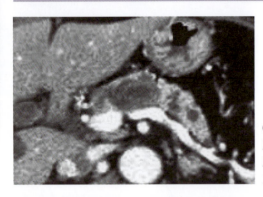

CT（動脈相）
膵体部に内部造影効果を有する結節を伴う嚢胞状拡張を認める．
主膵管もびまん性に拡張を認める．

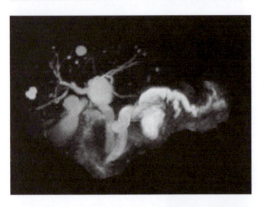

MRCP
主膵管はびまん性に拡張しており，膵体部の分枝膵管に嚢胞状拡張を認める．

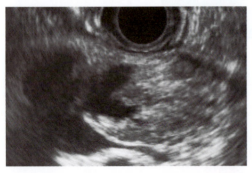

EUS
膵体部の分枝膵管から主膵管にかけて乳頭状の充実性腫瘤を認める．

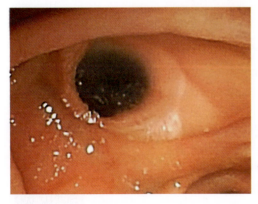

Vater 乳頭開口部
開口部の拡張および多量の粘液排出を認める．

症例 46

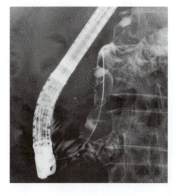

ERP
主膵管はびまん性に拡張しており，内部は多数の粘液による透亮像を認める．

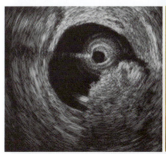 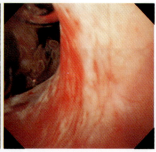

IDUS(左)/POPS(右)
IDUS では主膵管内に充実性腫瘤の乳頭状増殖を認める．POPS では主膵管内に毛細血管の豊富なイクラ状の腫瘍が乳頭状に増生している．

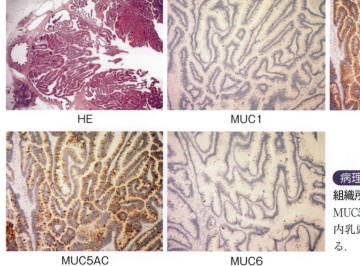

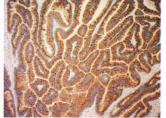

病理

組織所見：HE 染色は腺腫である．MUC2, MUC5AC 陽性であり腸型由来の膵管内乳頭粘液性腫瘍(IPMN)の腺腫である．

IPMN(腺腫)

膵 限局性

囊胞　凹凸　多房

40代, 男性

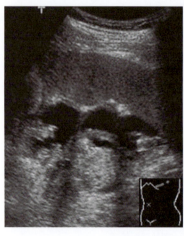
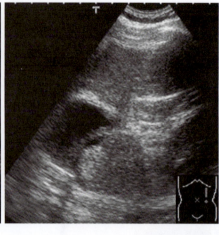

US
膵尾部に類円形の囊胞性腫瘤があり，内腔を占拠する高エコー結節があり，周囲に囊胞性病変を伴っている．

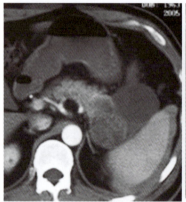
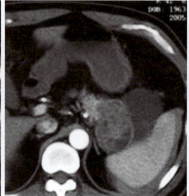
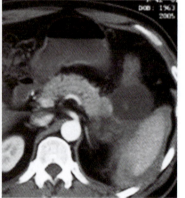

CT（動脈相）
動脈相で囊胞性腫瘤内の結節は造影されている．周囲に囊胞性病変があり，脾臓周囲に液体貯留を認める．

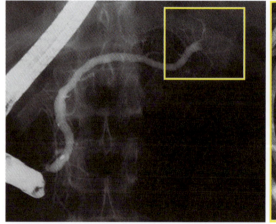
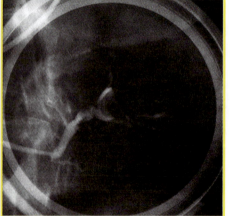

ERP・バルーンERP
尾部主膵管は拡張し，内部に透亮像を認めるが，末梢の主膵管は描出されない．

症例 47

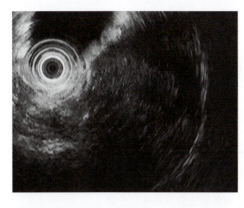

EUS
拡張した尾部膵管内に結節があり，ほぼ膵管内を占拠している．

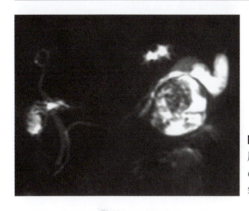

MRCP
尾部分枝膵管は囊胞状に著明に拡張し，内部の信号強度は不均一である．尾部主膵管に狭窄があり，尾側膵管は著明に拡張している．

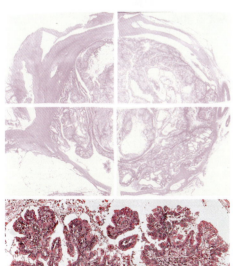

病理
ルーペ像：拡張した尾部の分枝膵管内に結節性病変があり，ほぼ膵管内を占拠している．

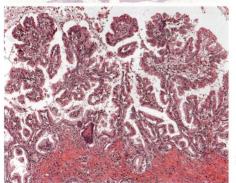

組織所見：膵管内乳頭粘液性腫瘍(IPMN)で，大部分が腺腫であったが，一部に腺癌を認める．

IPMN（腺癌）

膵 限局性 — 囊胞 凹凸 多房

60代，女性

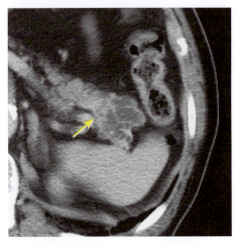

CT（門脈相）
膵尾部に 40 mm 大の多房性囊胞性病変を認め，囊胞内に充実性病変様にみえる領域（→）がある．

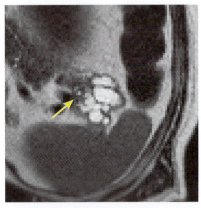

MRI（T2 強調画像）
膵尾部に多房性囊胞性病変を認め，CT 同様，囊胞内に充実性病変様にみえる領域（→）がある．

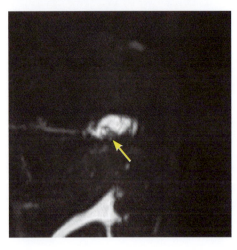

MRCP
膵尾部の多房性囊胞性病変は，膵管との交通を有する．また囊胞内に充実性病変様にみえる領域（→）がある．

症例 48

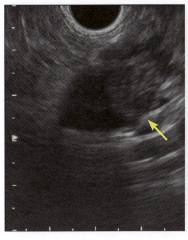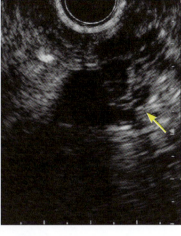

EUS
囊胞内に充実性病変を疑う部位(→)を認める．ソナゾイド造影で同部位は造影効果を受けたため，壁在結節と診断する．

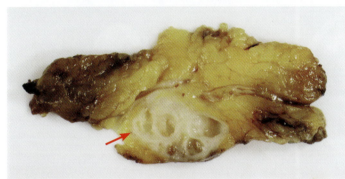

病理

肉眼所見：膵尾部に 40 mm 大の多房性囊胞性病変を認める．内部にゼリー状内容液があり，結節にみえる部位(→)がある．

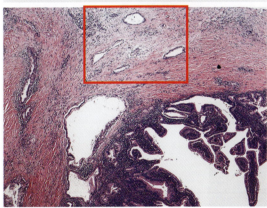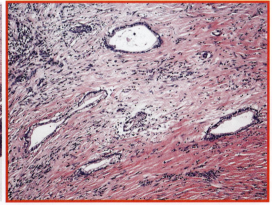

組織所見：拡張した膵管内に，胞体内粘液を有する円柱上皮からなる丈の高い乳頭状病変がみられる．一部では周囲間質に小型の異型腺管を形成しながら浸潤性に増殖している．膵管内乳頭粘液性腫瘍(IPMN)由来の浸潤性膵管癌(管状腺癌)である．

IPMN(腺癌)

充実と嚢胞の混在　類円形

30代，女性

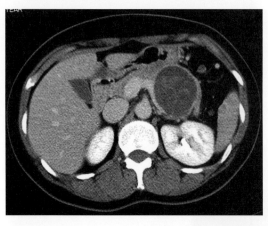

CT（門脈相）
膵体部から尾部にかけて厚い被膜を有し，隔壁を伴う不均一な囊胞性腫瘤がある．

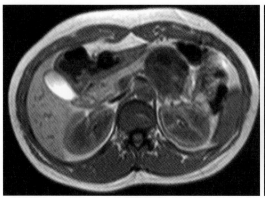

T1強調画像

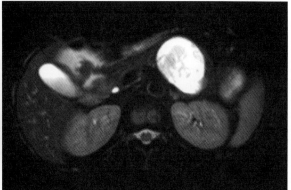

T2強調画像

MRI
T1強調画像では，低信号域とやや高信号域が混在している．T2強調画像はほぼ全体が著明な高信号で，一部低信号域を認めた．

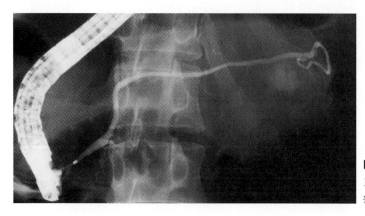

ERP
主膵管の拡張はないが，膵管と囊胞性腫瘤の交通を認める．

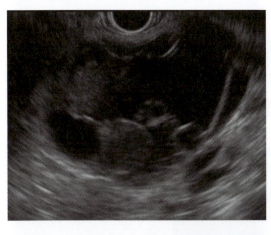

EUS
囊胞性腫瘤は厚い被膜を有し，隔壁構造がある．壁在結節はない．一部の小囊胞腔内に淡いエコーが存在する．

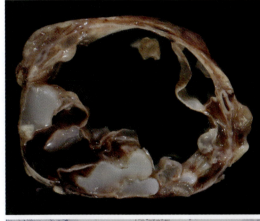

病理
肉眼所見：被膜に覆われた単房性囊胞あり．大きな囊胞腔と隔壁構造を有し，小囊胞内には白色半透明物質があり，EUS像を反映している．

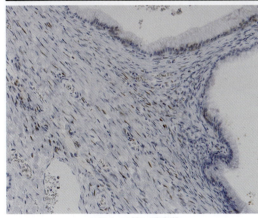

エストロゲン受容体

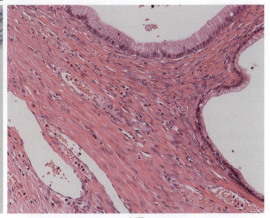

HE

組織所見：囊胞を裏打ちする上皮は円柱上皮で豊富な粘液を有している．核異型はなく，腺腫であった．卵巣様間質があり，エストロゲン受容体(ER)が陽性であることより粘液性囊胞腫瘍(MCN)の腺腫と診断する．

MCN(腺腫)

充実と嚢胞の混在　類円形　　50代, 女性

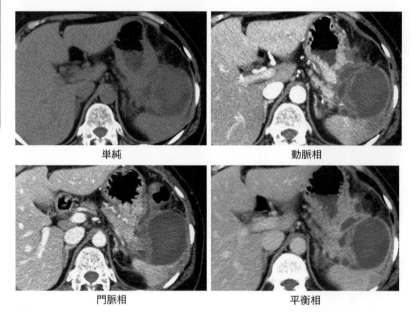

CT
膵尾部に隔壁を伴う嚢胞性病変を認める．単純相で嚢胞内には高吸収域を認める．嚢胞の膵頭部側に造影効果に乏しい腫瘍性病変がみられる．

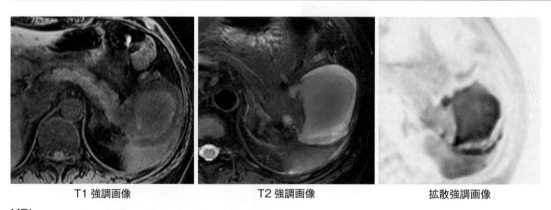

MRI
膵尾部の病変はT1強調画像で低信号，T2強調画像で高信号であり，嚢胞内は隔壁を伴い，拡散強調画像では嚢胞の膵頭側は軽度の拡散低下を認める．

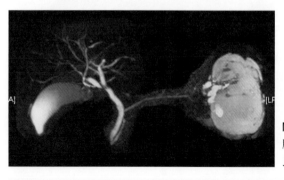

MRCP
膵尾部主膵管は嚢胞よりやや頭側から描出不良である．

症例 50

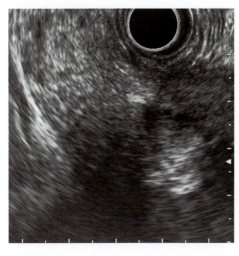

EUS
膵尾部の囊胞は高エコーと低エコーが混在する．囊胞内には突出する境界不明瞭な低エコー性領域がみられる．

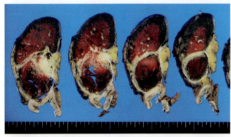

病理
肉眼所見：腫瘍内に出血・壊死成分を認める．

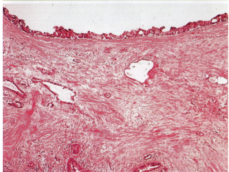

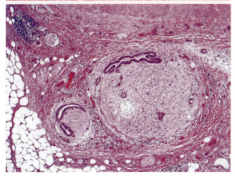

組織所見：膵尾部から膵体部断端に向かって，異型細胞が乳頭構造および壊死物を含む囊胞病変を形成して浸潤性に増殖する乳頭腺癌がみられる．腫瘍は静脈および末梢神経侵襲像を伴っている．

出血性囊胞を併発した膵癌

充実と囊胞の混在　類円形

60代, 男性

膵　限局性

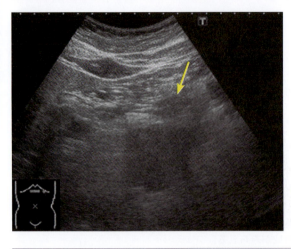

US
膵体部に径56 mmの輪郭が軽度凹凸不整のある低エコー腫瘤を認める(→).

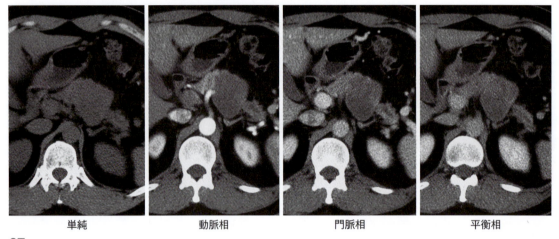

単純　　　　　　動脈相　　　　　　門脈相　　　　　　平衡相

CT
腫瘤は遅延性に濃染される．腫瘤の腹側は背側に比べ，濃染の程度が強い．

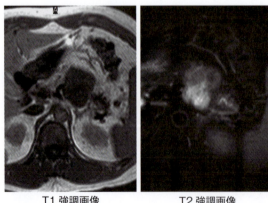

T1強調画像　　　　T2強調画像

MRI
T1強調画像で全体が低信号．T2強調画像で腫瘤の背側が高信号，腹側が淡い高信号である．

症例 51

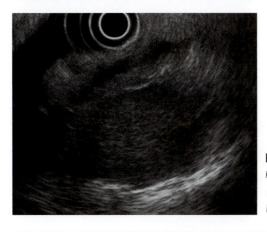

EUS
輪郭が軽度凹凸不整のある低エコー腫瘤がみられ，内部はほぼ均一である．主膵管は腫瘍に圧排され拡張している．

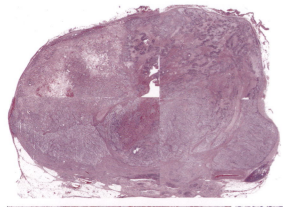

病理

切除標本のルーペ像：薄い被膜を有する腫瘤があり，細胞が密な部位と疎な部位を認める．

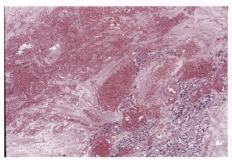

HE（弱拡大）

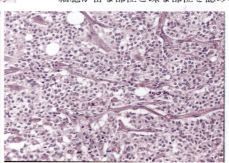

HE（強拡大）

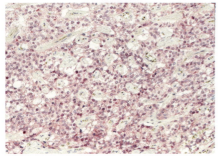

βカテニン

組織所見：腫瘍細胞は小型の類円形の核を有する細胞を認め，一部は偽乳頭状に増生している．中心付近に出血を認める．βカテニンが核に陽性であり充実性偽乳頭状腫瘍（SPN）と診断する．

SPN

膵 限局性

充実と嚢胞の混在　類円形　　　　50代, 女性

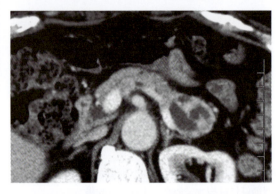

CT（門脈相）
膵尾部に一致して35×28 mm大の内部に一部造影効果を有する，充実と嚢胞が混在する腫瘍性病変を認める．

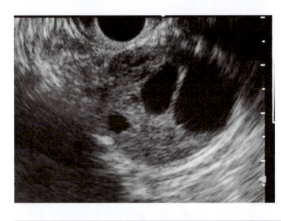

EUS
境界明瞭で内部は充実と嚢胞が混在した低エコーの腫瘤性病変を認める．

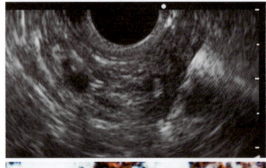

EUS-FNA
嚢胞部分を避けて充実部分を穿刺．

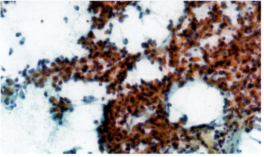

細胞診では細い血管結合織性の間質が樹枝状に配列し，紡錘型の上皮細胞が間質を軸として乳頭状に配列している．

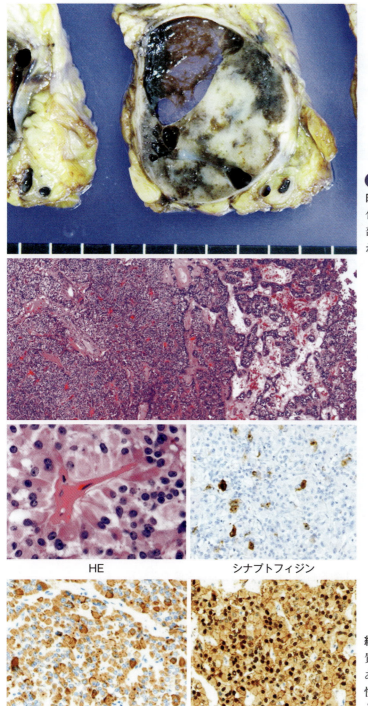

> **病理**

肉眼所見：線維性の被膜によって被包化された腫瘍組織を認め，内部は充実部分と出血を伴う囊胞部分から構成される．

HE　　シナプトフィジン

CD10　　βカテニン

組織所見：腫瘍は充実部分や血管性間質を伴って偽乳頭状に増殖する病変である．CD10およびβカテニンが強陽性であり，充実性偽乳頭状腫瘍（SPN）と診断する．

SPN

充実と囊胞の混在　類円形

80代, 女性

膵　限局性

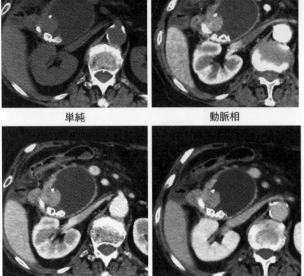

単純　　　　　　動脈相

門脈相　　　　　平衡相

CT
膵頭部に5cm大の囊胞性病変を認め，主膵管との連続性あり．囊胞内部に突出し，緩徐に造影される2cm大の充実性病変を認める．また結石が複数個あり．

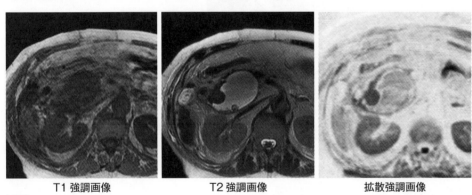

T1強調画像　　　T2強調画像　　　拡散強調画像

MRI
膵頭部に囊胞性病変を認め，囊胞内はT1強調画像で低信号，T2強調画像で高信号．また拡散強調画像では囊胞内充実成分の部位に拡散能の低下を認める．

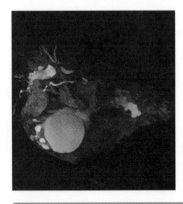

MRCP
膵頭部に囊胞を認め，体部から尾側の主膵管は拡張している．

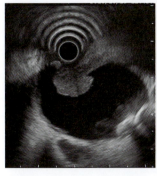 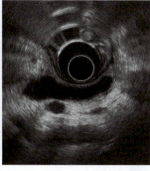

EUS
膵頭部に 65 mm 大の巨大な囊胞性病変あり．内部には結石およびデブリの貯留あり．囊胞内に突出する低エコー性腫瘤あり．膵頭部の囊胞よりも尾側膵管の拡張(8 mm)を認める．

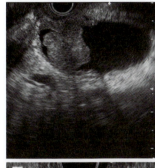

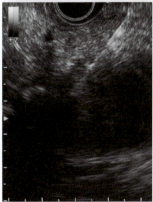 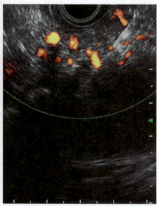

EUS-FNA
十二指腸下行脚より低エコー性腫瘤に対して 25 G Echo Tip にて 1 回穿刺

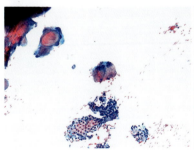 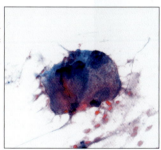

病理
細胞診：粘液をもつ腺癌細胞が出現しており，多形性や大型多核細胞を認める．退形成性癌と診断する．

退形成性膵癌

充実と嚢胞の混在　類円形

60代，女性

膵　限局性

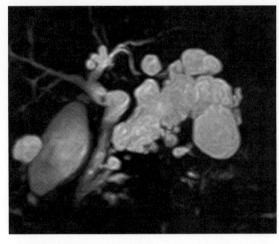

MRCP
膵頭部主膵管の高度狭窄があり，尾側膵管は著明に拡張していた．狭窄部近傍，体部，尾部に多数の嚢胞を認める．

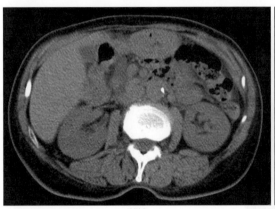
単純

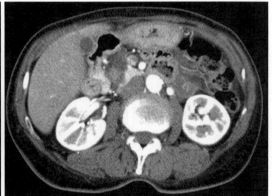
動脈相

CT
膵頭部に早期濃染される腫瘤があり，尾側膵管は拡張している．

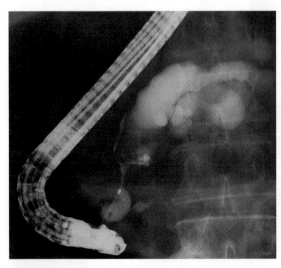

ERP
膵頭部主膵管に高度の狭窄があり，狭窄部の分枝膵管は描出されない．尾側の拡張した膵管周囲に嚢胞性病変が描出されている．

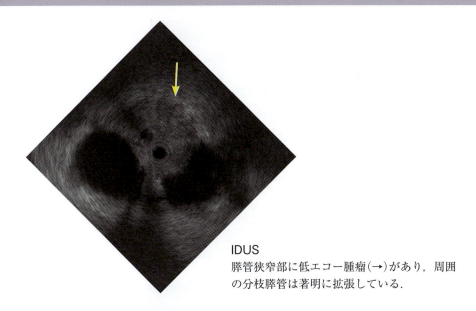

IDUS
膵管狭窄部に低エコー腫瘤(→)があり，周囲の分枝膵管は著明に拡張している．

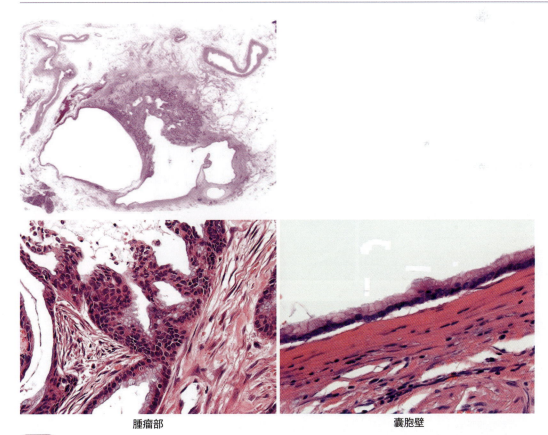

腫瘤部 　　　　　　　　　　　　　　　嚢胞壁

病理
ルーペ像・組織所見：膵管狭窄部に腫瘤があり，腫瘤部は不整形な腺管の増生と間質線維の増生を伴っている．不整形な腺管は N/C 比の高い異型な上皮から構成され，高分化腺癌である．周囲の拡張した嚢胞は一層の上皮で被覆されていた．膵癌に伴う貯留嚢胞と診断する．

膵癌に伴う貯留嚢胞

充実と嚢胞の混在　類円形

60代，女性

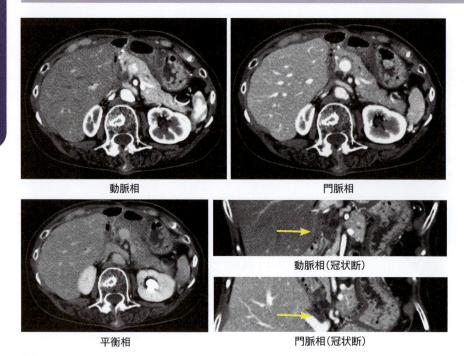

CT
膵頭部に15mm大の類円形の嚢胞性病変を認める．そのすぐ足側に淡い造影効果を有する20mm大の腫瘤がみられる（→）．

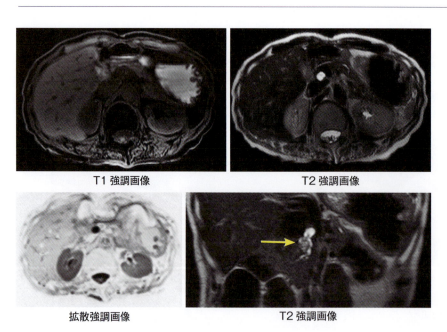

MRI
膵頭部嚢胞性病変の足側にT2強調画像でやや高信号を呈する充実性腫瘤を認め（→），同部位の拡散低下を認める．

症例 55

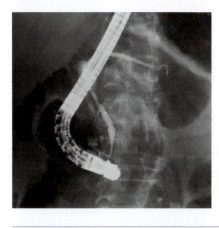

ERCP
主膵管内にはわずかに粘液と考えられる透亮像を認めるが，拡張した分枝膵管は造影されない．

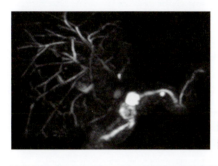

MRCP
囊胞内は充実成分と囊胞の混在がみられる．

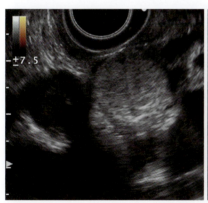 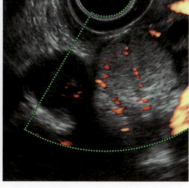

EUS
囊胞内部に血流を伴う高エコーの充実成分を認める．

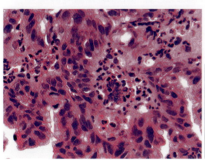 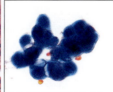

病理
組織所見：充実成分に施行したEUS-FNAでは細胞質内に粘液をもつ，核異型の強い低円柱状の腫瘍細胞が乳頭状構造を形成して増殖する像を認める．膵管内乳頭粘液性腫瘍（IPMN）由来の腺癌と診断する．

IPMN（腺癌）

膵　限局性

充実と嚢胞の混在　類円形

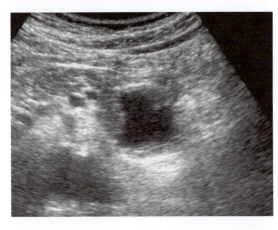

US
膵体部に類円形の充実と嚢胞の混在した腫瘤像がみられる．

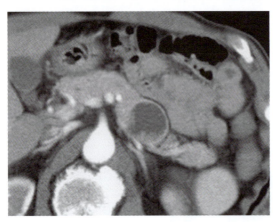

CT（動脈相）
充実性部分は早期より造影効果がみられる．

Column　膵充実性腫瘍の嚢胞変性

　充実性腫瘍の嚢胞変性は，多血性の腫瘍に認められることが多く，血流が豊富な腫瘍の中心部において腫瘍を栄養する血液の供給が腫瘍の増殖スピードに追いつかない場合に発生すると推測されている．比較的大型の腫瘍に認められるが，神経内分泌腫瘍では小型の病変でも充実部分がほとんどみられない例がある．表に嚢胞変性をきたしやすい腫瘍を列記した．

　神経内分泌腫瘍ではしばしば出血変性をきたし，まれに嚢胞性腫瘍の形態を呈する．MEN type1 では比較的多い．画像上は造影CTおよびMRIで嚢胞の辺縁に造影されるリムが残存していることが特徴である．

　リンパ上皮腫は，膵内に発生する単房または多房性の嚢胞性病変であり，内部は扁平上皮で裏打ちされ，外側にリンパ組織を認めることが特徴である．内部に"おから状"の角

症例 56

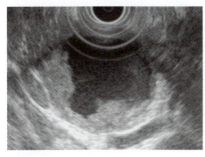

EUS
辺縁に充実性部分がみられる．

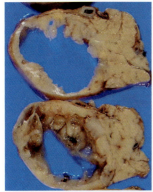

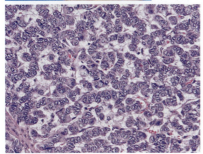

病理
肉眼所見：割面では，辺縁に黄白色調の充実性部分がみられる．

組織所見：腫大した不整な核を有する腫瘍細胞が索状，敷石状に増殖している．神経内分泌腫瘍（NET）の囊胞変性である．

NET の囊胞変性

化物を認める場合があり，腫瘍成分と誤認する場合がある．

膵体尾部の異所性脾に類上皮囊胞が認められる場合，病変は単房または多房性で，内容液は漿液性からケラチン様まで多彩な所見を呈する．造影 CT，MRI で囊胞周囲が脾臓と同様に造影され，MRI の拡散強調画像では脾臓と同様の陽性像を呈することが特徴である．

表　囊胞変性をきたしやすい腫瘍

	高頻度	低頻度
良性疾患	IPMN NEN SCN	SPN IPMN と炎症性腫瘤 類上皮囊胞 リンパ上皮囊胞 ITPN
悪性疾患	膵癌 IPMN 由来膵癌	膵癌に伴う貯留囊胞 ITPN 由来の腺癌

膵 限局性

充実と嚢胞の混在　類円形

70代，男性

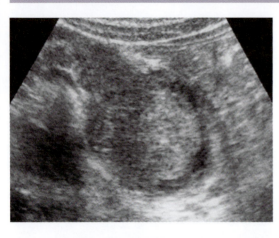

US
膵体尾部に類円形の充実と嚢胞の混在した腫瘤像がみられる．嚢胞を充満するように充実性部分が存在する．

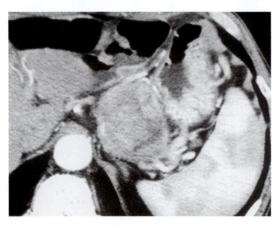

CT（動脈相）
充実性部分には良好な造影効果がみられる．

Column　膵に発生する稀な腫瘍　rare tumors of the pancreas

①併存腫瘍 combined tumor

外分泌腫瘍と神経内分泌腫瘍が同一腫瘍内に混在，あるいは併存してみられる腫瘍で，いわゆる，中間細胞（intermediate cell）由来が示唆される．膵管癌と神経内分泌癌が混在する duct-neuroendocrine carcinoma（mixed adenoneuroendocrine carcinoma：MANEC），膵管癌，神経内分泌癌と腺房細胞癌が混在する duct-neuroendocrine acinar cell carcinoma などがある．さらに多中心発生の外分泌腫瘍と神経内分泌腫瘍の衝突腫瘍が含まれるが，それらを区別することは困難な場合がある．

②膵芽腫 pancreatoblastoma

5歳前後に好発するが，成人例はきわめてまれである．日本人あるいは東洋人に好発する．成人例の平均年齢は37歳（18～78歳）で，性差はなく，膵頭部に多い．症状は腹痛，体重減少，黄疸などであるが，腹部腫瘤で発見されることもある．腫瘍は分葉状かつ膨張性に発育し，充実部，嚢胞部が混在し，出血や壊死を伴い境界明瞭で被膜様構造を呈する．造影 CT では境界明瞭な類円形腫瘍で，被膜と石灰化を有し，内部は不均一に造影される．MRI の T1 強調画像で低から等信号，T2 強調画像で高信号，内部は不均一である．成人例では血清中の LD（LDH），α_1 アンチトリプシンや AFP 値は正常範囲内のこ

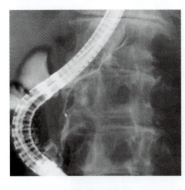

ERP
体部の主膵管は閉塞している.

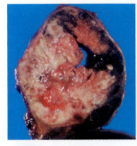
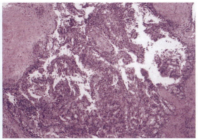

病理

肉眼所見：腫瘍は主膵管内に存在し，浸潤と出血を伴っている．
組織所見：腫瘍は粘液産生に乏しい管状腺癌で，一部は膵管壁を越えて膵実質に浸潤している．膵管内管状乳頭腫瘍(ITPN)の腺癌である．

ITPN（腺癌）

とが多いが上昇する場合もある．病理学的にクロマチンが増量した類円形から短紡錘形異型核を有する腫瘍細胞が敷石状に認められ，角化巣や squamoid nest/morule を伴う．腫瘍細胞はβカテニンが核に陽性であるほか，CD10，p63，p40 が陽性で，内分泌マーカーは陰性である．

③形質細胞腫 plasmacytoma

　形質細胞腫はBリンパ球細胞由来の形質細胞が腫瘍性増殖をきたしたもので，①多発性骨髄腫，②孤立性骨髄腫，③髄外性形質細胞腫，④形質細胞性白血病に分類される．膵由来のものは髄外性形質細胞腫で形質細胞腫の約3〜4％と少ない．髄外性形質細胞腫の診断基準は，①腫瘍性形質細胞腫で髄外性腫瘤を形成，②組織学的に正常な骨髄像，③正常な全身の長骨，④形質細胞疾患による貧血，高カルシウム血症，腎機能障害がない，⑤血清・尿中免疫グロブリン抗体の単クローン性増殖を認めないことである．好発部位は鼻咽腔，上気道，軟部組織などで，膵由来はまれである．60代の男性にやや多く，多発性骨髄腫の髄外病変が60％以上を占める．USでは低エコーで，造影CTでは造影効果のある腫瘤として描出される．放射線感受性が高く，放射線治療が第1選択で，化学療法が奏効する場合もある．

充実と囊胞の混在　凹凸

50代，男性

膵　限局性

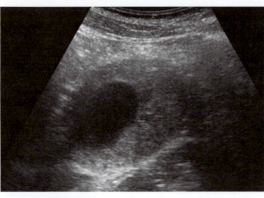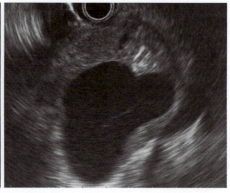

US（左）/EUS（右）
膵頭部に境界が明瞭な被膜を有する類円形の腫瘍性病変を認め，内部は中心部に不整形の均一な囊胞性変化を伴っている．

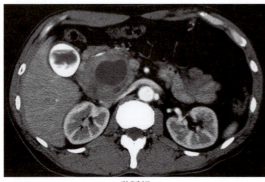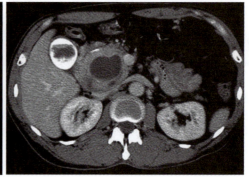

動脈相　　　　　　　　　　　　　　　門脈相

CT
膵頭部の腫瘍性病変の壁は動脈相から門脈相にかけて均一な造影効果を呈し，内部には均一な囊胞成分を伴う．

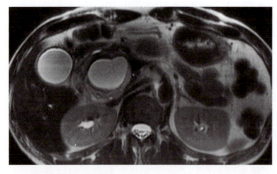

MRI（T2強調画像）
腫瘍内部の囊胞成分は均一な高信号を呈する．

Column　過誤腫　hamartoma

正常な構成組織が発生過程で量的な異常あるいは構造の異常を伴って増殖する組織学的な奇形である．特異的な画像所見はなく，術前の組織診断は困難な場合が多い．

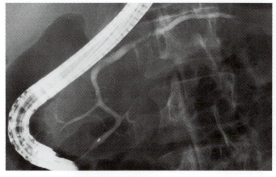

ERP
膵管像には異常を認めない．

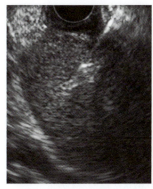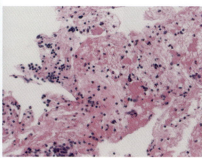

EUS-FNA
腫瘍の充実成分に対して EUS-FNA を施行した結果，神経内分泌腫瘍疑いと診断．

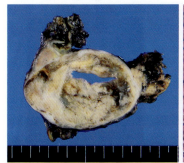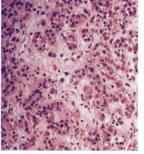

HE

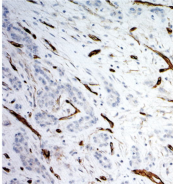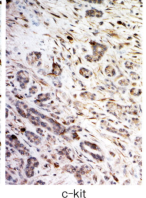

CD34　　　　　　c-kit

病理

膵頭十二指腸切除の結果，肉眼所見（左上）では腫瘍内部には囊胞変性を認め，充実部分の組織所見では，腺房細胞が散在し小葉間には平滑筋がみられ（右上），クロモグラニン A，シナプトフィジンは陰性．CD34 および c-kit が陽性であり，膵過誤腫と診断する．

膵過誤腫

充実と嚢胞の混在　凹凸

60代, 男性

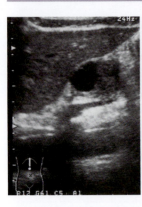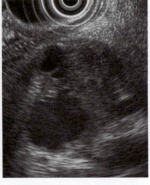

US（左）/EUS（右）
膵頭部に不整形な充実成分の内部に凹凸のある嚢胞成分が混在する類円形の腫瘍性病変がみられる．

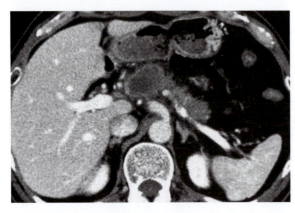

CT（動脈相）
膵頭部に内部に嚢胞成分を有し，弱い造影効果を示す類円形の腫瘍性病変が認められる．尾側膵管は拡張がみられない．

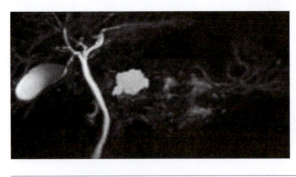

MRCP
膵頭部に凹凸のある嚢胞性病変がみられる．尾側主膵管の拡張はみられない．

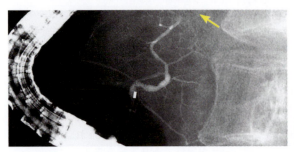

ERP
膵頭部主膵管は途絶している（→）．

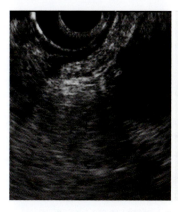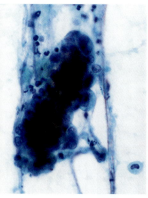

EUS-FNA
腫瘍の充実部分に対して EUS-FNA の結果，腺癌と判定．

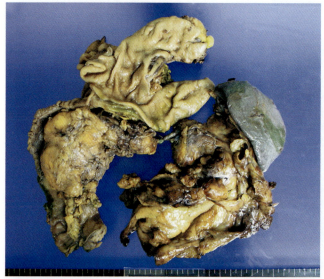

病理

肉眼所見：当初は膵頭十二指腸切除術を施行したが，尾側残膵の術中迅速病理所見が2度陽性となり，膵全摘出術となる．

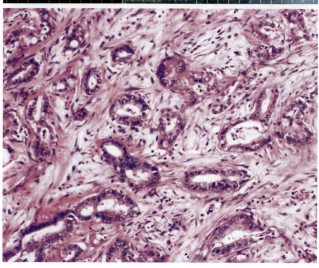

組織所見：膵頭部から膵尾部に至るまで全膵が癌で置換されている．膵管内にも尾側まで腫瘍が進展している．

膵全体癌

充実と嚢胞の混在　凹凸

60代，女性

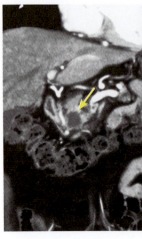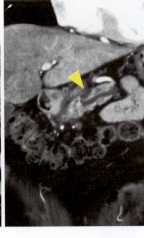

CT（動脈相，冠状断）
膵頭部に 20 mm 大の円形な乏血性腫瘤（→）を認め，また尾側の主膵管は拡張している．腫瘤の近傍には嚢胞性病変（▶）がみられる．

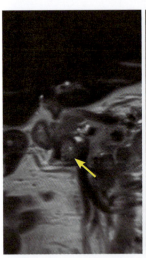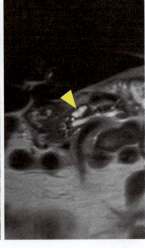

MRI（T2 強調画像）
膵頭部に 20 mm 大の円形な低信号腫瘤（→）を認め，また尾側の主膵管は拡張している．そして腫瘤の近傍に膵管との交通のある嚢胞性病変（▶）がみられる．

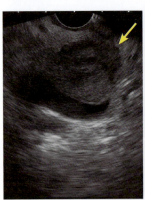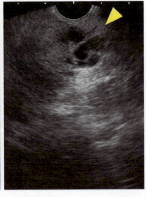

EUS
上腸間膜静脈（SMV）に接して膵頭部に 20 mm 大の比較的境界明瞭で内部やや不均一な低エコー腫瘤（→）を認め，腫瘤の近傍に膵管と交通を有する 15 mm 大の多房性嚢胞性病変（▶）を認める．

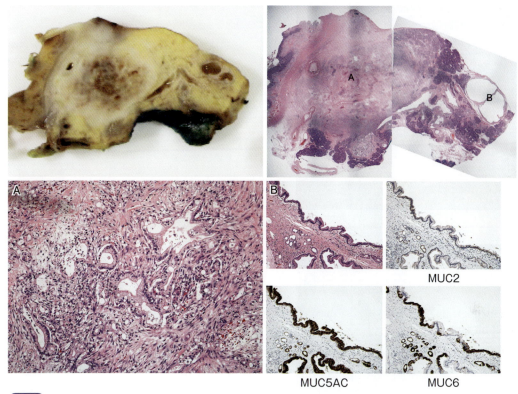

病理

肉眼所見：膵頭部に 20 mm 大で境界やや不明瞭で内部壊死を伴う白色腫瘍を認める．また腫瘍と近接した領域に 13 mm 大の房状に拡張した分枝膵管がみられる．

組織所見：白色腫瘍（A）は，異型細胞が線維性間質反応を伴いながら，癒合構造を呈する不整腺管を形成し，浸潤性に増生しており中分化型管状腺癌の所見である．
拡張した分枝膵管内（B）では，粘液性上皮の乳頭状〜平坦状増殖がみられ，免疫組織学的に MUC2 陰性，MUC5AC 陽性，MUC6 陽性であり，胃型の膵管内乳頭粘液性腫瘍（IPMN）の所見である．
以上から，IPMN 併存膵癌と診断される．

IPMN 併存膵癌

Column　IPMN に併存する通常型膵癌

　　IPMN を有する症例には，IPMN と離れた部位に通常型膵癌が発生することがある．日本膵臓学会からの報告では，壁在結節のない分枝型膵 IPMN において年率 0.41％，1 cm 未満の分枝型膵 IPMN では年率 1.1％とされている．High-risk stigmata, worrisome features が出現しない例にむしろ多い可能性も報告されている．また，分枝型 IPMN を前向きに US，CT，MRI，EUS を用いて経過観察した結果，通常型膵癌が早期診断された報告がみられ，IPMN 症例を慎重に経過観察することが通常型膵癌の早期診断に繋がる可能性が推測されている．

　　IPMN は多房性嚢胞性病変として画像で認識されるが，IPMN の所見変化のみならず，併存する通常型膵管癌を常に意識して，IPMN と離れた部位の主膵管を含めた膵全体を俯瞰する画像診断が求められる．

充実と嚢胞の混在　凹凸

膵　限局性

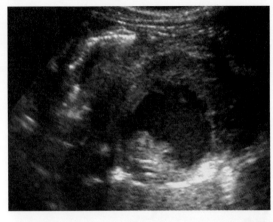

US
膵尾部に凹凸のある充実と嚢胞の混在した腫瘤像がみられる.

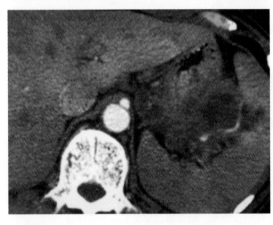

CT（動脈相）
病変は不整形の充実性部分と嚢胞が混在している. 脾動脈に encasement がみられる.

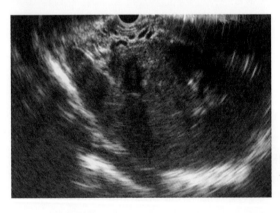

EUS
低エコーの充実性部分と不整な嚢胞が混在している.

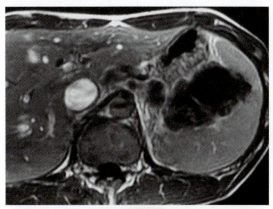

T1 強調画像

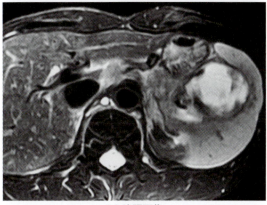

T2 強調画像

MRI
T1 強調画像で均一な低信号を示す．T2 強調画像では，高信号の不整形の囊胞と，その周囲に低信号を呈する充実性部分がみられる．

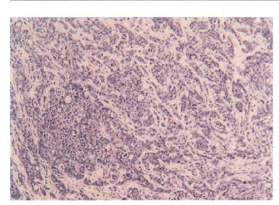

病理
生検：EUS-FNA にて低分化型腺癌であった．低分化型腺癌の囊胞変性である．

囊胞変性を伴う膵癌

主膵管の狭窄

60代，女性

膵 限局性

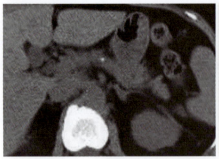
単純

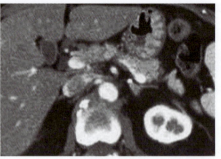
動脈相

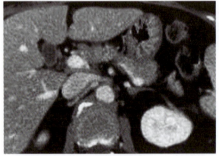
門脈相

CT
膵体部に点状の石灰化を認めるのみで，主膵管の拡張や膵内に明らかな腫瘤性病変は指摘できない．

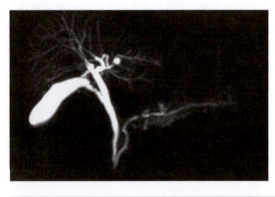

MRCP
膵体部に主膵管の限局的な狭窄を認め，それより尾側の分枝膵管の拡張を認める．

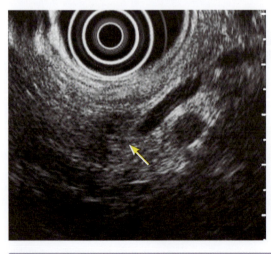

EUS
膵体部の主膵管は狭窄し，狭窄部の近傍に10 mm台の境界不明瞭な低エコー領域を認める．

症例 62

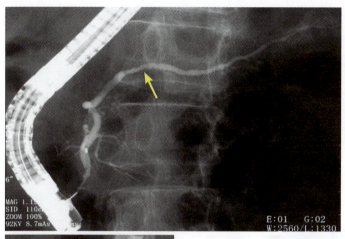
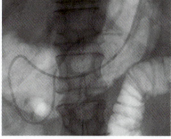
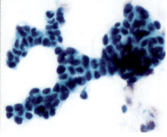

ERP
膵体部の主膵管に限局的な硬化像を認め（→），同部位での分枝の描出は不良である．硬化像を認めた部位にENPDチューブを留置し，複数回の膵液細胞診（SPACE）にて腺癌を認める．

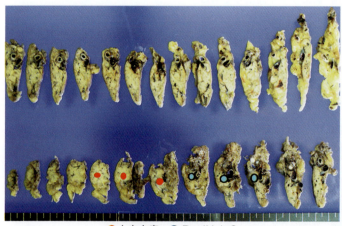

● 上皮内癌　● PanIN 1-2

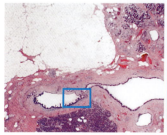
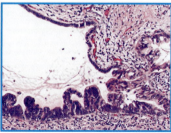

病理

肉眼所見：膵体尾部切除術の結果，切除標本の赤丸に上皮内癌を認め，その尾側にPanIN 1-2相当の異型上皮を認める．

組織所見：核の腫大を伴う異型上皮が主膵管および分枝膵管の上皮を置換して，乳頭状に増殖する像を認め，一部は間質を伴わず上皮のみが乳頭状に伸び出す上皮内癌の像を呈する．

膵上皮内癌

主膵管の狭窄

50代，女性

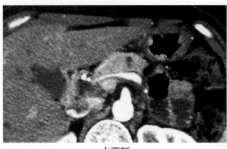
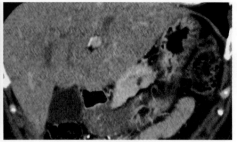

水平断　　　　　　　　　　　　冠状断

CT（動脈相）
膵体部に造影効果をもたない囊胞性病変がみられる．尾側主膵管の拡張は目立たない．

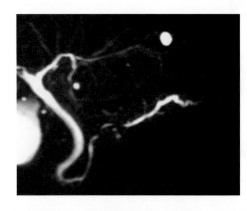

MRCP
膵体部に2か所の不整な主膵管の狭窄がみられ，尾側の狭窄周囲には囊胞性病変が認められる．また狭窄より尾側の主膵管の信号が頭側よりやや高信号である．

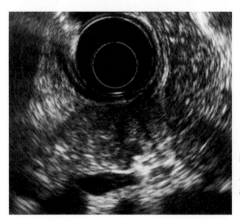

EUS
膵体部に周囲に低エコー帯を伴う不整形の腫瘤様病変がみられる．尾側膵管の拡張は目立たない．

症例 63

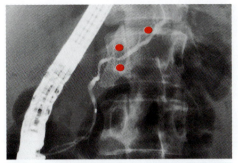

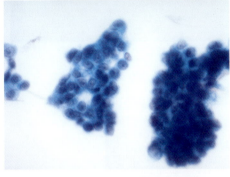

ERP
膵体部に2か所の不整な主膵管の狭窄がみられ，MRCPでみられた尾側の狭窄周囲の囊胞性病変は描出されない．連続膵液細胞診（SPACE）の結果陽性と診断．赤印が癌の位置．

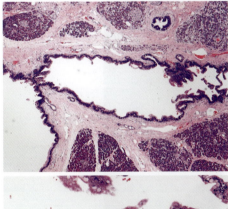

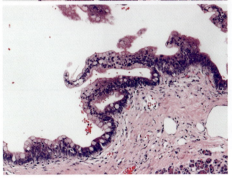

病理
組織所見：主膵管狭窄に一致して上皮内癌が認められる．さらに尾側の造影では異常が指摘されない部位にも上皮内癌が認められる．

膵上皮内癌

主膵管の狭窄   70代，男性

膵 限局性

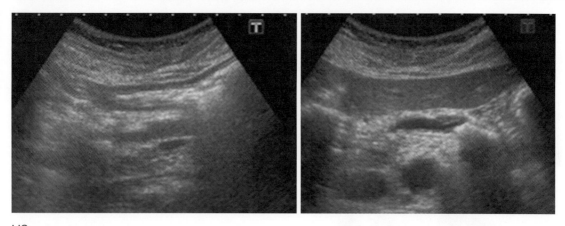

US
膵頭部主膵管内に結石があり，尾側膵管が拡張している．尾側膵管内にも結石を認める．

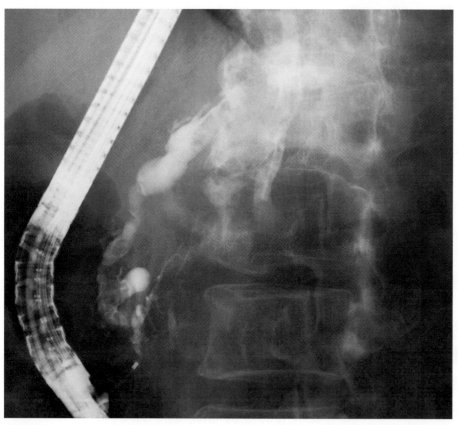

ERP
膵頭部で主膵管はループを形成している．頭部と体部主膵管内に透亮像(結石)を認める．

症例64

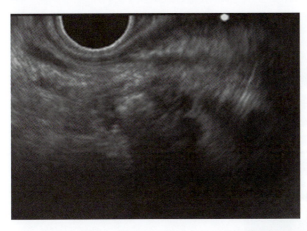

EUS
膵頭部の結石周囲に腫瘤はない．

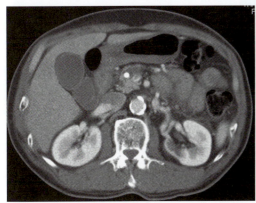 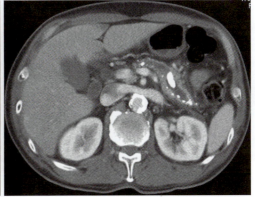

CT（動脈相）
USと同様に主膵管内に結石があり，尾部は膵実質内にも小結石を認める．

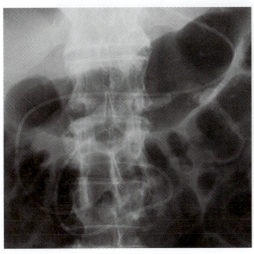 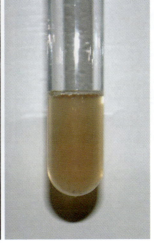

ENPDを留置後に採取した膵液は黄褐色調で混濁を認める．エンドトキシンが2,000 pg/mL以上で，細菌培養では肺炎桿菌を検出．

化膿性膵管炎

主膵管の狭窄

50代，男性

膵 限局性

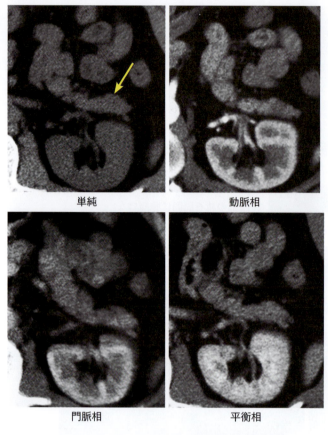

単純 / 動脈相 / 門脈相 / 平衡相

CT
膵尾部に径10mmの低吸収域があり（→），漸増性に濃染される．

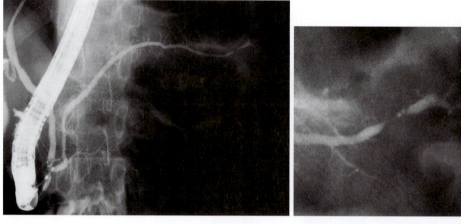

ERCP
膵尾部主膵管に限局性狭窄があり，走行の偏位はないが，狭窄部の分枝膵管の描出は不良である．

症例 65

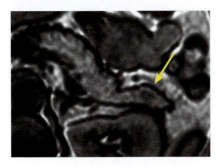

MRI（T1 強調画像）
膵尾部に低信号域を認める．

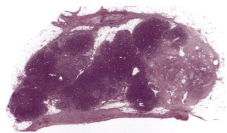

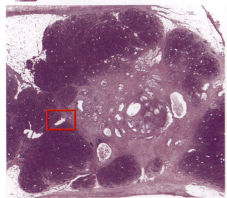

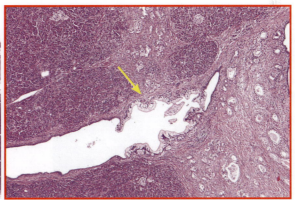

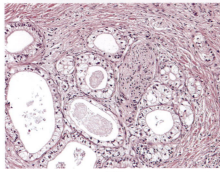

HE

病理

ルーペ像：線維化を伴った径 11 mm の腫瘤があり，腺管構造が目立つ．

組織所見：高分化から中分化の管状腺癌で，神経浸潤を認める．主膵管内に直接浸潤している（→）．リンパ節転移は認めない．

膵癌（Stage IA）

主膵管内透亮像

60代,男性

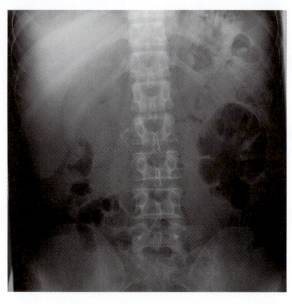

腹部単純X線写真
第2腰椎近傍に石灰化あり．

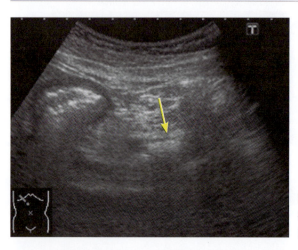

US
拡張した膵頭部主膵管内に音響陰影を伴う高輝度エコー(→)を認める．

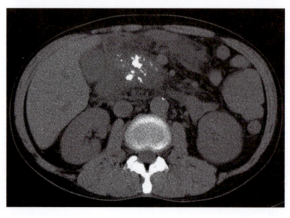

CT(単純)
腫大した膵頭部に石灰化があり，膵石を合併した慢性膵炎と診断する．

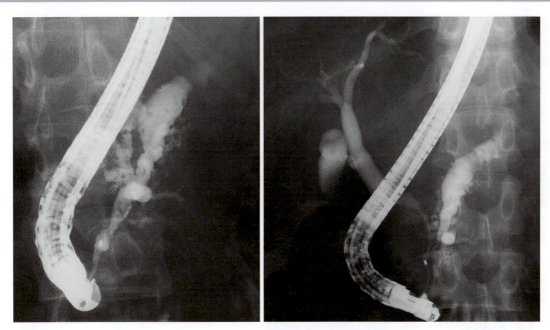

ERCP
拡張した膵頭部主膵管や分枝膵管内に透亮像あり．主膵管，分枝膵管に広狭不整を認める．膵内胆管に平滑な狭窄を呈している．

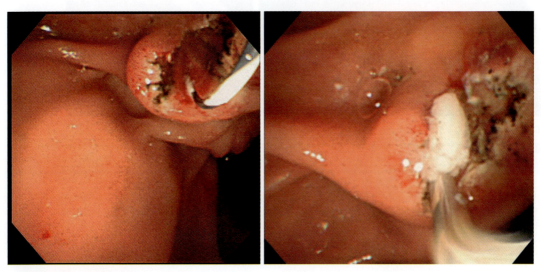

内視鏡的膵管口切開術
内視鏡的乳頭切開術（膵管口切開）後にバルーンカテーテルで截石．

膵石

主膵管内透亮像

40代，男性

膵 限局性

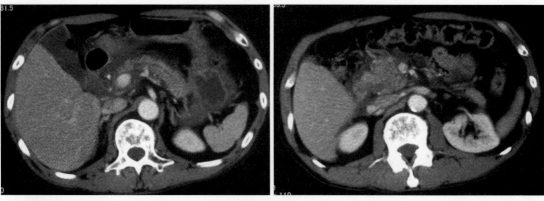

CT（門脈相）
膵頭部主膵管が拡張しているが，体尾部は目立つ程度である．

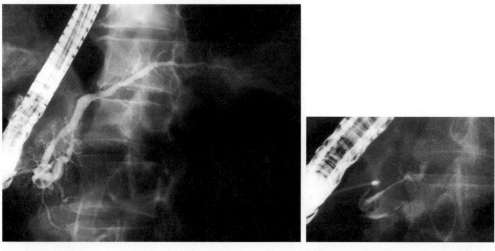

ERP
膵頭部主膵管はループを形成している．拡張した膵管内に透亮像を認める．

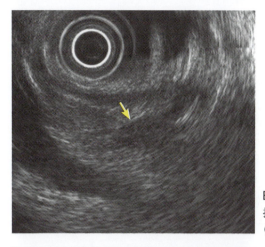

EUS
拡張した膵頭部主膵管内に淡い低エコー域（→）を認める．

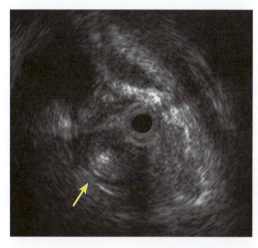

IDUS
同部に高輝度エコーを伴う低エコー腫瘤を認める．

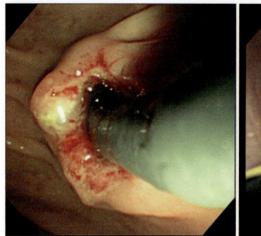

POPS
内視鏡的乳頭切開術（膵管口切開）後に POPS で蛋白栓を確認し，バルーンカテーテルで除去．

膵管内蛋白栓

主膵管内透亮像

50代, 男性

膵 限局性

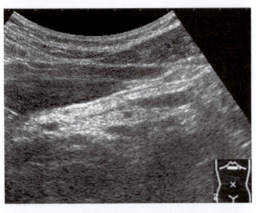

US
体部から尾部主膵管は著明に拡張している.

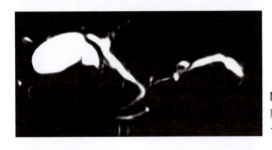

MRCP
膵体部の拡張部の乳頭側の分枝膵管は拡張している.

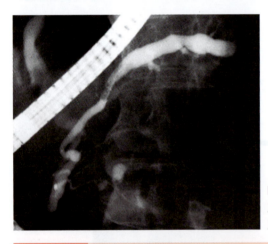

ERCP
膵体部主膵管内に結節状隆起があり, 尾側膵管は拡張している.

Column　膵上皮内癌

　　膵上皮内癌は長期予後が期待できる膵癌であり, 膵管上皮にのみ癌が存在する状態であるが直接描出は困難である. 2017年に膵癌早期診断研究会から報告された51例の成績では, 有症状例は25％, 腫瘍マーカーの上昇は0％,『膵癌診療ガイドライン（2016年版）』が設定している危険因子の保有に関しては, 喫煙とIPMNがそれぞれ39.2％, 糖尿病が25.5％, 慢性膵炎が31.4％であった[1]. 画像上の特徴は, 膵管拡張がUS：76.5％, CT：72％, MRI：73.9％, EUS：85.4％, ERCP：83％にみられ, 膵管狭窄はEUS：68.3％, ERCP：83％に認められた. また造影CTでは限局的な膵萎縮, 脂肪沈着が42％に認められた. 確定診断は内視鏡的経鼻膵管ドレナージ（ENPD）を用いた膵液細胞

症例 68

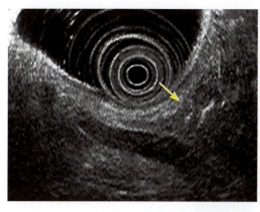

EUS
拡張した体部主膵管内に結節を認める（→）．

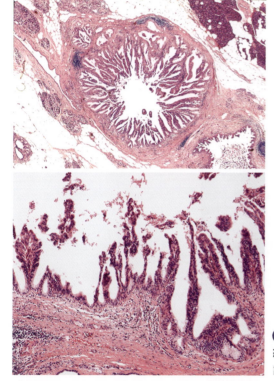

病理
組織所見：膵体部主膵管内に乳頭腺癌を認める．癌は上皮内に限局している．

膵上皮内癌

診で72.2％が診断された．画像と病理所見の対比では，上皮内癌の存在する膵管周囲の限局的な炎症，線維化，脂肪組織の沈着がみられ，EUSではその部位が淡い低エコー領域として認識される可能性も報告されている．膵上皮内癌の診断には，間接所見として重要な，限局的な膵管狭窄，拡張，嚢胞性病変を非侵襲的なCT，EUS，MRCPなどを用いて拾い上げ，ERCPを用いた複数回の膵液細胞診（SPACE）を行うことが有力な確定診断法である．

文献
1) 菅野　敦，正宗　淳，花田敬士，他：膵癌早期診断の現状―膵癌早期診断研究会における多施設研究の結果をもとに．膵臓 32：16-22, 2017.

主膵管内透亮像

80代, 女性

膵 限局性

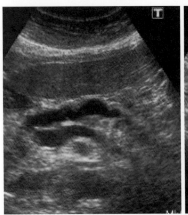
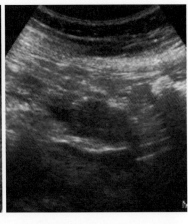

US
主膵管の拡張と頭部主膵管内に低エコー腫瘤を認める.

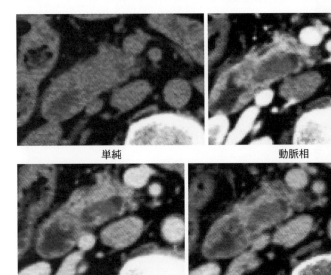

単純　　　動脈相

門脈相　　平衡相

CT
主膵管内に淡く造影される腫瘤を認める.

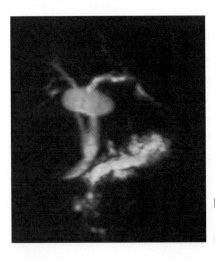

MRCP
主膵管内に信号の欠損を認め主膵管内腫瘤が疑われる.

症例 69

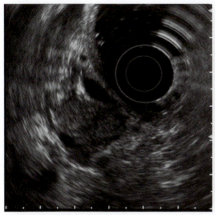
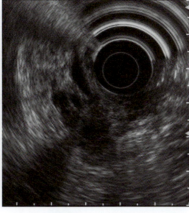

EUS
主膵管内低エコー腫瘤を認め,周囲膵実質へと連続している.

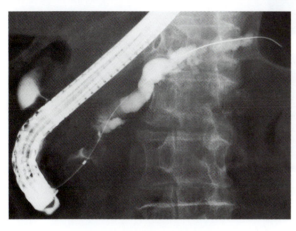

ERP
主膵管内に透亮像を認める.

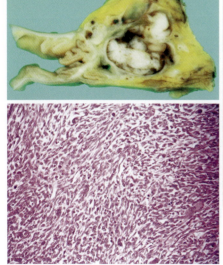
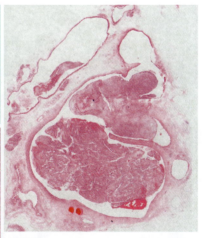

病理
肉眼所見（左上）では主膵管内の腫瘍であり,組織所見（右,左下）では一部に carcinosarcoma 成分を認める.

退形成性膵癌

主膵管内透亮像

70代，男性

膵 限局性

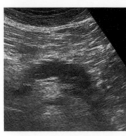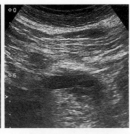

US
主膵管の拡張と膵管壁の肥厚を認める．

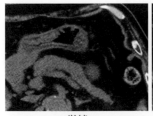

単純　　　動脈相

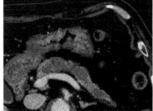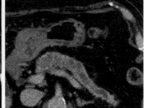

門脈相　　　平衡相

CT
膵は全体に萎縮し，膵管の拡張を認める．膵管壁あるいは主膵管内に沿って造影される領域を認める．

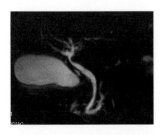

MRCP
主膵管の口径不同を認める．

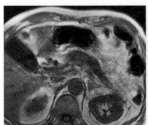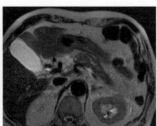

T1強調画像　　　T2強調画像

MRI
T2強調画像で膵管のわずかな拡張と狭小化を認める．

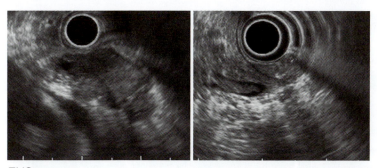

EUS
主膵管内に充満する腫瘍が存在し，周囲の膵実質へ連続している．尾側主膵管内には膵管から遊離している腫瘍が存在する．

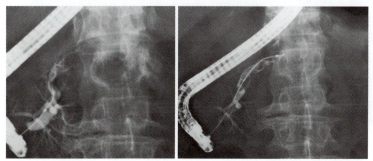

ERP
多発する透亮像が膵頭部から尾部にかけて存在する．

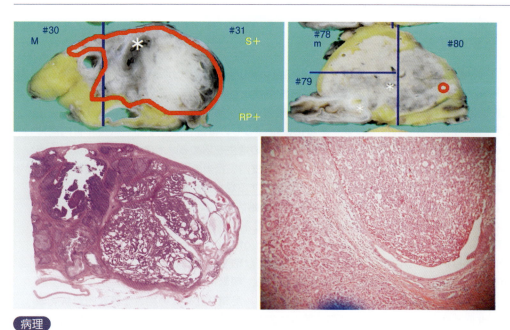

病理
肉眼所見(上段)では，白色調の腫瘍であり，組織所見(下段)では，acinar cell carcinoma の所見である．主膵管内に連続する進展を認める．

腺房細胞癌

主膵管内透亮像

60代，男性

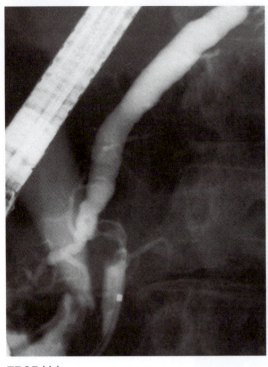
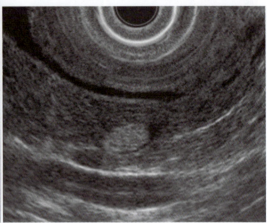

ERCP（左）
主膵管のびまん性拡張と膵頭部主膵管内に透亮像がみられる．
EUS（右）
主膵管内に高エコーの腫瘤像がみられる．

Column　IPMNとITPN

疾患概念・病理　IPMN (intraductal papillary-mucinous neoplasm of the pancreas) は，1982年に大橋，高木らが報告した粘液性膵癌と基本的に同一の疾患である．粘液を入れた肉眼的な膵管拡張を特徴とする膵管上皮性腫瘍で，病変の主座が主膵管にあるものは主膵管型，分枝にあるものは分枝型，両者にまたがるものは混合型とする．拡張膵管内面に種々の乳頭状構造および異型を呈する腫瘍性上皮の増生を認める．上皮の異型の程度が上皮内癌に満たないものは膵管内乳頭粘液性腺腫，上皮内癌相当のものは膵管内乳頭粘液性腺癌（非浸潤性）とし，膵管壁あるいは膵管壁外に浸潤する場合は，膵管内乳頭粘液性腺癌（浸潤性）とする．腫瘍上皮は，①胃腺窩上皮あるいは幽門腺上皮に類似した胃型，②腸杯細胞，絨毛状腫瘍に類似した腸型，③複雑で不整な構造を示す好酸性細胞型の4亜型に分類される．

　ITPN (intraductal tubulopapillary neoplasm of the pancreas) は，拡張膵管内に鋳型状にはまり込むように増生する腫瘍で，肉眼的な粘液を認めない．組織学的に立方状上皮が管状あるいは乳頭状を呈して塊状に増殖する．頻繁に壊死を伴い，時に出血する．腫瘍細胞の異型は一様に強く，上皮内癌相当である．浸潤を認めない場合を膵管内管状乳頭腺癌（非浸潤性），膵管壁あるいは膵管壁外に浸潤を認める場合を膵管内管状乳頭腺癌（浸潤性）と分類する．なお，異型の弱い，腺腫相当の病変は報告されていない．管状増殖型の腺房細胞癌との鑑別のため免疫組織化学法で腺房細胞のマーカーであるトリプシンを染色

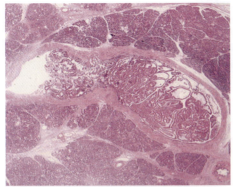

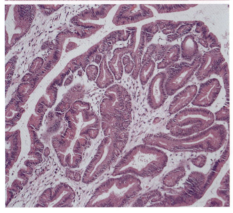

病理
主膵管内には軽度の異型を伴う乳頭状の腫瘍がみられる．膵管内乳頭粘液性腫瘍（IPMN）の腺腫である．

IPMN（腺腫）

し，陰性であることを確認する．IPMNとの鑑別には，肉眼的粘液性を認めないこと，細胞内粘液が乏しいこと，免疫組織化学法でMUC5ACが陰性であることが有用である．

臨床像 高齢の男性に多く，膵頭部や鉤部に好発するが，女性や膵体尾部にも発生する．急性膵炎様の発作を契機に発見されることもあるが，無症状で，検診などの超音波検査を契機に発見される症例が増加している．

診断 特徴的な十二指腸乳頭所見（乳頭の腫大，開口部の開大，粘液の排出）と膵管像（びまん性の主膵管拡張，分枝の嚢胞状拡張と透亮像）が証明されれば診断は容易である．US，CT，MRCPで膵管の拡張が指摘され，ERCPやEUSで診断が確定する．ITPNは手術適応である．IPMNの2017年の国際診療ガイドラインでは，主膵管型は膵管径が10mm以上，分枝型は閉塞性黄疸と造影される壁在結節が手術適応である．主膵管径5～9mm，膵炎併発例，拡張分枝膵管（嚢胞）径＞3cm，嚢胞壁の肥厚，造影されない壁在結節，尾側の膵萎縮を伴う主膵管径の急峻な変化は，超音波内視鏡での精査が必要とされている．

治療 IPMNの手術に関しては，術後の再発の危険性を考慮した至適な術式が議論されている．また経過観察例では，腫瘍の進展や併存膵癌について，全国多施設共同の前向き研究による経過観察法についての結果が待たれる．

膵　限局性

主膵管の拡張

70代，女性

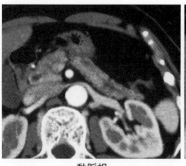
動脈相

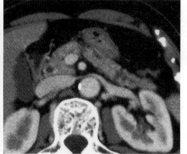
門脈相

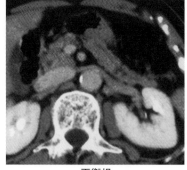
平衡相

CT
膵体部から尾部にかけて主膵管の拡張を認める．主膵管周囲には低濃度小結節が散在してみられる．膵頭部主膵管の形状は不明瞭であるが，明らかな腫瘤性病変は認めない．

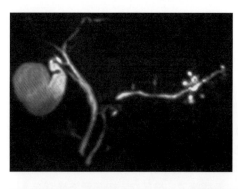

MRCP
膵頭部主膵管に限局的な狭窄と尾側主膵管の拡張を認める．膵体尾部には主膵管と交通を有する囊胞性病変を認める．

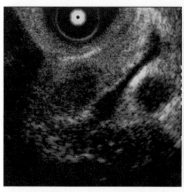
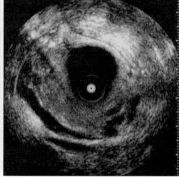

EUS
十二指腸下行脚からの観察で，膵頭部に9mm大の境界不明瞭な低エコー性腫瘤を認める（左）．胃内からの観察では，膵体部から尾部主膵管のびまん性の拡張と分枝膵管の拡張がみられる（右）．

症例 72

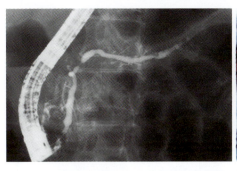
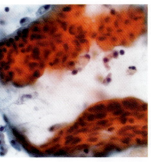

ERP：膵頭部主膵管には 10 mm 長の限局的な不整狭窄を認め，尾側主膵管の拡張を伴う．膵液細胞診にて腺癌と診断．

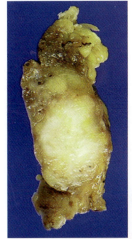

病理

肉眼所見：10 mm 大の境界やや不明瞭な白色調の充実性腫瘤を認める．

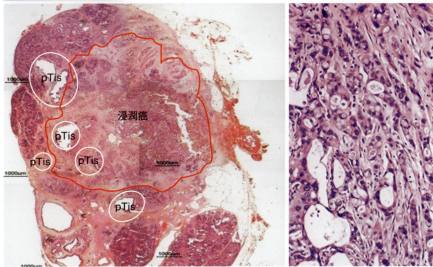

組織所見：ルーペ像では浸潤癌と周辺にみられる上皮内癌の進展を認める．浸潤部は中分化型管状腺癌の像を呈する．

膵癌（Stage IA）

主膵管の拡張

70代，男性

膵　限局性

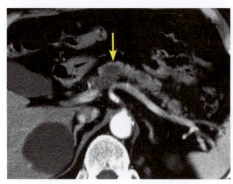

CT（動脈相）
膵体部主膵管の限局性拡張を認める（→）．

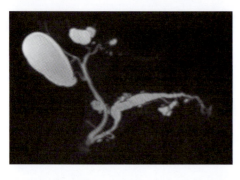

MRCP
膵体部の限局性主膵管拡張に加え，膵頭部および膵尾部に多房性囊胞を認める．

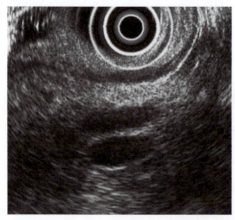

EUS
膵体部に限局的な膵管拡張を認めたが，膵管内に腫瘍性病変は認めず．

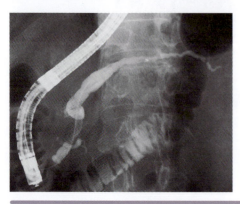

ERP
膵管内に粘液を認め，膵液細胞診は class V である．

症例 73

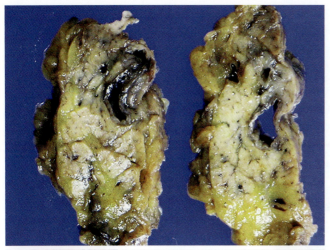

病理
肉眼所見：主膵管は拡張し，内部に粘液を伴っている．

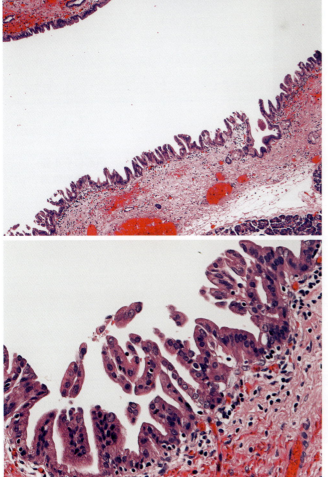

組織所見：主膵管の上皮に一致してN/C比の高い小型の腫瘍細胞がpseudostratificationを示して増殖する像を認める．膵管内乳頭粘液性腫瘍（IPMN）で非浸潤性の腺癌である．

IPMN（腺癌，非浸潤性）

主膵管の拡張

70代, 男性

膵 限局性

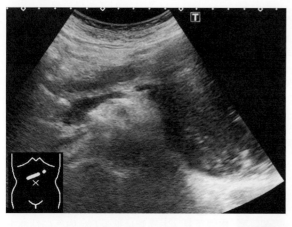

US
膵尾部に嚢胞性病変があり, デブリ様エコーを伴っている. 頭側の主膵管は著明に拡張している.

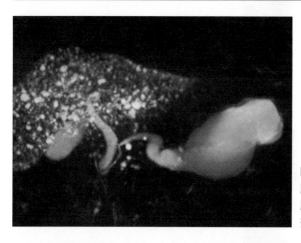

MRCP
膵尾部主膵管は嚢状に拡張し, 頭部にも小嚢胞が散見される. 肝両葉に無数の小嚢胞性病変(胆管過誤腫)を認める.

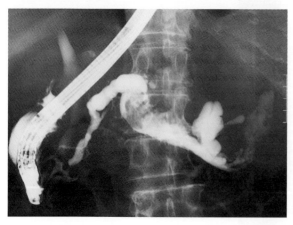

ERCP
膵尾部主膵管は嚢状に拡張し, 粘液と思われる透亮像を認める. 頭側の主膵管も拡張している.

症例 74

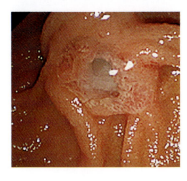

十二指腸内視鏡検査
十二指腸主乳頭は腫大し，著明に開大した開口部から粘液の排出を認める．

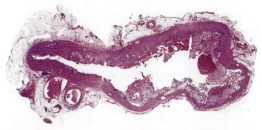

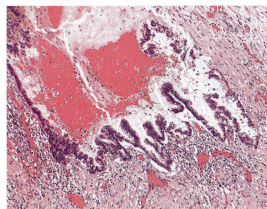
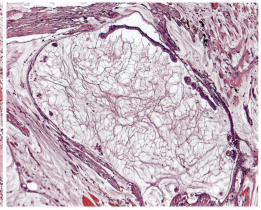

> 病理

切除固定標本のルーペ像では，拡張した体尾部主膵管内に粘液の貯留があり，微小浸潤を伴った乳頭腺癌で，粘液湖内に癌集塊が浮遊している．以上より主膵管型の膵管内乳頭粘液性腫瘍（IPMN）（腺癌）と診断する．

主膵管型 IPMN（腺癌）

主膵管の拡張

膵 限局性

70代，男性

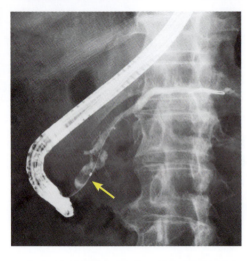

ERP
膵頭部の主膵管は限局性に拡張し，内部に透亮像（→）を認める．主膵管の膵管口の開大はなく，粘液の流出も認められない．

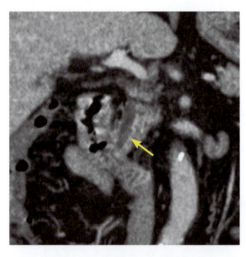

CT（門脈相，冠状断）
拡張した膵頭部主膵管内に造影効果を有する結節（→）が認められる．

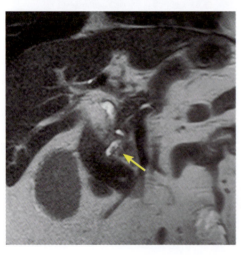

MRI（T2強調画像，冠状断）
拡張した膵頭部主膵管内に陰影欠損（→）を認める．

症例 75

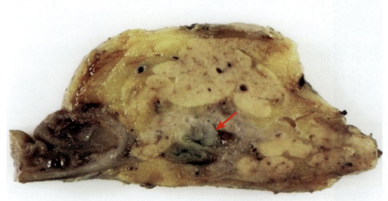

病理

肉眼所見：主膵管は拡張し，内部に粘液と充実性成分（→）を認める．

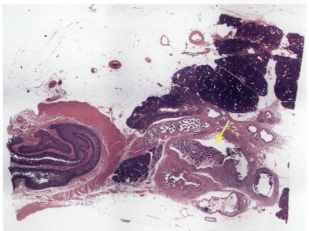

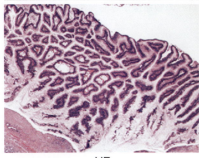
HE

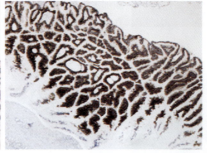
MUC2

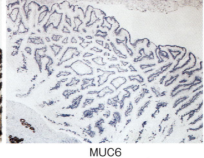
MUC5AC　　　　　　MUC6

組織所見：拡張した主膵管内に乳頭状に増殖する腫瘍（→）を認める．腫瘍上皮は丈が高く胞体内粘液が豊富で，核は紡錘形であり偽重層化をしていた．免疫組織学的にMUC2陽性，MUC5AC陽性，MUC6陰性であり，腸型の膵管内乳頭粘液性腫瘍（IPMN）で腺腫と診断される．

主膵管型 IPMN（腺腫）

主膵管の拡張

80代, 男性

膵 限局性

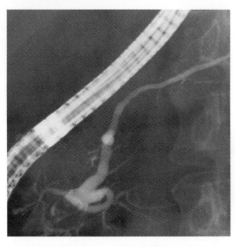

ERCP
膵頭部主膵管の拡張と透亮像がみられる.

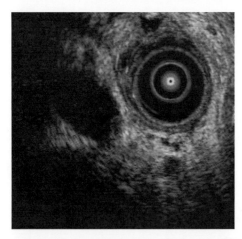

EUS
頭部主膵管内にやや高エコーの腫瘤像がみられる.

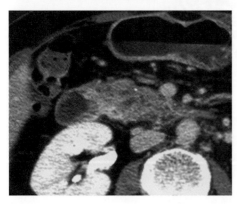

CT（門脈相）
頭部主膵管の拡張と十二指腸乳頭部に造影効果を有する腫瘤像がみられる.

症例 76

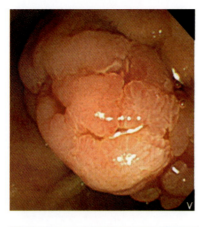

十二指腸内視鏡検査
乳頭部に一部露出する腫瘍がみられる．

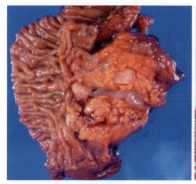
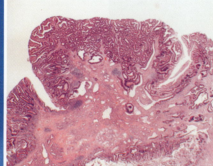

病理
肉眼所見：主膵管を開くと乳頭部から主膵管内に腫瘍がみられる．
組織所見：乳頭部に異型を伴う乳頭管状腺癌がみられる．深達度は粘膜内にとどまる（m）．

十二指腸乳頭部癌

Column　腺房細胞癌　acinar cell carcinoma of the pancreas

疾患概念・病理　膵組織のなかで腺房細胞は約85％を占めるが，腺房細胞癌は全膵腫瘍の約0.4％である．割面像は灰白色あるいは黄褐色の充実性腫瘍である．出血や壊死を起こすことが多い．腫瘍細胞は好酸性（しばしば顆粒状）の腺房細胞に類似している．腺房構造を示すことが多いが，腺様構造，篩状構造や充実性細胞集団からなることもある．一般に間質は少なく髄様である．免疫組織化学法では，トリプシン，BCL10などに対する抗体が陽性となる．粘液は陰性である．電子顕微鏡では胞体内にチモーゲン顆粒が認められる．

臨床像　平均年齢は60歳，男女比は2：1であり，男性に多い．特異的な症状はなく，浸潤性ではなく，膨張性に発育するため，大きくなるまで黄疸などの症状が出にくい．肝転移を有する症例ではリパーゼ過剰産生に由来する腫瘍随伴症候群（皮下脂肪壊死，多発関節炎など）の発症が報告されている．

診断　血清リパーゼ，トリプシン，AFPの上昇することがある．USでは低エコーで，出血や壊死を起こすと不均一になる．CTでは比較的境界明瞭な充実性腫瘤の形態を呈し，内部に不整な低濃度領域を伴うことが多く，造影効果も周囲正常膵組織よりも弱い．内部の非造影部分は腫瘍内出血や壊死を反映している．ERCPでは，膵管の圧排所見を認めるが，閉塞は比較的まれである．まれではあるが，膵管内に発育進展する症例もある．

治療　外科切除が原則である．本邦切除例での5年生存率が44％，生存期間中央値が41か月で，通常型膵癌と比較すると生命予後は良好である．

主膵管の拡張

80代，男性

膵 限局性

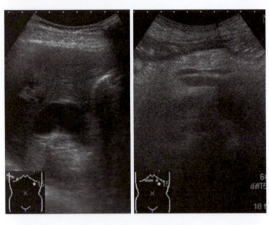

US
胆管の著明な拡張と膵管の軽度拡張を認める．

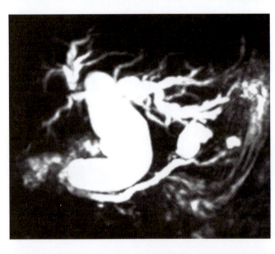

MRCP
十二指腸乳頭部に狭窄があり，胆管の著明な拡張と膵管の軽度拡張を呈している．膵体部の分枝膵管の囊胞状拡張があり，分枝型IPMNが疑われる．その尾側にも小囊胞を認める．

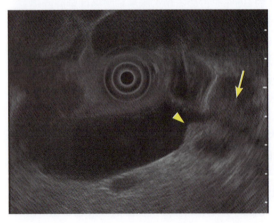

EUS
乳頭部に径10 mmの腫瘤（→）があり，胆管への浸潤が疑われる（▶）．

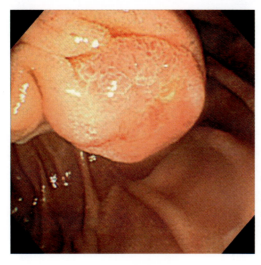

十二指腸内視鏡検査
露出型の乳頭部癌があり，胆管浸潤を伴った乳頭部癌と診断した．高齢であること，前立腺癌，膀胱癌を合併したことより，EST を施行．

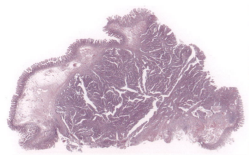
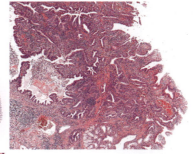
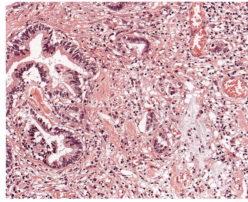

> **病理**

組織所見：病理学的に高分化～中分化型腺癌で，リンパ管侵襲があり，切除断端は陽性．術後6年経過し，胆管狭窄に対して胆管ステントを定期的に交換している．

十二指腸乳頭部癌

膵 びまん性

腫大　　　　　　　　　　　　　　　　　　　70代，女性

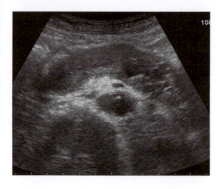

US
膵臓はびまん性に腫大し，主膵管は拡張している．拡張した主膵管内には音響陰影を伴う点状高エコーを認める．

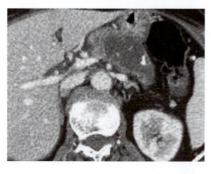

CT（門脈相）
拡張した主膵管内には点状の石灰化巣を認めるが，充実性部分は認めない．

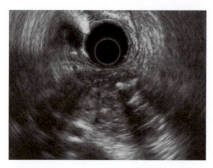

EUS
拡張した主膵管内には点状の石灰化とともに，不均一なエコー輝度を示す充実成分が充満している．

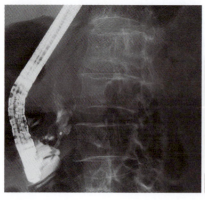
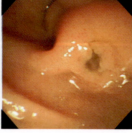

ERP
Vater乳頭は開大し粘液の排出を認める．主膵管は高度に拡張し，膵管内には多量の粘液を認める．

症例 78

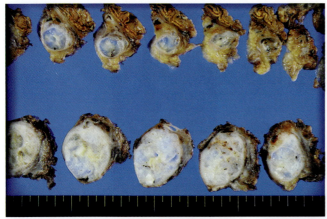

病理

肉眼所見：主膵管はびまん性に拡張し，内腔には線維性の隔壁構造を有している．

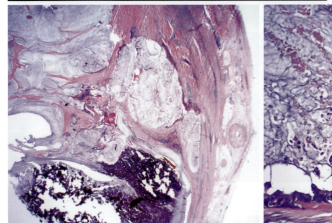
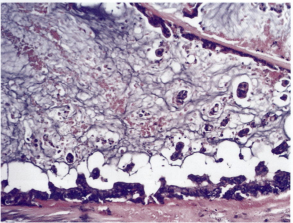

組織所見：主膵管内には粘液湖を形成して浸潤性に増殖する腫瘍組織を認め，部分的に石灰化を伴っている．間質には豊富な線維成分の増生を認める．部分的には腫瘍細胞が乳頭状・管状構造を示して増殖する高分化型管状腺癌の像である．

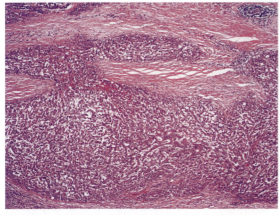
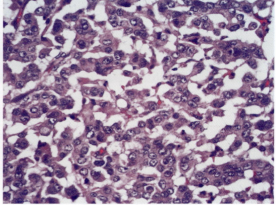

別の部位には低分化の像を呈する部位も混在している．免疫染色ではMUC1陰性，MUC2陽性，MUC5AC陽性，MUC6陽性である．腸型の膵粘液癌と診断する．

膵粘液癌

膵 びまん性

腫大 50代，男性

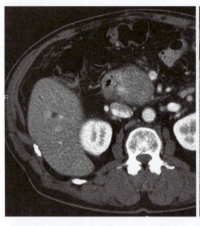
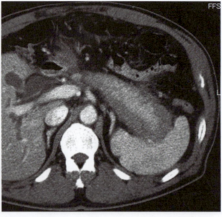

CT（門脈相）
膵頭部は腫大し，体尾部に被膜様構造（capsule like rim）を呈している．胆管の拡張を認める．

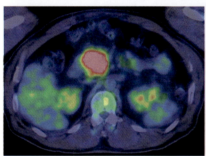
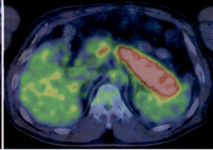

PET-CT
膵はびまん性にFDGの高度集積（SUVmax＝7.7）を認める．

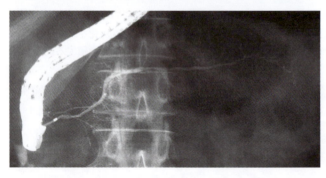

ERP
膵管はびまん性の狭細化を呈している．

Column　1型・2型自己免疫性膵炎　Type1 and type2 autoimmune pancreatitis

　自己免疫性膵炎の診断は，本邦の基準や国際コンセンサス診断基準（International consensus diagnostic criteria for autoimmune pancreatitis：ICDC）が用いられている．本邦の基準は，主に1型を対象としている．ICDCは自己免疫性膵炎を1型と2型に分類している．病理学的に1型は，著明なリンパ球やIgG4陽性形質細胞の浸潤，花筵状線維化（storiform fibrosis），閉塞性静脈炎（obliterative phlebitis）を特徴とするlymphoplasmacytic sclerosing pancreatitis（LPSP）を呈する．2型は，好中球浸潤による膵管上皮破壊像（granulocytic epithelial lesion：GEL）を特徴とする．1型は，

症例 79

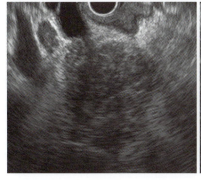
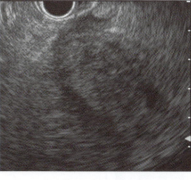

EUS
膵頭部，尾部の膵内エコーは不均一な低エコーで索状エコーを伴っている．膵内胆管は膵頭部で閉塞している．

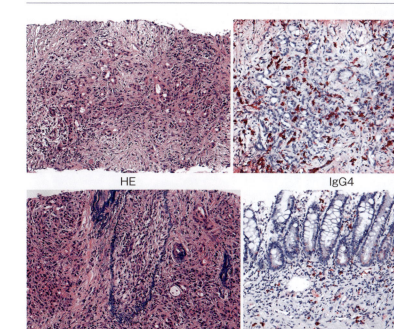

HE　　　　　　　　　IgG4

VB　　　　　　　　　乳頭部：IgG4

病理

経皮的膵生検：膵は花筵状線維化と軽度の細胞浸潤があり，IgG4 陽性形質細胞が多数浸潤している．ビクトリアブルー染色（VB）では閉塞性静脈炎を認める．乳頭部生検ではIgG4 陽性形質細胞が著明に浸潤している．1 型自己免疫性膵炎（AIP）と診断する

1 型 AIP（自己免疫性膵炎）

血清 IgG4 の上昇，CT の dynamic-study で遅延性濃染を伴う膵腫大，被膜様構造（capsule-like rim）や，内視鏡的逆行性膵管造影（ERP）あるいは磁気共鳴胆管膵管像（MRCP）で特徴的な膵管狭細化像，膵組織像，他臓器病変の有無を加味して診断される．一方，2 型は特徴的な血清マーカーがないため，上記の画像所見に加え，膵生検標本や切除標本上の GEL が得られれば確診となる．さらに，膵腺房への好中球，リンパ球，IgG4 陰性の形質細胞浸潤があり，炎症性腸疾患を合併し，かつステロイド治療に反応する場合も確診になる．

主膵管の狭窄

50代, 男性　　症例80

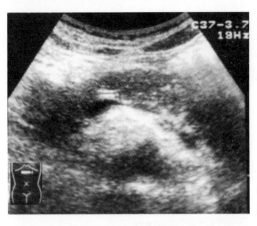

US
膵内に点状高エコーが散見される.

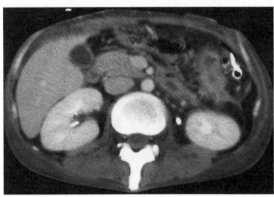
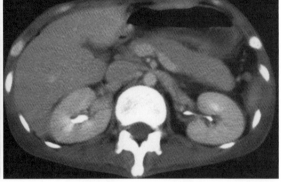

CT（門脈相）
膵腫大はなく, 膵管拡張や膵石はない.

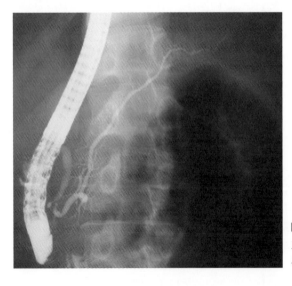

ERCP
主膵管は体部や尾部に軽度の広狭不整を認める.

慢性膵炎

主膵管の拡張

60代，男性　　症例81

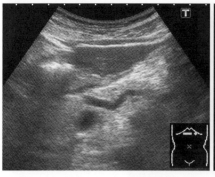
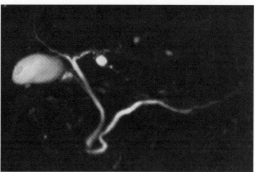

US(左)/MRCP(右)
膵全体でびまん性の膵管拡張を認める．

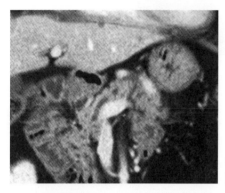

CT(門脈相)
膵管拡張はあるが，膵内に腫瘤はない．

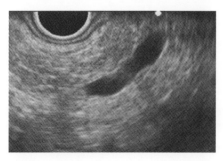

EUS
主膵管は著明に拡張し，膵内に索状エコーを呈している．

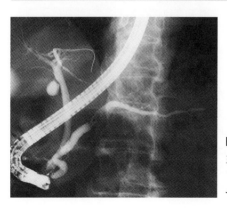

ERCP
主膵管は逆Z型の走行で，びまん性に拡張している．体部の主膵管内には蛋白栓を思わせる透亮像がある．

慢性膵炎

主膵管の拡張

70代，女性

膵　びまん性

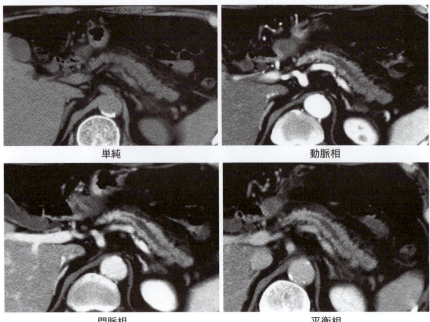

CT
単純　　動脈相　　門脈相　　平衡相

急性膵炎後2週間のCT画像を示す．
膵体部から尾部にかけて主膵管の拡張を認めるが，明らかな腫瘍性病変は認めない．

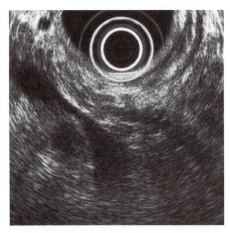

EUS
膵体部主膵管の狭細化および尾側膵管の拡張を認めるが，明らかな腫瘍性病変は認めない．

Column　急性膵炎と膵癌

　一般に通常型膵癌に急性膵炎が合併することは比較的まれである．しかし，退形成性膵管癌など急速に増大する腫瘍性病変によって主膵管の狭窄や閉塞が起こり，膵液の流出障害を併発して急性膵炎を合併する場合があり注意を要する．
　また，近年腫瘍を形成していない膵上皮内癌の症例に関して，短期間で軽快した急性膵炎を契機に発見された報告が散見されており，急性膵炎が軽快した後に，あらためて膵管像を造影CT，MRI，EUSなどで確認することが膵癌早期診断に繋がる可能性がある．

症例 82

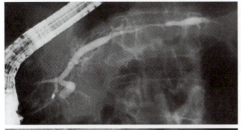
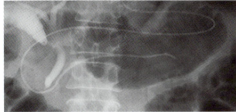
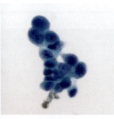

ERP
膵体部に 70 mm 長の膵管狭細化を認め，尾側の主膵管は拡張している．同部位に 5 Fr の ENPD を留置し，複数回の膵液細胞診（SPACE）の結果，陽性と診断．

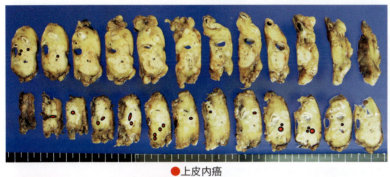

病理
肉眼所見：●部分に上皮内癌を認める．

● 上皮内癌

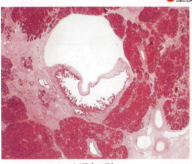

HE（×5）

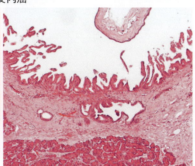

HE（×10）

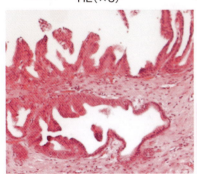

HE（×40）

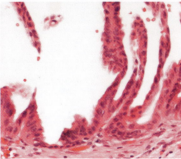

HE（×100）

組織所見：膵体部の主膵管および分枝膵管の上皮を置換して，異型上皮が小乳頭状に増殖する上皮内癌である．上皮内癌は約 70 mm 長の主膵管内進展を認める．

膵上皮内癌

主膵管の拡張

70代，女性

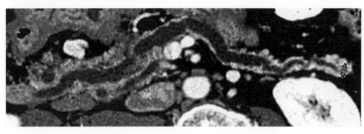

CT（門脈相）
主膵管の長軸像にて，主膵管拡張および膵体部に一部膵管内腫瘍が疑われる．

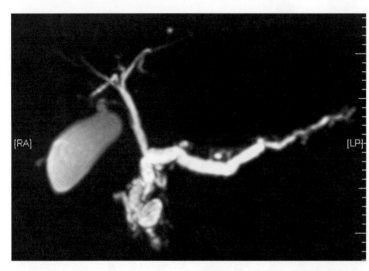

MRCP
膵頭部に粘液成分を混じた分枝の嚢胞状拡張を認め，主膵管はびまん性に拡張している．

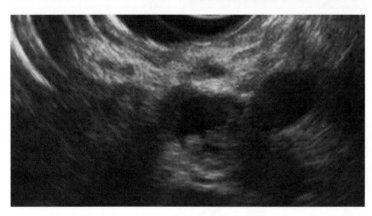

EUS
膵頭部に粘液を伴う，充実性の乳頭状増殖を認める．

症例 83

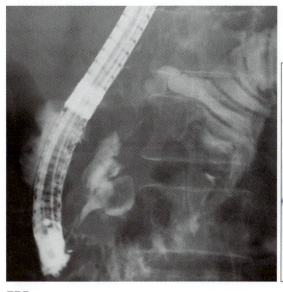
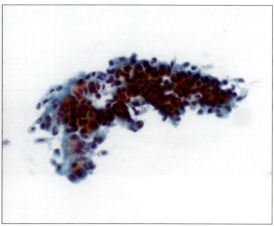

ERP
膵頭部主膵管および拡張した分枝膵管内は粘液による透亮像を認める．
膵液細胞診は陽性であり腺癌の所見である．

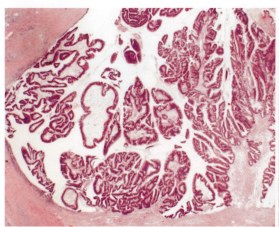
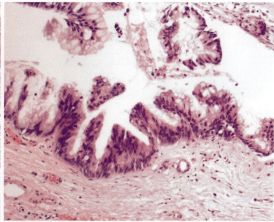

病理
組織所見：膵管内に乳頭状に増殖した腫瘍を認める．核の不同・異型を認め，膵管内乳頭粘液性腫瘍（IPMN）（腺癌，非浸潤性）と診断する．

IPMN（腺癌）

主膵管の拡張

60代, 男性

膵 びまん性

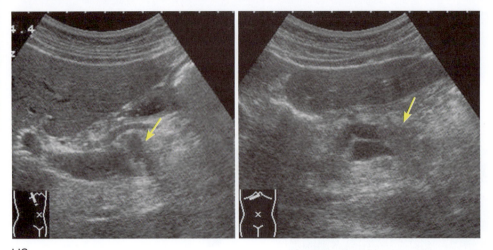

US
拡張した膵頭部主膵管内に低エコー腫瘤があり, 体部主膵管内にも認める.

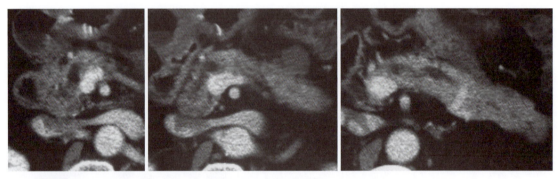

CT (門脈相)
US と同等に膵頭部と体部の主膵管内に淡く造影される腫瘤あり.

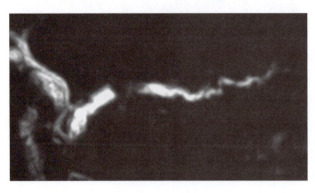

MRCP
主膵管はびまん性に拡張し, 頭部と体部に陰影欠損を認める.

症例 84

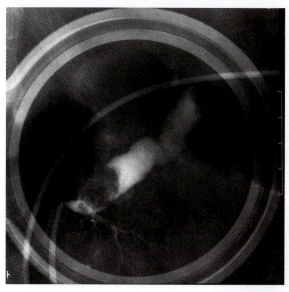

バルーン ERP
拡張した膵頭部主膵管内に結節状隆起があり，体部主膵管内の結節のため尾側膵管は描出されない．

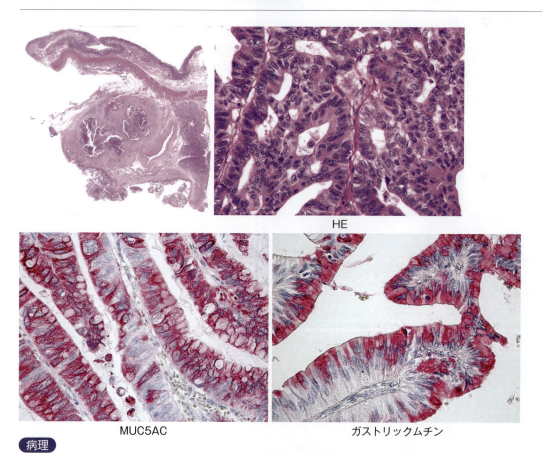

HE

MUC5AC　　　　　　　ガストリックムチン

病理
組織所見：主膵管と分枝膵管内に核異型が強い乳頭状腫瘍があり，免疫組織化学染色では MUC1，MUC5AC，ガストリックムチンが陽性．また細胞質は好塩基性で，胆膵型の膵管内乳頭粘液性腫瘍（IPMN）（腺癌）と診断する．

IPMN（腺癌）

主膵管の拡張

70代，女性

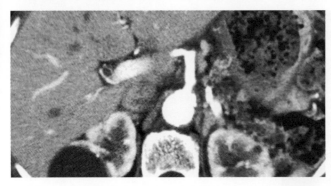

CT（動脈相）
膵体部から尾部にかけて主膵管のびまん性拡張がみられる．明らかな腫瘍性病変は認められない．

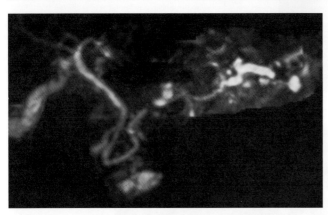

MRCP
膵体部から尾部にかけて主膵管の拡張がみられ，主膵管との交通を有する多房性嚢胞性病変がみられる．主膵管は体部で狭窄を認める．

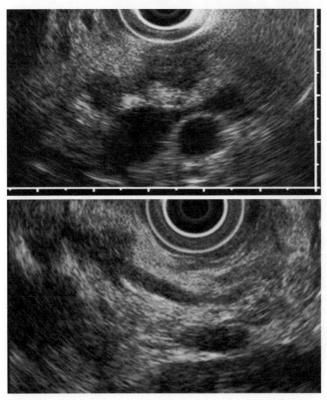

EUS
膵体部主膵管の狭窄に一致して不整形の腫瘍性病変を認める（上）．腫瘍より尾側の主膵管は拡張している（下）．

症例 85

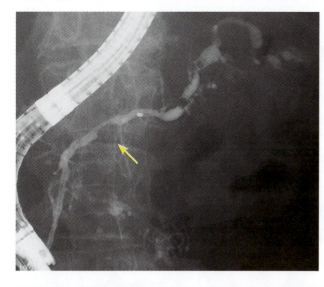

ERP
尾側の主膵管内に粘液の存在を認め，主膵管と交通のある囊胞性病変が認められる．頭部よりの主膵管には不整な狭窄がみられる（→）．

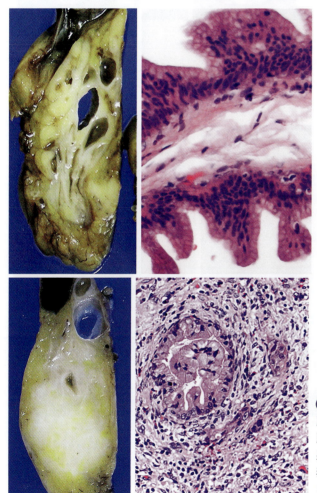

病理
膵体尾部切除の結果，膵尾部の囊胞性病変は膵管内乳頭粘液性腫瘍（IPMN）と診断され，悪性所見は認めない（上）．頭部よりの主膵管狭窄に一致して浸潤性膵管癌が認められる（下）．

IPMNに併存する通常型膵癌

充実　　　　　　　　　　　　　　　　　　　　　　　　　　　　30代，女性

膵　多発

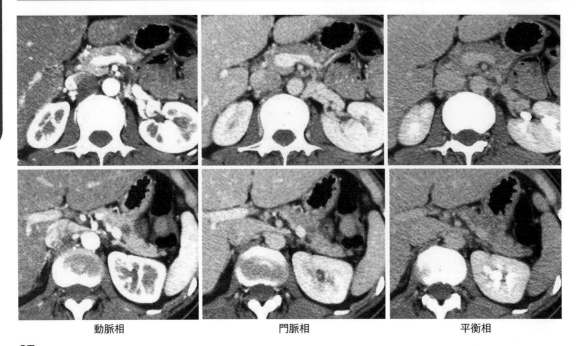

動脈相　　　　　　　　　門脈相　　　　　　　　　平衡相

CT
膵頭体移行部に，動脈相で5 mm大の低濃度域あり，門脈相から平衡相にかけて等濃度となる．膵体尾部に同様の造影態度をとる10 mm大の腫瘍性病変を認める．

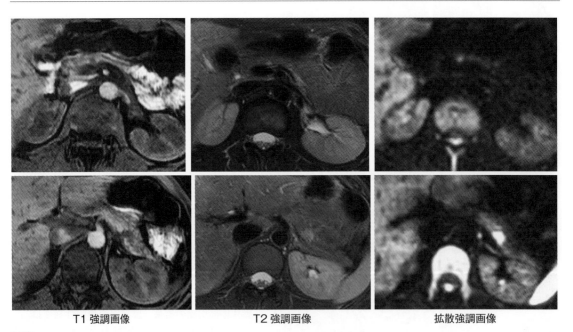

T1強調画像　　　　　　　T2強調画像　　　　　　拡散強調画像

MRI
腫瘍はT1強調画像で低信号，T2強調画像でやや高信号，拡散強調画像で拡散能の低下を認める．腫瘤が小型であり，内部性状の評価は困難である．

症例 86

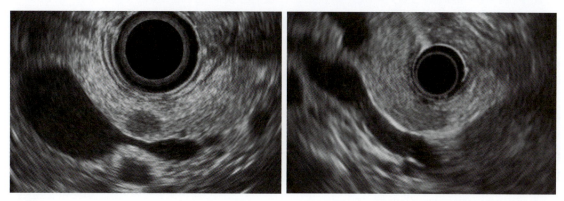

EUS
膵頭体移行部に 5 mm 大，体部に 12 mm 大の低エコー性腫瘤を認める．境界不明瞭，内部は不均一である．
主膵管との交通はみられず，尾側膵管の拡張も認めない．

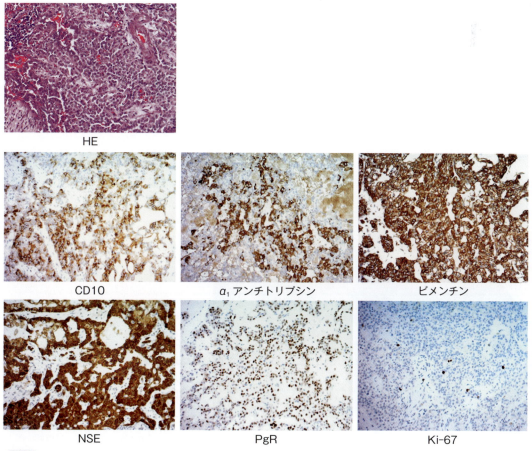

HE

CD10　　　　　　　　　　$α_1$ アンチトリプシン　　　　　　　　ビメンチン

NSE　　　　　　　　　　PgR　　　　　　　　　　　Ki-67

病理

組織所見：膵実質に浸潤性に増殖する小型腫瘍細胞からなる腫瘍組織を認める．
充実性に増殖する部分や毛細血管からなる間質の周囲に高度の浮腫性変化を伴って，乳頭状に増殖する部分が
混在する．Ki-67 ラベリングインデックスは 1% 以下である．膵頭体移行部，体尾部の組織所見は同様であり，
充実性偽乳頭状腫瘍(SPN)の多発と診断する．

SPN の多発

充実

多発

60代，男性

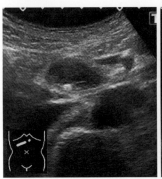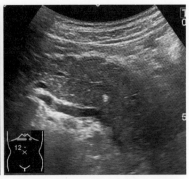

US
膵頭部に腫瘤があり，石灰化を伴っている．体部から尾部にかけて腫大し，石灰化を伴っている．

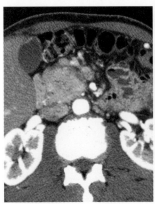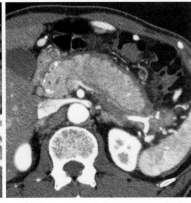

CT（動脈相）
膵頭部と尾部は腫大し，尾部は被膜様構造を伴っている．

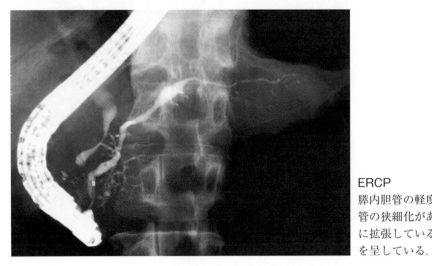

ERCP
膵内胆管の軽度狭窄を認める．尾部主膵管の狭細化があり，体部主膵管は限局性に拡張している．頭部分枝膵管の狭細化を呈している．

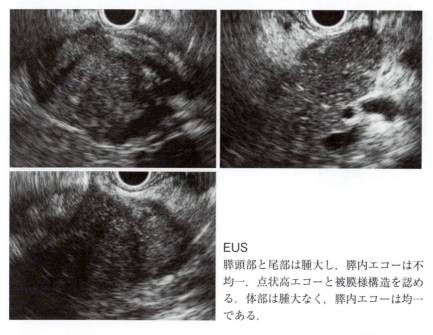

EUS
膵頭部と尾部は腫大し，膵内エコーは不均一，点状高エコーと被膜様構造を認める．体部は腫大なく，膵内エコーは均一である．

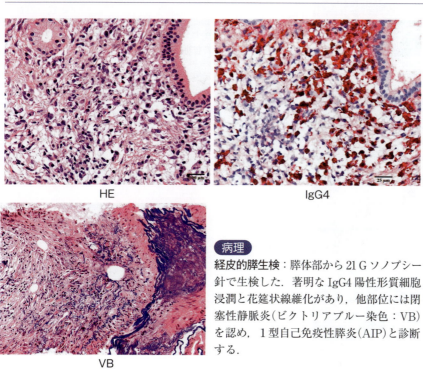

HE　　　IgG4
VB

病理
経皮的膵生検：膵体部から21Gソノプシー針で生検した．著明なIgG4陽性形質細胞浸潤と花筵状線維化があり，他部位には閉塞性静脈炎（ビクトリアブルー染色：VB）を認め，1型自己免疫性膵炎（AIP）と診断する．

1型 AIP（自己免疫性膵炎）

膵 多発 — 充実

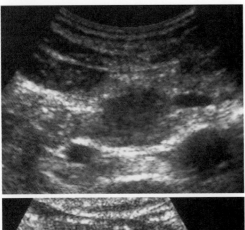
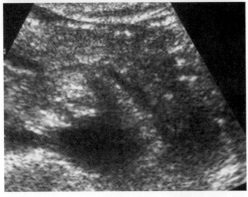

US
膵頭部と尾部に辺縁不整の低エコー腫瘤像がみられる．主膵管の拡張はみられない．

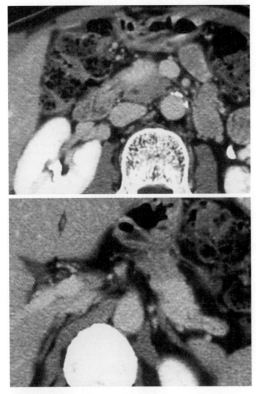

CT（門脈相）
頭部と尾部の腫瘤は，造影後期に濃染がみられる．

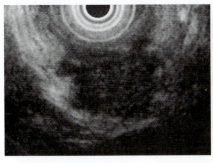 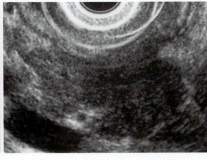

EUS
頭部と尾部に辺縁不整で均一な低エコー腫瘤像がみられる．

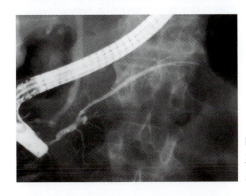

ERCP
頭部主膵管には軽度の狭窄がみられ，尾部主膵管は閉塞している．

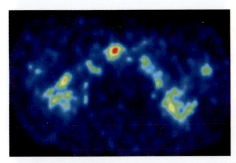

FDG-PET
頭部と尾部に集積がみられる．

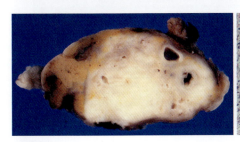 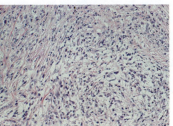

病理
肉眼所見：尾部の腫瘤は白色調を呈する．
組織所見：膵組織は脱落し，炎症性細胞浸潤と線維化がみられる．慢性膵炎である．

膵頭部の腫瘤は経過観察中である．

腫瘤形成性膵炎

充実

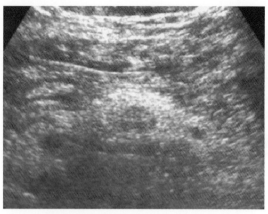

US
膵体部に類円形の低エコー腫瘤像がみられる．尾部にも小さな腫瘤像を認める．

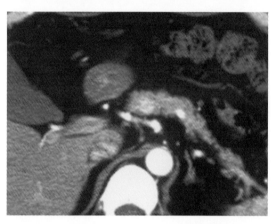

CT
体部に強い造影効果のある腫瘤像を認める．尾部の腫瘤は指摘できない．

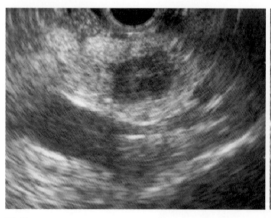 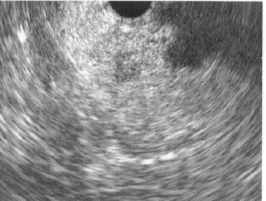

EUS
体部と尾部に低エコー腫瘤像がみられる．内部に一部点状高エコーを認める．

症例 89

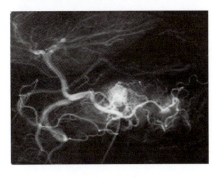

血管造影
体部と尾部に濃染する腫瘤像を認める．

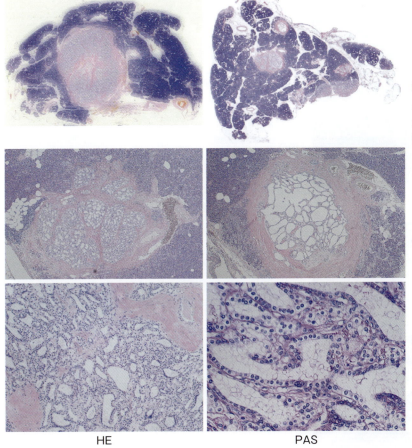

病理

ルーペ像：体部と尾部に多発する腫瘍がみられる．腫瘍は薄い被膜を有する．

組織所見：腫瘍は小嚢胞の集簇した形態を呈する．PAS陽性の異型のない単層立方上皮からなる．漿液性嚢胞腫瘍(SCN)の多発である．

HE　　　　　PAS

SCN（腺腫）の多発

膵　多発

充実

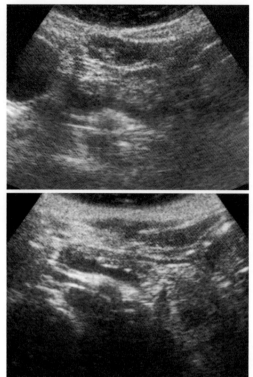

US
膵体部と尾部に類円形の低エコー腫瘤像が多発している．

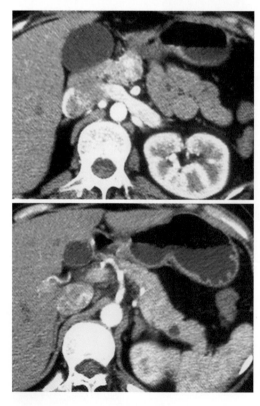

CT（動脈相）
体部に強い造影効果を有する腫瘤像を2個認める．尾部には嚢胞性腫瘤像がみられる．

症例 90

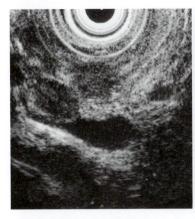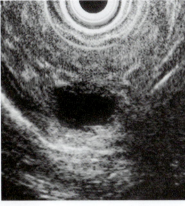

EUS
頭部から体部に類円形の低エコー腫瘤像を多数認める．内部は一部点状高エコーがみられる．尾部に嚢胞性腫瘤像を認める．壁は一部肥厚している．

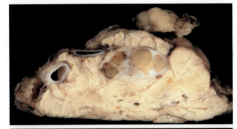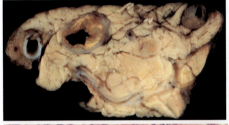

病理
肉眼所見：白色の線維性被膜に覆われる黄褐色調腫瘤を多数認める．尾部の腫瘤は嚢胞変性を呈する．

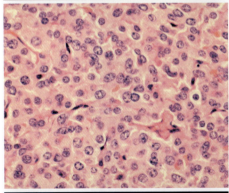

組織所見：比較的小型で異型の弱い核を有する細胞が，敷石状に配列している．神経内分泌腫瘍(NET)である．免疫染色にてインスリノーマと診断．

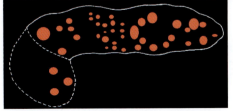

病変は，左図のように多発して存在．

NET(インスリノーマ)の多発

充実

80代，女性

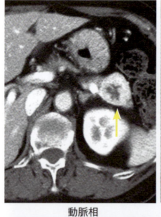
動脈相　門脈相

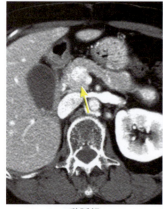
動脈相

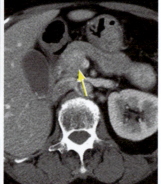
門脈相

20年前に右腎細胞癌に対して右腎全摘術の既往あり．

CT
膵尾部に径25 mmの輪郭整な類円形の腫瘤（→）があり，動脈相（左上）で強く濃染され，門脈相（右上）で造影効果は減弱していた．中心部に造影不良域を認めた．膵頭部にも同様に造影される径10 mmの腫瘤（→）を認める（左下・右下）．

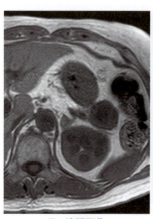
T1強調画像

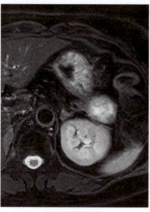
T2強調画像

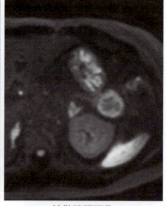
拡散強調画像

MRI
膵尾部の腫瘤はT1強調画像で全体が低信号で，中心部はより低信号である．T2強調画像では全体が高信号で，中心はより高信号である．拡散強調画像では拡散の低下を認める．

症例 91

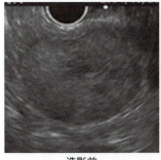
造影前

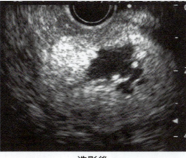
造影後

造影 EUS
ソナゾイド静注後早期より膵尾部の腫瘤の辺縁は強く造影されるが，中心部は造影不良である．EUS-FNA を施行．

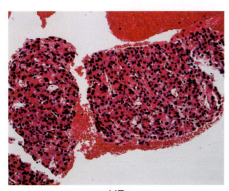
HE

 病理

EUS-FNA：経胃的に膵尾部の腫瘤から組織を採取した．

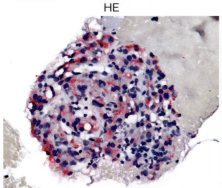
サイトケラチン AE1/AE3

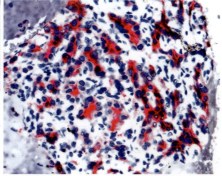
CD10

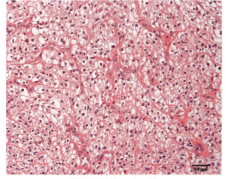
腎細胞癌（20 年前）

組織所見：豊富な血管網を背景に異型細胞が胞巣状，索状を形成している．免疫組織化学染色では，クロモグラニン A，シナプトフィジンが陰性，サイトケラチン AE1/AE3，ビメンチン，GP200，CD10 が陽性であることより，腎細胞癌の膵転移と診断する．20 年前の腎細胞癌（淡明細胞型）を示す．

転移性膵癌（腎細胞癌）

囊胞

70代，男性

膵　多発

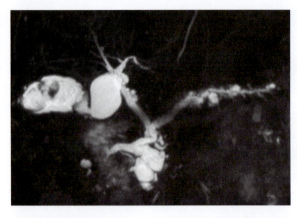

MRCP
膵頭部の分枝膵管は囊状に拡張している．尾部には数個の囊胞性病変を伴っている．胆囊内には数個の結石を認める．

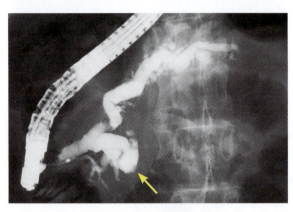

ERP
主膵管はびまん性に拡張し，頭部の囊状に拡張した分枝膵管内に陰影欠損を認める（→）．体尾部には膵管と交通のある小囊胞が散見される．

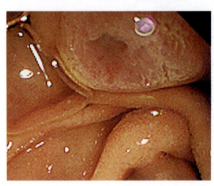

十二指腸内視鏡検査
主乳頭は腫大している．開大した開口部から粘液が排出されている．

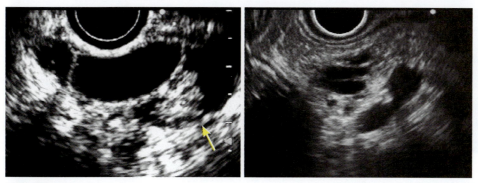

造影 EUS
膵頭部の拡張した分枝膵管内に造影効果のある径 10 mm の壁在結節(→)があり，体部には多房性囊胞を認める．

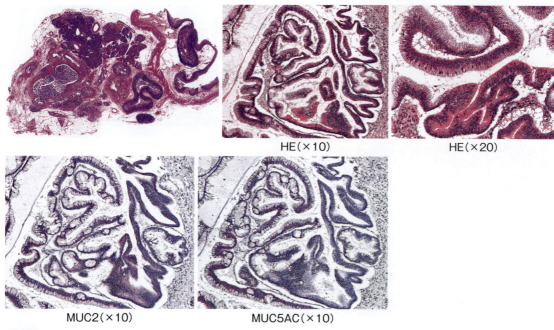

HE(×10)　　HE(×20)

MUC2(×10)　　MUC5AC(×10)

病理

組織所見：拡張した膵頭部の分枝膵管内に核異型と構造異型のある乳頭状腫瘍(腺癌)がみられ，MUC2 と MUC5AC が陽性で胃型であった．以上より分枝型膵管内乳頭粘液性腫瘍(IPMN)の腺癌(非浸潤性)と診断する．

分枝型 IPMN(腺癌，非浸潤性)

囊胞

80代，女性

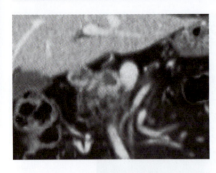

CT（門脈相）
膵癌Stage IAにて膵体尾部切除後3年経過．造影CTでは残膵に約15 mm大の囊胞性病変を認める．

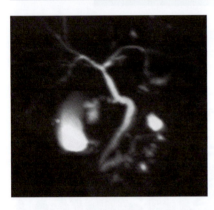

MRCP
上記の囊胞性病変は腹部MRI（MRCP）でも確認される．残膵には小型の囊胞性病変が散在している．

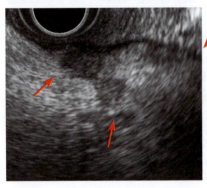

EUS
残膵内の囊胞近傍に，最大8 mm大の腫瘍を3か所（→）に認める．

Column　膵癌術後の経過観察

　膵癌の術後経過観察は，『膵癌診療ガイドライン（2016年版）』において，「腫瘍マーカーの測定や造影CTの撮影を含めた切除後経過観察を術後2年間は3〜6か月おきに，その後は6〜12か月おきに最低でも術後5年間は行うこと」が提案されている．
　一般に，進行膵癌を主な対象とした膵癌の術後再発は，肝や肺などの遠隔転移，播種性病変，リンパ節などに主に認められると報告されており，造影胸腹部CTが一般臨床現場でも術後の経過観察に用いられてきた．
　一方，近年早期診断された膵癌の術後再発は，多くは残膵に認められる可能性，および残膵病変における再発病変の早期診断にEUSの介入が有用であったとの報告がみられ，今後多数例での検討が期待されている．

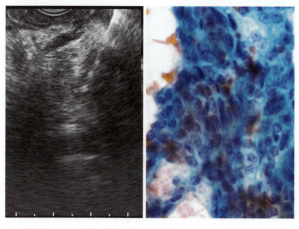

EUS-FNA
残膵内の腫瘍性病変に対してEUS-FNAを施行．細胞診は腺癌である．

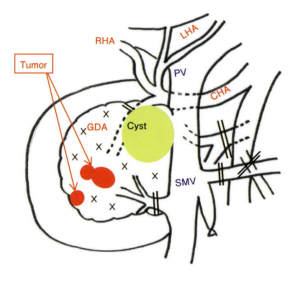

外科手術所見
EUSで指摘された部位に一致して，残膵内の2か所に浸潤性膵管癌を認める．

PV：門脈，SMV：上腸間膜静脈，LHA：左肝動脈，RHA：右肝動脈，CHA：総肝動脈，GDA：胃十二指腸動脈

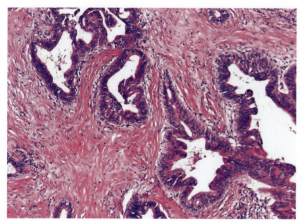

病理
組織所見：病理組織は高分化型管状腺癌である．残膵癌と診断する．

Stage IA 膵癌術後の残膵癌

囊胞

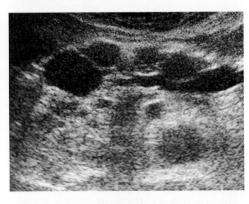

US
膵全体に大小の囊胞と主膵管拡張がみられる．

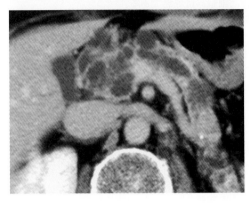

CT
膵全体に大小の囊胞がみられる．主膵管の拡張も認める．

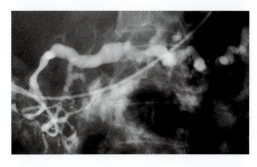

ERCP
体尾部主膵管は拡張しているが、嚢胞は造影されない。

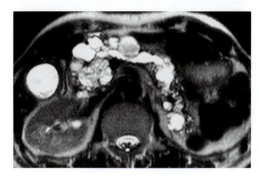

MRI
主膵管の拡張と多発性の嚢胞を認める。

von Hippel-Lindau 病に合併した多発性膵嚢胞である。

von Hippel-Lindau 病

Column　多発する膵腫瘍

　膵内に多発する腫瘍性病変を認めた場合、まず、腫瘍個々の造影態度や所見に違いがみられないかに留意する。多発病変がすべて同様の画像所見の場合は、転移性腫瘍、von Hippel-Lindau 病に伴う SCN、MEN type 1 に伴う神経内分泌腫瘍などの鑑別が必要である。病変ごとに画像所見が異なる場合は、腫瘍と主膵管の関係に注意し、通常型膵癌とその他の腫瘍の併存などを考慮する必要がある。EUS-FNA は確定診断に有用であるが、上記の画像所見を十分に検討し、標的とする病変を吟味することが重要である。

充実と嚢胞の併存

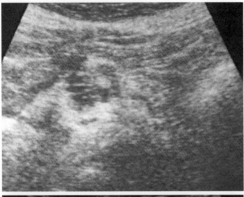

US
膵頭部に隔壁を有する嚢胞がみられる．

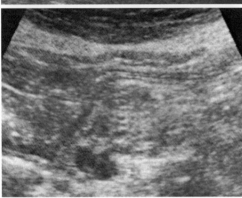

膵体部に高エコーの腫瘤像がみられる．内部に多数の小さな嚢胞を認める．

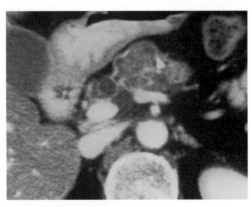

CT（門脈相）
頭側に比較的大きな嚢胞がみられる．体部側の腫瘤は，造影により小嚢胞構造が明瞭となる．

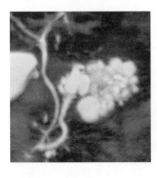

MRCP
頭部側に比較的大きな嚢胞がみられ，体部側は小嚢胞の集簇を認める．

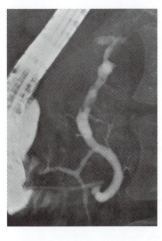

ERCP
主膵管内に透亮像がみられる．囊胞は造影されない．

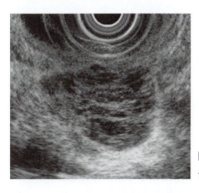

EUS
体部側腫瘤の内部には小囊胞構造がみられる．

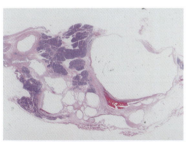

病理
ルーペ像：比較的小さな囊胞の集簇と大きな囊胞がみられる．

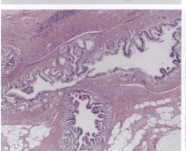
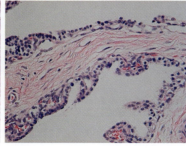

組織所見：大きな囊胞壁には粘液産生性の高円柱上皮の乳頭状増生がみられる（左）．小囊胞の集簇病変は単層立方上皮からなる（右）．膵管内乳頭粘液性腫瘍（IPMN）（low grade dysplasia）と漿液性囊胞腫瘍（SCN）の併存である．

IPMN（腺腫）とSCN（腺腫）の併存

充実と嚢胞の併存

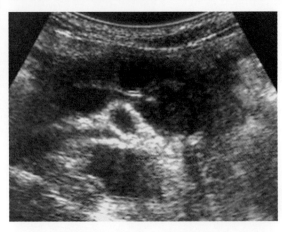

US
膵体部に嚢胞性病変と，尾側に充実性の低エコー腫瘤像を認める．

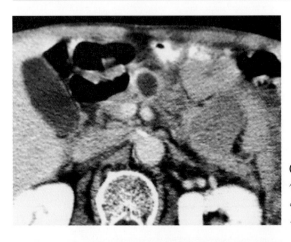

CT（動脈相）
体部に辺縁が造影効果を有する嚢胞性病変がみられる．尾部には充実性腫瘤像がみられる．

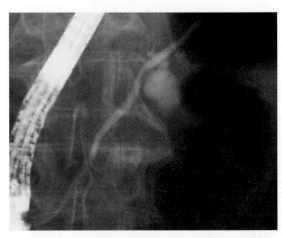

ERP
主膵管は尾部で閉塞している．体部に主膵管との交通のある嚢胞を認める．

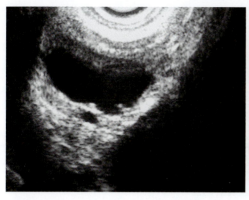
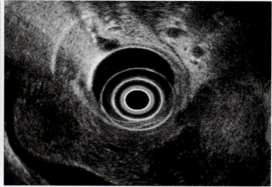

EUS
体部に単房性の囊胞がみられる．壁の一部は肥厚している(左)．尾部には低エコーの充実性腫瘤像を複数認める(右)．

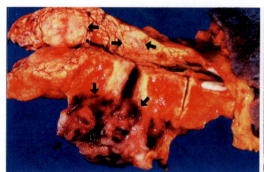
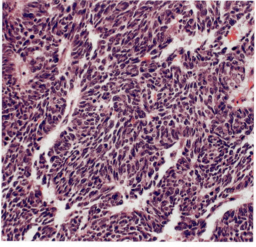

病理
肉眼所見：矢印に示すように複数の腫瘍を認める．
組織所見：異型の強い小型の腫瘍細胞が密に増生する．肺小細胞癌の多発膵転移である．

転移性膵腫瘍(肺癌)

Column 転移性膵腫瘍

膵切除例の1〜2％，剖検例の10〜20％と報告されている．無症状例が約4割であり，原発は腎細胞癌が最も多く，肉腫，悪性黒色腫，大腸癌，卵巣癌，肺癌，胆囊癌なども念頭におく必要がある．リンパ行性，血行性転移の関与が推測されている．CT，MRIなどの造影態度が診断の参考となる．原発が腎細胞癌の場合は，多血性の腫瘍として描出されるが，大腸癌の場合は正常膵と同程度となるなど，原発臓器ごとに特徴がみられる．確定診断に関して，近年超音波内視鏡ガイド下穿刺吸引法 (EUS-FNA) の有用性が多数報告されている．治療は基本的に外科的切除であるが，他臓器にも多発転移がみられる場合は化学療法などを考慮する．

診断名索引

胆嚢

acute on chronic cholecystitis　61
異所性胃粘膜　20
黄色肉芽腫性胆嚢炎　57
コレステロールポリープ　75
神経鞘腫　23
腎細胞癌の胆嚢管転移　25
膵液胆汁逆流症に合併した胆嚢癌　15
膵・胆管合流異常に合併した
　── 胆嚢癌　29, 51, 73, 77
　── 胆嚢癌，乳頭型　21
　── 胆嚢腺腫　7
　── 胆嚢腺扁平上皮癌　45
腺腫内癌　9
線維性ポリープ　13
多発隔壁胆嚢　65
胆嚢異所性胃粘膜　20
胆嚢管癌　53
胆嚢癌　11, 17, 27, 33, 35, 37, 39, 41, 49, 63, 69
　──，膵液胆汁逆流症に合併　15
　──，膵・胆管合流異常に合併　21, 29, 51, 73, 77
胆嚢癌肉腫　59
胆嚢腺筋腫症　19, 55
胆嚢腺腫　9, 47
　──，膵・胆管合流異常に合併　7
胆嚢腺扁平上皮癌　79
　──，膵・胆管合流異常に合併　45
胆嚢粘液癌　43
内分泌腫瘍　31
慢性胆嚢炎　67, 71

◆　◆　◆

胆管

2型 AIP　129
AIP　129, 131
biloma　163
choledochocele　175
confluence stone　113, 115
groove 膵炎に伴う胆管狭窄　99
IgG4 関連硬化性胆管炎　131
　──（遠位胆管狭窄）　93
　──（肝門部狭窄）　91
IPNB　157
Lemmel 症候群　123
Mirizzi 症候群　115, 125
peribiliary cyst　159
PSC　169
胃切除術後の胆管拡張　183
炎症性ポリープ　137
遠位胆管癌，平坦浸潤型　139
外傷性肝損傷・肝膿瘍　165
肝外胆汁性嚢胞　163
肝細胞癌の胆管内腫瘍栓　167
肝内結石　151
肝嚢胞に伴う圧排性胆管狭窄　97
肝門部領域胆管癌　87, 141
　──，結節膨張型　89
原発性硬化性胆管炎　169
合流部結石　113, 115
自己免疫性膵炎　129, 131
神経鞘腫　119
膵仮性嚢胞に伴う圧排性胆管狭窄　127
膵・胆管合流異常　177
膵頭部癌に伴う胆管狭窄　105
石灰乳胆汁　133
先天性胆道拡張症　177
腺腫様過形成　121
線維性狭窄　109

総胆管結石　117
　──，胆嚢摘出後　135
　──　治療後の良性胆管狭窄　101
　──（積み上げ結石）　149
大腸癌リンパ行性転移に伴う胆管狭窄　103
胆管屈曲・蛇行　161
胆管周囲囊胞　159
胆管小細胞癌　143
胆管内腫瘍栓　167
胆管内乳頭状腫瘍　157
胆道出血　153
胆道内回虫迷入症　145
胆嚢管癌　147
胆嚢癌の胆管浸潤　107
胆嚢摘出術後
　──の総胆管結石　135
　──の胆管拡張　182
　──の胆管狭窄　95
乳頭機能不全に伴う胆管拡張　181
乳頭部癌　171
　──，非露出型　111
乳頭部腺腫　173
非露出型乳頭部癌　111
糞線虫感染　179
ペッツ結石　135
リンパ濾胞性胆管炎　155

◆　◆　◆

膵

1型 AIP　201, 349, 363
2型 AIP　203
Castleman 病（hyaline vascular type）　211
IPMN
　──（腺癌）　285, 287, 301, 355, 357
　──（腺癌），主膵管型　339
　──（腺癌，非浸潤性）　265, 337, 373
　──（腺腫）　283, 333
　──（腺腫），主膵管型　341
　──（腺腫）と SCN（腺腫）の併存　379
　──に併存する通常型膵癌　359
　──に併発した膵上皮内癌　247
　──併存膵癌　239, 311
ITPN（腺癌）　305
MCN（腺癌）　261, 273
MCN（腺腫）　243, 289
NEC　235
　──，肝転移　199
NET　193, 195, 197, 229
　──（インスリノーマ）の多発　369
　──の囊胞変性　271, 303
SCN（腺腫）　233, 263, 279, 281
　──，出血　275
　──と IPMN（腺腫）の併存　379
　──の多発　367
SPN　209, 231, 259, 293, 295
　──の多発　361
Stage IA 膵癌術後の残膵癌　375
von Hippel-Lindau 病　377
化膿性膵管炎　319
仮性動脈瘤　251
仮性囊胞　257
　──，慢性膵炎に合併　249
肝転移を伴った NEC　199
奇形腫　255
限局性脂肪沈着　237
残膵癌，膵癌術後　375
自己免疫性膵炎　201, 203, 245, 349, 363
主膵管型 IPMN（腺癌）　339
主膵管型 IPMN（腺腫）　341
腫瘤形成性膵炎　365
十二指腸乳頭部癌　343, 345

診断名索引

出血性囊胞　277
　──を併発した膵癌　277, 291
膵悪性リンパ腫　213, 227
膵外傷　257
膵過誤腫　241, 307
膵仮性囊胞　257
膵管内蛋白栓　325
膵癌　221, 277
　──, IPMN に併存　239, 359
　──, 出血性囊胞を併発　277, 291
　──, 囊胞変性　313
　──（Stage IA）　321, 335
　── に伴う貯留囊胞　299
膵上皮内癌　315, 317, 327, 353
　──, IPMN に併発　247
膵石　323
膵全体癌　309
膵内副脾　215
　── の類上皮囊胞　269

膵内リンパ腫　217
膵粘液癌　219, 347
先天性囊胞　253
腺房細胞癌　331
退形成性膵癌　207, 223, 297, 329
単純性囊胞　253
貯留囊胞, 膵癌に伴う　299
転移性膵癌（腎細胞癌）　371
転移性膵癌（肺腺癌）　225
転移性膵腫瘍（肺癌）　381
囊胞形成を伴う AIP　245
囊胞変性を伴う膵癌　313
脾類上皮囊胞　267
分枝型 IPMN（腺癌, 非浸潤性）　373
分枝型 IPMN 併存膵癌　239
慢性膵炎　350, 351
　──, 腫瘤形成型　205
　── に合併した仮性囊胞　249
類上皮囊胞　267, 269

和文索引

あ・い

悪性リンパ腫　4, 188, 213

インスリノーマ　192
胃切除後　85
異型上皮　277, 315
異所性組織　4
陰影欠損像　83, 84

え・お

円柱（状）上皮　279, 287, 289, 379
炎症（性）細胞浸潤
　　　13, 67, 71, 99, 115, 179, 365
炎症性腫瘤　190
炎症性ポリープ　84

黄色肉芽腫性胆嚢炎　5, 56

か

カルチノイド　4, 84
ガストリノーマ　192
加齢　85
仮性嚢胞　189
花筵状線維化　348, 349, 363
過形成ポリープ　4, 74
過誤腫　188, 306
回虫　145
外傷　84
　――による胆管狭窄　163
拡張性病変，胆管　83, 85
隔壁（様）構造
　　　3, 18, 64, 258, 260, 270, 274, 289
肝硬変による壁肥厚　5
肝嚢胞による圧排　84
癌肉腫　4

き・く

奇形腫　189, 255
急性肝炎による壁肥厚　5
急性膵炎　352
狭窄性病変，胆管　83, 84

グルカゴノーマ　192

け

形質細胞腫　305
経口胆道鏡　144, 155
経皮経肝胆道鏡　144
結石　84
限局性脂肪沈着　188
原発性硬化性胆管炎（PSC）
　　　84, 92, 169

こ

コメット様エコー　18
コレステロール結石　151
コレステロールポリープ　4, 74, 84
コレステローシス　5, 74
高分化（型）管状腺癌
　　　11, 15, 35, 53, 63, 77, 321, 347, 375
混合型腺内分泌癌（MANEC）
　　　143, 304

さ・し

サイトケラチン18　167
自己免疫性膵炎（AIP）　92, 188, 348
主膵管内透亮像　187
主膵管の拡張　187
主膵管の狭窄　187

腫瘤形成型慢性膵炎　205
十二指腸乳頭炎　121
十二指腸乳頭部癌　109
充実性偽乳頭状腫瘍（SPN）
　　　188, 209, 225
充実性腫瘍の嚢胞変性　302
出血　84, 153
小細胞癌　4, 84, 143
漿液性嚢胞腫瘍　188, 233
上皮内癌　315, 317, 326, 335, 353
神経鞘腫　84
神経内分泌（細胞）癌（NEC）
　　　143, 188, 193
神経内分泌腫瘍（NEN）　188, 225, 303
神経内分泌腫瘍（NET）　143, 188, 192
　――の嚢胞変性　189, 190
浸潤性膵管癌　277, 287, 359

す

膵芽腫　304
膵仮性嚢胞　84
膵管上皮破壊像　348
膵管内乳頭粘液性腫瘍（IPMN）
　　　188, 225, 332
膵癌　84, 188
　――術後の経過観察　374
膵充実性腫瘍の嚢胞変性　302
膵上皮内癌　326
膵神経内分泌腫瘍　192
　―― WHO 分類　193
膵・胆管合流異常　175, 177
　――に伴う胆嚢粘膜過形成　5
膵膿瘍　188, 189
膵病変の診断　187
膵リンパ上皮嚢胞　252

せ・そ

切断神経腫　23
先天性胆道拡張症　85, 175
腺筋症　4
腺筋腫様過形成　121
腺腫　4, 84
腺腫内癌　4
腺腫様過形成　4, 84, 121
腺扁平上皮癌　5, 29, 45
腺房細胞癌　188, 343
線維性狭窄　84
線維性ポリープ　4

ソマトスタチノーマ　192

た

多発性膵嚢胞　377
退形成性膵癌　206
退形成性膵管癌　188
単純性嚢胞　189
胆管癌　84
　——の深達度診断　119
胆管屈曲・蛇行　85
胆管小細胞癌　143
胆管内乳頭状腫瘍（IPNB）　85, 157
胆管病変の診断　83
胆管壁内嚢胞　84
胆道鏡　144
胆道出血　153
胆嚢炎　5
胆嚢癌　4, 84
胆嚢管癌　30
胆嚢腺筋腫症　64
胆嚢摘出後　85
胆嚢病変の診断　3
淡明細胞癌　25

ち

中分化(型)管状腺癌
　　　171, 311, 321, 335
貯留嚢胞　190
直接経口胆道鏡　144

て

デブリ　3
転移性腫瘍　4, 188
転移性膵腫瘍　381
転移性胆嚢腫瘍　27

と

戸谷分類Ⅰ型　177
透亮像　83, 84
動脈瘤　189

な

内視鏡的乳頭部切除術　109
内分泌細胞癌　4

に

二次性硬化性胆管炎　92
肉芽腫性ポリープ　4
乳頭炎　85, 121
乳頭管状腺癌　63, 105, 343
乳頭(状)腺癌
　　　9, 11, 17, 21, 35, 69, 77, 273, 373
乳頭腺腫　85
乳頭部癌　84, 109
乳頭部胆管狭窄　121

ね・の

粘液性嚢胞腫瘍　189, 242

嚢胞変性　271, 302, 307, 313

は

パラガングリオーマ　188
破骨細胞様巨細胞型退形成性膵癌
　　　207
反応性リンパ組織増生症　4

ひ

びまん性大細胞性のB細胞型悪性リンパ腫　213
被膜様構造　348, 349, 362
脾嚢胞　189

ふ

副脾　188
糞線虫　85

へ

併存腫瘍　304
閉塞性静脈炎　201, 348, 349, 363
壁肥厚性病変　3, 5
扁平上皮癌　4, 45, 79

ほ

泡沫細胞　74
傍乳頭憩室症候群　123

ま・み

慢性膵炎　84, 322, 365
　——, 腫瘤形成型　188

未分化癌　188

ら行

卵巣様間質　243, 273

リンパ上皮嚢胞　190, 252
リンパ性ポリープ　4
リンパ節転移　84
リンパ濾胞性胆管炎　84
隆起性病変　3
　——の肉眼分類　4
良性乳頭部狭窄　121
輪状エコー像　144

類上皮嚢胞　189

欧文索引

1 型自己免疫性膵炎　348
2 型自己免疫性膵炎　348

A

accessory spleen　188
acinar cell carcinoma　188, 331, 343
adenoma　4, 84
　── of the papilla of Vater　85
adenomatous hyperplasia　4, 84, 121
adenomyomatosis　4
　── of the gallbladder(ADM)　64
adenomyomatous hyperplasia　121
adenosquamous cell carcinoma　5
aging　85
anaplastic carcinoma　188, 206
aneurysm　189
anti-human hepatocyte(AHH)　167
autoimmune pancreatitis(AIP)
　　　　　　　　　　　92, 188, 348

B

B 細胞型悪性リンパ腫　213
bending of bile duct　85
benign papillary stenosis　121
bile duct stone　84
bleeding　84
bull's eye echo　144

C

capsule-like rim　93, 130, 349
carcinoid　4, 84
carcinoma　4
　── in adenoma　4
　── of the bile duct　84
　── of the gallbladder　84
　── of the pancreas　84
　── of the papilla of Vater　84, 109
carcinosarcoma　4
Castleman 病　188
cholecystitis　5
cholesterol polyp　4, 84
cholesterolosis　5
chronic pancreatitis　84, 188
combined tumor　304
congenital bile duct dilatation
　　　　　　　　　　　85, 175
cystic duct carcinoma　30

D

duct-neuroendocrine acinar cell
　carcinoma　304
duct-neuroendocrine carcinoma
　　　　　　　　　　　304

E

endocrine carcinoma　4
endocrine tumor with cystic
　degeneration　189
epidermoid cyst　189, 252
EUS による深達度診断　119
exclusion of liver cyst　84

F

Farrar の診断基準　30
FDG-PET，膵腫瘤病変　224
fibrous polyp　4
fibrous stenosis　84

G

gastrointestinal stromal tumor(GIST)
　　　　　　　　　　　188
granulocytic epithelial lesion(GEL)
　　　　　　　　　　　348
granulomatous polyp　4
groove 膵炎　84

H

hamartoma　188, 306
hemobilia　84, 153
heterotopic tissue　4
hyperplastic polyp　4

I

IDUS による深達度診断　119
IgG4 関連硬化性胆管炎　84, 92
IgG4 硬化性胆管炎　92
IgG4 陽性形質細胞浸潤
　　　　　　　　　　　348, 349, 363
inflammatory mass　190
inflammatory polyp　84
intraductal papillary-mucinous
　neoplasm(IPMN)　188, 225, 332
　── 併存膵癌　311
intraductal papillary-mucinous
　neoplasm of the bile duct(IPNB)
　　　　　　　　　　　85, 157
intraductal tubulopapillary neoplasm
　of the pancreas(ITPN)　332

L

Lemmel 症候群　84, 123
lipomatosis　188

lymph node metastasis 84
lymphoepithelial cyst(LEC) 190, 252
lymphofollicular cholangitis 84
lymphoid polyp 4
lymphoplasmacytic sclerosing pancreatitis(LPSP) 348

M

malignant lymphoma 4, 188, 213
meandering of bile duct 85
Mirizzi 症候群 84, 124
mixed adenoneuroendocrine carcinoma(MANEC) 143, 304
mucinous cystic neoplasm(MCN) 189, 242

N

neurinoma 84
neuroendocrine carcinoma(NEC) 143, 188, 193
neuroendocrine neoplasm(NEN) 188, 225, 303
neuroendocrine tumor(NET) 143, 188, 192

O

obliterative phlebitis 348
Oddi 括約筋機能不全 121

P・Q

p53 27
pancreas carcinoma 188
pancreatic abscess 188, 189
pancreatic pseudocyst 84
pancreaticobiliary maljunction 177
pancreatoblastoma 304
papillitis choledochocele 85
paraganglioma 188
percutaneous transhepatic cholangioscopy(PTCS) 144
peribiliary cyst 84, 158
peroral cholangioscopy(POCS) 144, 155
peroral direct cholangioscopy (PDCS) 144
plasmacytoma 305
post cholecystectomy 85
post gastrectomy 85
primary sclerosing cholangitis(PSC) 84, 92, 169
pseudocyst 189

Quincke の 3 徴 153

R

reactive lymphoid hyperplasia(RLH) 4
retention cyst 190
Rokitansky-Aschoff sinus(RAS) 19, 42, 55, 56, 60, 62, 64, 115

S

secondary tumor 4, 188
―― of the gallbladder 27
serous cystic neoplasm(SCN) 188, 233
simple cyst 189
small cell carcinoma 4, 84, 143
solid-pseudopapillary neoplasm (SPN) 188, 209, 225, 259
sphincter of Oddi dysfunction(SOD) 121
splenic cyst 189
squamous cell carcinoma 4
stercoral strongyloides 85
storiform fibrosis 348
SUVmax 224

T・U

teratoma 189, 255
trauma 84

undifferentiated carcinoma 188

V

VIPoma 192
von Hippel-Lindau 病 189

X

xanthogranulomatous cholecystitis (XGC) 5, 56